国家卫生健康委员会"十三五"规划教材

全国中医药高职高专教育教材

供中药学、中药制药技术、药学等专业用

药事管理与法规

第 3 版

主　编　周铁文

副主编　刘叶飞　查道成　张国豪　刘东平

编　委　（按姓氏笔画排序）

王志霜（北京卫生职业学院）

刘东平（安徽中医药高等专科学校）

刘叶飞（湖南中医药高等专科学校）

张国豪（茅台酒集团公司职工医院）

张蓓蓓（亳州职业技术学院）

周铁文（江西中医药高等专科学校）

胡　伟（益阳医学高等专科学校）

查道成（南阳医学高等专科学校）

贺盛亮（湖北咸宁市咸安区食品药品监督管理局）

夏大华（湖北新产业技师学院）

梅　芳（江西中医药高等专科学校）

人民卫生出版社

图书在版编目（CIP）数据

药事管理与法规/周铁文主编. —3 版. —北京：人民
卫生出版社,2018
ISBN 978-7-117-26393-1

Ⅰ.①药… Ⅱ.①周… Ⅲ.①药政管理-高等职业教
育-教材②药事法规-高等职业教育-教材 Ⅳ.①R95

中国版本图书馆 CIP 数据核字(2018)第 097324 号

人卫智网	www.ipmph.com	医学教育、学术、考试、健康, 购书智慧智能综合服务平台
人卫官网	www.pmph.com	人卫官方资讯发布平台

药事管理与法规
第 3 版

主　　编：周铁文
出版发行：人民卫生出版社(中继线 010-59780011)
地　　址：北京市朝阳区潘家园南里 19 号
邮　　编：100021
E－mail：pmph @ pmph. com
购书热线：010-59787592　010-59787584　010-65264830
印　　刷：廊坊十环印刷有限公司
经　　销：新华书店
开　　本：787×1092　1/16　印张：20
字　　数：461 千字
版　　次：2010 年 6 月第 1 版　2018 年 7 月第 3 版
　　　　　2023 年 12 月第 3 版第 8 次印刷(总第 15 次印刷)
标准书号：ISBN 978-7-117-26393-1
定　　价：48.00 元
打击盗版举报电话：010-59787491　E-mail：WQ @ pmph. com
(凡属印装质量问题请与本社市场营销中心联系退换)

修 订 说 明

为了更好地推进中医药职业教育教材建设,适应当前我国中医药职业教育教学改革发展的形势与中医药健康服务技术技能人才的要求,贯彻落实《国家中长期教育改革和发展规划纲要(2010—2020年)》《医药卫生中长期人才发展规划(2011—2020年)》《中医药发展战略规划纲要(2016—2030年)》精神,做好新一轮中医药职业教育教材建设工作,人民卫生出版社在教育部、国家卫生健康委员会、国家中医药管理局的领导下,组织和规划了第四轮全国中医药高职高专教育、国家卫生健康委员会"十三五"规划教材的编写和修订工作。

本轮教材修订之时,正值《中华人民共和国中医药法》正式实施之际,中医药职业教育迎来发展大好的际遇。为做好新一轮教材出版工作,我们成立了第四届中医药高职高专教育教材建设指导委员会和各专业教材评审委员会,以指导和组织教材的编写和评审工作;按照公开、公平、公正的原则,在全国1400余位专家和学者申报的基础上,经中医药高职高专教育教材建设指导委员会审定批准,聘任了教材主编、副主编和编委;启动了全国中医药高职高专教育第四轮规划第一批教材,中医学、中药学、针灸推拿、护理4个专业63门教材,确立了本轮教材的指导思想和编写要求。

第四轮全国中医药高职高专教育教材具有以下特色:

1. **定位准确,目标明确** 教材的深度和广度符合各专业培养目标的要求和特定学制、特定对象、特定层次的培养目标,力求体现"专科特色、技能特点、时代特征",既体现职业性,又体现其高等教育性,注意与本科教材、中专教材的区别,适应中医药职业人才培养要求和市场需求。

2. **谨守大纲,注重三基** 人卫版中医药高职高专教材始终坚持"以教学计划为基本依据"的原则,强调各教材编写大纲一定要符合高职高专相关专业的培养目标与要求,以培养目标为导向、职业岗位能力需求为前提、综合职业能力培养为根本,同时注重基本理论、基本知识和基本技能的培养和全面素质的提高。

3. **重点考点,突出体现** 教材紧扣中医药职业教育教学活动和知识结构,以解决目前各高职高专院校教材使用中的突出问题为出发点和落脚点,体现职业教育对人才的要求,突出教学重点和执业考点。

4. **规划科学,详略得当** 全套教材严格界定职业教育教材与本科教材、毕业后教育教材的知识范畴,严格把握教材内容的深度、广度和侧重点,突出应用型、技能型教育内容。基础课教材内容服务于专业课教材,以"必须、够用"为度,强调基本技能的培养;专业课教材紧密围绕专业培养目标的需要进行选材。

5. **体例设计，服务学生**　本套教材的结构设置、编写风格等坚持创新，体现以学生为中心的编写理念，以实现和满足学生的发展为需求。根据上一版教材体例设计在教学中的反馈意见，将"学习要点""知识链接""复习思考题"作为必设模块，"知识拓展""病案分析（案例分析）""课堂讨论""操作要点"作为选设模块，以明确学生学习的目的性和主动性，增强教材的可读性，提高学生分析问题、解决问题的能力。

6. **强调实用，避免脱节**　贯彻现代职业教育理念。体现"以就业为导向，以能力为本位，以发展技能为核心"的职业教育理念。突出技能培养，提倡"做中学、学中做"的"理实一体化"思想，突出应用型、技能型教育内容。避免理论与实际脱节、教育与实践脱节、人才培养与社会需求脱节的倾向。

7. **针对岗位，学考结合**　本套教材编写按照职业教育培养目标，将国家职业技能的相关标准和要求融入教材中。充分考虑学生考取相关职业资格证书、岗位证书的需要，与职业岗位证书相关的教材，其内容和实训项目的选取涵盖相关的考试内容，做到学考结合，体现了职业教育的特点。

8. **纸数融合，坚持创新**　新版教材最大的亮点就是建设纸质教材和数字增值服务融合的教材服务体系。书中设有自主学习二维码，通过扫码，学生可对本套教材的数字增值服务内容进行自主学习，实现与教学要求匹配、与岗位需求对接、与执业考试接轨，打造优质、生动、立体的学习内容。教材编写充分体现与时代融合、与现代科技融合、与现代医学融合的特色和理念，适度增加新进展、新技术、新方法，充分培养学生的探索精神、创新精神；同时，将移动互联、网络增值、慕课、翻转课堂等新的教学理念和教学技术、学习方式融入教材建设之中，开发多媒体教材、数字教材等新媒体形式教材。

人民卫生出版社医药卫生规划教材经过长时间的实践与积累，其中的优良传统在本轮修订中得到了很好的传承。在中医药高职高专教育教材建设指导委员会和各专业教材评审委员会指导下，经过调研会议、论证会议、主编人会议、各专业编写会议、审定稿会议，确保了教材的科学性、先进性和实用性。参编本套教材的 800 余位专家，来自全国 40 余所院校，从事高职高专教育工作多年，业务精纯，见解独到。谨此，向有关单位和个人表示衷心的感谢！希望各院校在教材使用中，在改革的进程中，及时提出宝贵意见或建议，以便不断修订和完善，为下一轮教材的修订工作奠定坚实的基础。

人民卫生出版社有限公司

2018 年 4 月

全国中医药高职高专院校第四轮第一批规划教材书目

教材序号	教材名称	主编		适用专业
1	大学语文(第4版)	孙 洁		中医学、针灸推拿、中医骨伤、护理等专业
2	中医诊断学(第4版)	马维平		中医学、针灸推拿、中医骨伤、中医美容等专业
3	中医基础理论(第4版)*	陈 刚	徐宜兵	中医学、针灸推拿、中医骨伤、护理等专业
4	生理学(第4版)*	郭争鸣	唐晓伟	中医学、中医骨伤、针灸推拿、护理等专业
5	病理学(第4版)	苑光军	张宏泉	中医学、护理、针灸推拿、康复治疗技术等专业
6	人体解剖学(第4版)	陈晓杰	孟繁伟	中医学、针灸推拿、中医骨伤、护理等专业
7	免疫学与病原生物学(第4版)	刘文辉	田维珍	中医学、针灸推拿、中医骨伤、护理等专业
8	诊断学基础(第4版)	李广元	周艳丽	中医学、针灸推拿、中医骨伤、护理等专业
9	药理学(第4版)	侯 晞		中医学、针灸推拿、中医骨伤、护理等专业
10	中医内科学(第4版)*	陈建章		中医学、针灸推拿、中医骨伤、护理等专业
11	中医外科学(第4版)*	尹跃兵		中医学、针灸推拿、中医骨伤、护理等专业
12	中医妇科学(第4版)	盛 红		中医学、针灸推拿、中医骨伤、护理等专业
13	中医儿科学(第4版)*	聂绍通		中医学、针灸推拿、中医骨伤、护理等专业
14	中医伤科学(第4版)	方家选		中医学、针灸推拿、中医骨伤、护理、康复治疗技术专业
15	中药学(第4版)	杨德全		中医学、中药学、针灸推拿、中医骨伤、康复治疗技术等专业
16	方剂学(第4版)*	王义祁		中医学、针灸推拿、中医骨伤、康复治疗技术、护理等专业

教材序号	教材名称	主编	适用专业
17	针灸学(第4版)	汪安宁 易志龙	中医学、针灸推拿、中医骨伤、康复治疗技术等专业
18	推拿学(第4版)	郭 翔	中医学、针灸推拿、中医骨伤、护理等专业
19	医学心理学(第4版)	孙 萍 朱 玲	中医学、针灸推拿、中医骨伤、护理等专业
20	西医内科学(第4版)*	许幼晖	中医学、针灸推拿、中医骨伤、护理等专业
21	西医外科学(第4版)	朱云根 陈京来	中医学、针灸推拿、中医骨伤、护理等专业
22	西医妇产科学(第4版)	冯 玲 黄会霞	中医学、针灸推拿、中医骨伤、护理等专业
23	西医儿科学(第4版)	王龙梅	中医学、针灸推拿、中医骨伤、护理等专业
24	传染病学(第3版)	陈艳成	中医学、针灸推拿、中医骨伤、护理等专业
25	预防医学(第2版)	吴 娟 张立祥	中医学、针灸推拿、中医骨伤、护理等专业
1	中医学基础概要(第4版)	范俊德 徐迎涛	中药学、中药制药技术、医学美容技术、康复治疗技术、中医养生保健等专业
2	中药药理与应用(第4版)	冯彬彬	中药学、中药制药技术等专业
3	中药药剂学(第4版)	胡志方 易生富	中药学、中药制药技术等专业
4	中药炮制技术(第4版)	刘 波	中药学、中药制药技术等专业
5	中药鉴定技术(第4版)	张钦德	中药学、中药制药技术、中药生产与加工、药学等专业
6	中药化学技术(第4版)	吕华瑛 王 英	中药学、中药制药技术等专业
7	中药方剂学(第4版)	马 波 黄敬文	中药学、中药制药技术等专业
8	有机化学(第4版)*	王志江 陈东林	中药学、中药制药技术、药学等专业
9	药用植物栽培技术(第3版)*	宋丽艳 汪荣斌	中药学、中药制药技术、中药生产与加工等专业
10	药用植物学(第4版)*	郑小吉 金 虹	中药学、中药制药技术、中药生产与加工等专业
11	药事管理与法规(第3版)	周铁文	中药学、中药制药技术、药学等专业
12	无机化学(第4版)	冯务群	中药学、中药制药技术、药学等专业
13	人体解剖生理学(第4版)	刘 斌	中药学、中药制药技术、药学等专业
14	分析化学(第4版)	陈哲洪 鲍 羽	中药学、中药制药技术、药学等专业
15	中药储存与养护技术(第2版)	沈 力	中药学、中药制药技术等专业

续表

教材序号	教材名称	主编	适用专业
1	中医护理(第3版)*	王 文	护理专业
2	内科护理(第3版)	刘 杰 吕云玲	护理专业
3	外科护理(第3版)	江跃华	护理、助产类专业
4	妇产科护理(第3版)	林 萍	护理、助产类专业
5	儿科护理(第3版)	艾学云	护理、助产类专业
6	社区护理(第3版)	张先庚	护理专业
7	急救护理(第3版)	李延玲	护理专业
8	老年护理(第3版)	唐凤平 郝 刚	护理专业
9	精神科护理(第3版)	井霖源	护理、助产专业
10	健康评估(第3版)	刘惠莲 滕艺萍	护理、助产专业
11	眼耳鼻咽喉口腔科护理(第3版)	范 真	护理专业
12	基础护理技术(第3版)	张少羽	护理、助产专业
13	护士人文修养(第3版)	胡爱明	护理专业
14	护理药理学(第3版)*	姜国贤	护理专业
15	护理学导论(第3版)	陈香娟 曾晓英	护理、助产专业
16	传染病护理(第3版)	王美芝	护理专业
17	康复护理(第2版)	黄学英	护理专业
1	针灸治疗(第4版)	刘宝林	针灸推拿专业
2	针法灸法(第4版)*	刘 茜	针灸推拿专业
3	小儿推拿(第4版)	刘世红	针灸推拿专业
4	推拿治疗(第4版)	梅利民	针灸推拿专业
5	推拿手法(第4版)	那继文	针灸推拿专业
6	经络与腧穴(第4版)*	王德敬	针灸推拿专业

* 为"十二五"职业教育国家规划教材

第四届全国中医药高职高专教育教材建设指导委员会

主 任 委 员　方家选　胡志方

副主任委员　（按姓氏笔画排序）
王义祁　王之虹　刘　斌　李　丽　何文彬
张立祥　张先庚　陈　刚　陈林兴　周建军
秦晓明　郭争鸣

委　　　员　（按姓氏笔画排序）
王秀兰　卞　瑶　孔令俭　刘　勇　李灿东
李治田　李景儒　李榆梅　吴　彬　张　科
张美林　张登山　张震云　陈文松　陈玉奇
陈景华　金玉忠　周忠民　顾　强　徐家正
唐家奇　曹世奎　龚晋文　董维春　董辉光
谭　工　潘年松

秘　　　书　滕艺萍　范　真　马光宇

第四届全国中医药高职高专中药学专业教材评审委员会

主 任 委 员　胡志方

副主任委员　刘　斌　金　虹　张国豪

委　　　员　冯务群　李　端　宋丽艳
张钦德　侯　晞

前　言

药事管理与法规是（中）药学类专业必修课程之一，是阐述药事管理工作基本知识、基本理论和基本技能及介绍药事管理法规的一门专业课程，是药学科学与药学实践的重要组成部分，是执业药师资格考试必考科目之一。

根据全国中医药高职高专第四轮规划教材北京会议精神的要求，本教材的编写坚持实用性、科学性、先进性、规范性相结合的编写原则；注重理论与实践相结合、知识与技能相结合，内容与执业药师资格考试相接轨；突出高职高专中药等专业教育的特点，力求满足高技能应用型人才培养的需要。

《药事管理与法规》属第3版修订教材，在编写过程中，我们充分参考了同类院校各层次使用的《药事管理学》《药事管理与法规》等教材。按照"需用为准、够用为度、实用为先"的高职高专教育原则，适当取材，编写坚持以药事管理基本理论及基本知识为基础，以药品管理法律、法规为核心，以实用为重点；突出职业性、应用性、针对性，注重对学生职业能力和综合素质的培养。在教材编写中充分展现药事管理理论与实践方面的新知识、新进展与药事管理的新法规。同时，尽量使学生通过本课程的学习，能掌握药事管理的基本理论和基本技能，熟悉药事管理方面的法律法规，熟悉我国现行的药事管理体制；能够运用药事管理的基本理论和基本技能去分析和解决药事管理实际工作中的问题。

与第2版教材相比，本教材更新了许多药事管理法规，增加了中医药法等方面的内容。在总结上版教材的经验基础上，使理论知识更成熟、实践案例更丰富，能更好地适应高职高专学生的学习需要。

全书共分为13章，涵盖了药事管理基本理论、基本知识、基本技能及现行的主要药事管理法律法规。根据目前高职高专中药学等专业毕业生就业去向和实际工作中的需要，我们着重对《中医药法》、药品注册管理、药品生产管理、药品经营及流通监督管理和药品使用管理等方面进行详细阐述，以提高教材的实用性。教材形式新颖、活泼。增加了扫一扫，测一测；扫一扫，知重点等数字化模块。配套的数字融合教材，与本教材同步发行，以满足读者更广阔的需求。

本书编写过程中得到编者所在院校领导、教师、药品监督管理部门的专家大力支持与无私帮助，在此一并表示衷心感谢！

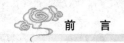

　　由于编者水平有限,书中可能存在不尽完善的地方,恳请各院校师生和广大读者不吝指正,以促进本教材在今后的修订过程中日臻完善。

《药事管理与法规》教材编委会

2018 年 1 月

目 录

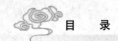

绪　　论

　　药事、药事管理的概念；药事管理学的概念及性质；法的渊源及法律责任；行政许可、行政强制、行政处罚、行政复议、行政诉讼；药事管理研究的一般过程及主要研究方法。

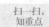

第一节　药事管理概述

一、药事

　　"药事"一词在我国古代就已存在，史书《册府元龟》中记载："北齐门下省尚药局，有典御药 2 人，侍御药 2 人，尚药监 4 人，总御药之事。"由此可见，当时的药事是政府尚药局主管的与皇帝用药有关的事项。此后"药事"传至日本，19 世纪后已成为日本药品管理的法律用语。随着社会的发展，"药事"一词的内涵和涉及的范围在不断变化，世界各国对其规定也有所不同。

　　目前我国"药事"一词是药学界的常用词。药事泛指一切与药品、药学有关的事项。根据《中华人民共和国药品管理法》的适用范围、管理对象和内容，以及《中共中央、国务院关于卫生改革与发展的决定》加强管理环节的陈述，可将"药事"涉及的范围界定为与药品研制、生产、经营、使用、广告、价格、信息、监督、药学教育等活动有关的事项。

二、药事管理

（一）药事管理的概念

　　药事管理是指对药学事业的综合管理，它是应用法学、管理学、社会学、经济学的基本原理和研究方法对药学事业各部分的活动进行研究，总结其活动管理规律和管理方法，并用以指导药学事业健康发展的社会活动。药事管理的目标是保证药品质量，提高药品疗效，保证公众用药安全、有效、经济、合理、及时、方便，不断提高公众健康水平，促进社会和谐发展。

　　药事管理包括宏观与微观两个方面。宏观的药事管理是指国家政府对药事的监督管理,包括国家药物政策与药事管理法律法规的制定和执行;药事管理体制与机构的建立和健全;药学技术人员的管理;药学信息资源管理;药学职业道德秩序的建立等。微观的药事管理是指药学事业中各部门内部的管理,包括生产管理、经营管理、科研管理、人员管理、财务管理、物资设备管理、质量管理、技术管理、信息管理、药学服务管理等。

（二）药事管理的特点

药事管理的特点体现在专业性、政策性、实践性三个方面。

1. 专业性 首先是它的药学专业性,药事管理人员必须熟悉药学的基础理论、基本知识、技术方法及应用等;其次是它的管理学专业性,药事管理人员必须熟悉管理学、社会学、法学、经济学的基础理论、专业知识并加以运用。

2. 政策性 药事管理要依据国家有关药事的法律法规等的规定行使权力,开展工作。主管部门及个人代表国家、政府对药品进行依法管理,管理过程中应做到公正、公平、科学严谨。

3. 实践性 药事管理的法律、法规、规章等规范性文件的制定是经过药品的研制、生产、经营、使用等各环节的实践活动,并不断总结、升华而成;另一方面它又可以指导实践工作,并接受实践的检验,适当地进行修订、完善,从而使药事管理工作不断改进、提高和发展。

（三）药事管理的重要性

药品是防病治病的物质,药品、药事活动关系到公众的生命健康。古今中外各国政府和公众对药品的研制、生产、经营、使用、价格、信息等事项的管理都十分重视。药事管理的重要性主要体现在以下几个方面:

1. 保证药品质量,必须加强药事管理 药品是人们防病治病、康复保健的特殊商品,直接关系到人们的身体健康和生命安危。然而一般的消费者难以识辨药品的真伪与优劣,因此必须对药品质量实行严格的监督管理,加强对药品研制、生产、经营、使用等环节的规范化要求,从而保证药品的质量。其次,由于药品可能被不法分子作为牟取暴利的工具,制售假劣药,对公众生命安全造成严重威胁,因此各国政府必须采用法律、行政等手段加强监督管理。再次,药品虽可防病治病,但又有不同程度的毒副反应。管理得当,应用合理就能治病救人,造福人类;反之,管理不妥,使用不合理则可能导致药源性疾病,危害健康。各国政府必须对合理用药、不良反应监测等加强管理。

2. 提高全民健康水平,必须加强药事管理 世界卫生组织（WHO）曾明确指出"享受健康是每个人的基本权利,不因种族、宗教、政治信仰、经济或政治状况而异"。维护和提高人们的健康水平成为国家重要的职能和立法依据。新中国成立后开始在干部和职工中实施公费医疗、劳保医疗;20世纪末开始改革,实行城镇基本医疗保险制度和新型农村合作医疗制度。建立基本医疗卫生制度的目标是使"人人享有基本医疗卫生服务"。享有卫生保健的公平性问题和医疗费用问题都涉及药品生产、经营、使用的政策等药事管理问题,建设药品供应保障体系,建立国家基本药物制度,制定基本药物目录等药事管理措施对"人人享有基本医疗卫生服务"起了重要的推动作用。

3. 提高我国医药经济的国际竞争力,必须加强药事管理 医药行业是据国际标准划分的15类国际化产业之一,被称为"永不衰落的朝阳产业"。其重大的社会效益、巨大的经济效益和持续快速发展,使其成为各国经济领域的重要组成部分。我国的医药市场逐步向国际全面开放,医药企业面临更激烈的竞争,要提高我国医药经济在全球的竞争力必须加强药事管理,研制出更多的具有自主知识产权的新药,建立和实施一系列与国际接轨的质量管理规范,如《药品生产质量管理规范》(GMP)等,从而保证药品质量以强化核心竞争力。

三、药事管理学

药事管理学是一门正在发展的药学类边缘学科,目前国内外尚无统一明确定义。药事管理学也可作为课程、专业的称谓。在此,药事管理学理解为一门学科。

(一)药事管理学的概念

药事管理学是应用药学、社会学、法学、经济学、管理学、行为科学等多学科理论与方法,研究药事各部门的活动及其管理规律的学科体系,是以解决公众用药问题为导向的应用学科。

(二)药事管理学的性质

1. 药事管理学具有社会科学性质 药事管理学是药学的二级学科,不同于药物制剂、药物化学等自然学科,具有社会科学性质。药事管理学主要研究的是药事活动中管理组织、管理对象的活动与行为规范以及它们之间的相互关系。

2. 药事管理学是一门交叉学科 药事管理学是自然科学(药学)和社会科学(社会学、法学、经济学、管理学、行为科学)相互交叉渗透整合而成的学科。它同时吸取了大量的药学、管理学、法学、社会学、经济学等学科的主要理论和知识,是一门交叉学科。

3. 药事管理学是一门应用性学科 药事管理学是药学科学与药学实践的重要组成部分,它运用社会科学的原理和方法研究药品研制、生产、经营、使用等药事活动的规律和管理方法,为药学实践提供指导和帮助,从而促进药学事业的发展。我国药事管理学的发展历程见表1-1:

表1-1 我国药事管理学的发展历程

时间	主要事项
20 世纪 30～60 年代	间断引入前苏联和英美课程,齐鲁大学、原华西协合大学分别开设《药房管理》《药物管理和药学伦理课程》
1982 年、1983 年	中国药科大学、沈阳药科大学建立医药企业管理专业
1985 年	原华西医科大学(现四川大学华西医学中心)在全国率先为各药学类专业开设《药事管理学》课程
1987 年	国家教委将《药事管理学》列为药学专业必修课
1991 年	原华西医科大学(现四川大学华西医学中心)招收药事管理方向硕士研究生
1993 年	人民卫生出版社出版的规划教材《药事管理学》出版
1995 年	人事部和原国家医药管理局将《药事管理与法规》作为执业药师资格考试的必考科目

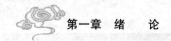

续表

时间	主要事项
2000 年	原西安医科大学(现西安交通大学医学院)承担了"药事管理学教学内容、方法、手段的改革"课题;中国药科大学承担了"深化《药事法规》法学类课程改革"课题
2000 年至今	沈阳药科大学招收药事管理方向博士生
2006 年、2009 年	原卫生部教材办公室、人民卫生出版社为药事管理、医药市场营销专业本科、高职高专层次分别组织编写《药品市场营销学》《药事管理学》《国际医药贸易》《药事管理与法规》《药品经营企业管理学基础》《药品经营质量管理》等教材
2007 年、2008 年	浙江医药高等专科学校《药事法规》(高职高专层次)、中国药科大学《药事法规》(本科层次)先后被评为国家级精品课程

第二节 法 学 概 要

一、法学基础知识

(一) 法的概念

法(也称为法律)是一定经济基础之上的上层建筑,体现的是统治阶级意志,因此不同历史时期、不同阶级中,法的定义不尽相同。我国的法律有广义和狭义两种理解。广义上讲,法是由国家制定或认可的,并以国家强制力保证实施的行为规范的总和。表现为宪法、法律、行政法规、地方性法规、自治条例和单行条例、部门规章及地方规章等。狭义上讲,仅指全国人民代表大会及其常务委员会制定的规范性文件。

(二) 法的体系

法的体系也称为法律体系,是指把一个国家的全部现行法律规范分类组合成不同的法律部门,并由这些部门组成具有内在联系的、互相协调的统一整体。任何一个国家的法律,不论其表现形式如何,都有其一定的体系。我国法律部门的划分有多种学说,法学界许多人认为划分法律部门的主要依据是所调整的社会关系,补充依据是法律调整的不同方法。目前在我国,以宪法为基础建立的有中国特色社会主义法律体系划分为七个法律部门,即宪法及宪法相关法、民法商法、行政法、经济法、社会法、刑法、诉讼与非诉讼程序法。

(三) 法的渊源

法的渊源指法的源泉或来源,我国的法学著作中,法的渊源通常是指法的形式。在我国对法的渊源的理解一般指效力意义上的渊源,指一定的国家机关依照法定职权和程序制定或认可的具有不同法律效力和地位的法的不同表现形式。当代我国法的渊源主要有以下几种:

1. **宪法** 宪法是我国的根本大法,由全国人民代表大会依照最严格的程序制定的规范性文件。其具有最高的法律地位,其他任何法律、法规都不得与宪法相抵触,否则无效。

2. 法律 法律是指全国人民代表大会及其常务委员会制定的规范性文件。法律分为基本法律和其他法律。基本法律由全国人大制定、修改,在全国人大闭会期间,常委会也可以做部分的修改和补充,如刑法、民法、各种诉讼法等。其他法律由全国人大常委会制定、修改,如专利法、商标法、药品管理法等。基本法律与其他法律的效力等级是相同的。在中国法的渊源体系中,法律的地位和效力仅次于宪法,而高于行政法规、地方性法规和其他所有的规范性法律文件。

3. 行政法规 行政法规是国务院制定或颁布的各种规范性文件。最近些年来,行政法规的名称逐渐规范化,主要有“条例”“规定”和“办法”三种,如《麻醉药品和精神药品管理条例》《易制毒化学品管理办法》《国务院关于加强食品等产品安全监督管理的特别规定》等。行政法规的法律地位和效力在宪法和法律之下。

4. 部门规章 部门规章是由国务院所属部、委等职能部门及具有行政职能管理权的机构(如局、办等)发布的决定、命令、规章等规范性文件,如《处方管理办法》《药品生产质量管理规范》(GMP)等。部门规章的法律地位低于行政法规。

5. 地方性法规 指省、自治区、直辖市人民代表大会及其常务委员会制定的规范性文件。它仅适用于本行政区域,且不得与宪法、法律和行政法规相抵触。

6. 自治条例、单行条例 由实行民族区域自治的地方人民代表大会制定的规范性文件,适用于民族自治地方自治机关管辖的区域,同地方性法规具有同等法律地位和效力。

7. 地方政府规章 省、自治区、直辖市人民政府及省、自治区政府所在地的市政府和经国务院批准的较大的市人民政府和经济特区所在地的市政府,根据法律、法规和地方性法规制定的规范性文件。地方政府规章仅适用于本行政区域。

8. 国际条约和国际惯例 国际条约一般属国际法范畴,经中国政府承认或加入的国际协议、条约、公约等,在我国同样具有约束力,是当代中国法源之一。如1985年我国加入的《1961年麻醉药品单一公约》。

知识拓展

法的效力层次

法的效力是指法律的适用范围,即法律在什么领域(空间效力)、什么时期(时间效力)和对谁有效(对人的效力)的问题。法的效力层次是指规范性法律文件之间的效力等级关系。根据我国《立法法》的有关规定,我国法的效力层次可以概括为:

1. 上位法的效力高于下位法,即规范性法律文件的效力层次决定于其制定主体的法律地位。如宪法具有最高的法的效力,法律的效力高于行政法规、地方性法规、规章。

2. 在同一位阶的法之间,特别法优于一般法,即同一事项,两种法律都有规定的,特别法比一般法优先,优先适用特别法。如《中华人民共和国药品管理法》与《中华人民共和国就业促进法》对患有传染病者的规定不一致时,优先适用《中华人民共和国药品管理法》。

3. 在同一位阶的法之间,新法优于旧法,即同一事项,一种新法的规定优于另一种旧法的规定。如《中华人民共和国药品管理法》(2001年12月1日起施行)与《中华人民共和国产品质量法》(2000年9月1日起施行)

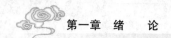

（四）法律责任

法律责任是违法者对自己违法行为必须承担的责任。根据违法的性质和危害不同,可以将法律责任分为民事责任、行政责任、刑事责任和违宪责任四种。药品管理法所涉及的法律责任主要有民事责任、行政责任和刑事责任。

1. 民事责任 指由于违反民事法律、违约或者由于民法规定所应承担的一种法律责任。如排除妨碍、停止侵害、返还财产、赔偿损失等。

2. 行政责任 指违反行政管理法规规定而承担的法律责任。主要分为行政处分、行政处罚和劳动教养三种。行政处分是对国家工作人员的违法行为所应承担的责任加以追究的惩罚措施。如警告、严重警告、记过、降级、撤职、留用察看、开除公职等。行政处罚指国家特定行政机关对单位或个人违反国家法规进行的处罚。具体又分为警告、罚款、暂扣或吊销证照、没收违法所得、没收非法财物、责令停产停业、行政拘留以及法律、行政法规规定的其他处罚。劳动教养是我国对有轻微犯罪行为尚不足以处以刑罚者实行的一种强制性教育改造措施。

3. 刑事责任 指行为人因实施刑事法律禁止的行为(即犯罪行为)所承担的法律责任。其表现方式是处以刑罚,刑罚有主刑和附加刑两类,主刑分拘役、管制、有期徒刑、无期徒刑、死刑,附加刑分罚金、没收财产和剥夺政治权利。刑罚是最严厉的一种法律制裁。

4. 违宪责任 指违反宪法的规定应承担的法律责任。具体方式有:撤销同宪法相抵触的法律、行政法规、地方性法规,罢免国家机关的领导成员。

二、行政法相关内容

行政法是以行政关系作为调整对象的、有关国家行政管理的各种法律规范的总称。它是法律体系中仅次于宪法的一个独立法律部门。

（一）行政许可

行政许可指行政主体根据行政相对方的申请,经依法审查,通过颁发许可证、执照等形式,赋予或确认行政相对方从事某种活动的法律资格或法律权利的一种具体行政行为。如:药品生产、经营企业资格的审批;执业药师的注册;药品、保健品、化妆品的注册;药品生产经营企业的工商登记;医疗机构购用麻醉药品、第一类精神药品购用资格的审批等。

设定、实施行政许可应遵循以下原则:

1. 法定原则 设定、实施行政许可,应当按照法定的权限、范围、条件和程序。

2. 公开、公平、公正原则 设定、实施行政许可,应当公开、公平、公正,维护行政相对人的合法权益。

3. 便民和效率原则 实施行政许可,应当便民,提高办事效率,提供优质服务。

4. 信赖保护原则 公民、法人或其他组织依法取得的行政许可受法律保护,行政机关不得擅自改变已经生效的行政许可。

（二）行政强制

行政强制,指行政机关为实现预防或制止正在发生或可能发生的违法行为、危险状态以及不利后果,或者为了保全证据、确保案件查处工作的顺利进行等行政目的而对相对人的人身或财产采取强制性措施的行为。行政强制包括行政强制措施和行政强制执行。

行政强制措施,是指行政机关在行政管理过程中,为制止违法行为、防止证据损毁、避免危害发生、控制危险扩大等情形,依法对公民的人身自由实施暂时性限制,或者对公民、法人或者其他组织的财物实施暂时性控制的行为。主要包括:①限制公民人身自由;②查封场所、设施或者财物;③扣押财物;④冻结存款、汇款;⑤其他行政强制措施。

行政强制执行,是指行政机关或者行政机关申请人民法院,对不履行行政决定的公民、法人或者其他组织,依法强制履行义务的行为。主要包括:①加处罚款或者滞纳金;②划拨存款、汇款;③拍卖或者依法处理查封、扣押的场所、设施或者财物;④排除妨碍、恢复原状;⑤代履行;⑥其他强制执行方式。

(三) 行政处罚

公民、法人或其他组织违反行政管理秩序的行为,依法应当给予行政处罚。

设定和实施行政处罚应遵循以下原则:

1. 处罚法定原则 给予行政处罚应根据法律、法规或规章的规定按规定的程序实施。

2. 处罚公正、公开的原则 行政主体及其工作人员办事应不徇私情,平等待人,依法裁判,公平处罚。

3. 处罚与违法行为相适应的原则 设定和实施行政处罚必须以事实为依据,与违法行为的事实、性质、情节及社会危害程度相当。

4. 处罚与教育相结合的原则 实施行政处罚,应当坚持处罚与教育相结合,教育公民、法人或其他组织自觉守法。

5. 不免除民事责任,不取代刑事责任原则 公民、法人或其他组织因违法受到行政处罚,其违法行为对他人造成损害的,应当承担民事责任;违法行为构成犯罪应依法追究刑事责任。

行政机关在做出行政处罚决定之前,应当告知当事人做出行政处罚决定的事实、理由和依据,并告知当事人依法享有的权利。违法行为在 2 年内未被发现的,不给予行政处罚。行政处罚有简易程序、一般程序和听证程序。

对于违法事实清楚、证据确凿,依法应当做出下列行政处罚的,可以采用简易程序,当场做出行政处罚决定:①警告;②对公民处以 50 元以下罚款;③对法人或者其他组织处以 1000 元以下罚款。

行政机关在做出责令停产停业、吊销许可证、撤销药品、医疗器械批准证明文件或者较大数额罚款等行政处罚决定前,应当告知当事人有要求举行听证的权利。当事人要求听证的,应当组织听证。

(四) 行政复议

行政复议指公民、法人或者其他组织不服行政主体做出的具体行政行为,认为行政主体的具体行政行为侵犯了其合法权益,依法向法定的行政复议机关提出复议申请,行政复议机关依照法定程序对引起争议的具体行政行为进行合法性、适当性审查,并做出行政复议决定的行政行为。它不仅是行政机关内部上级对下级进行监督的重要方式,而且是一种对管理相对人合法权益提供保障的行政救济方法。

(五)行政诉讼

行政诉讼是解决行政争议的一项重要法律制度,是指公民、法人或其他组织认为国家行政机关及工作人员的具体行政行为侵犯其合法权益时,依法向人民法院提起诉讼,并由人民法院对具体行政行为是否合法进行审查并做出裁判的活动和制度。

申请人不服复议决定的,可以在收到复议决定书之日起十五日内向人民法院提起诉讼。公民、法人或者其他组织直接向人民法院提起诉讼的,应当在知道做出具体行政行为之日起三个月内提出。

第三节　药事管理法规概述

药事管理法规是关于药事管理的法律、法规、规章等规范性文件的总称。它是调整与药事活动相关的行为和社会关系的法律规范的总和,是药品研制、生产、经营、使用和监督管理单位以及个人都必须严格遵守和认真执行的行为规范。

一、我国药品管理立法的历史发展

我国古代就有与药品管理有关的法律法规,早在公元659年唐朝政府制定和颁布的《新修本草》作为当时全国的药品标准,后来的各个朝代都对贩卖假药、滥用药品致人死亡做出了明确的法律规定。但这些法律大多都是零散附于其他法律中,并且医药不分,没有形成一个完整的法律体系。

我国现代的药品管理立法,始于1911年辛亥革命后。新中国成立至今我国药品管理法律法规建设取得了巨大的成就,从整个发展历程来看大致经历了以下三个阶段:

1. 开始制定药事管理法规(1911—1948年)　1911年辛亥革命推翻了清王朝,结束了封建主义的君主制度。1912年南京临时政府成立后,先后制定颁布了一系列的药品管理法律法规,如《药师暂行条例》《修正麻醉药品管理条例》等。

2. 加大药事法规建设力度(1949—1983年)　新中国成立后,药事法规建设取得了较大发展,具体可分为以下几个时期:

(1)早期药事法规建设(1949—1957年):新中国成立初期,为了配合戒烟禁毒工作和清理旧社会遗留下来的伪劣药品充斥市场的问题,国家制定颁布了《关于严禁鸦片烟毒的通令》《关于管理麻醉药品暂行条例的公布令》等。

(2)以药品质量管理为核心的药事法规建设(1958—1965年):随着我国制药工业的发展,药品质量的监督管理问题日益重要。在总结经验的基础上,国家制定了一系列规章,如《关于发展中药材生产问题的指示》《关于药品生产管理及质量问题的报告》《关于加强中药质量管理的通知》等。

(3)规范药品法规、规章建设,为制定法律奠定基础(1978—1983年):1966年以后的十年间,药事法规建设陷于停滞状态。1978年7月30日,国务院批转卫生部关于颁发《药政管理条例(试行)》的报告。1981年5月22日,颁布《关于加强医药管理的决定》。以上两个法规是这一时期的纲领性文件。此外,这一时期还制定了一系列药品管理的规章,如:《麻醉药品管理条例》《新药管理办法(试行)》等。1949—1983年间,我国政府还先后编纂、修订、颁布了三版药典:1953年版、1963年版、1977年版。

3. 逐步完善药事管理法治化建设(1984年至今) 1984年9月20日,《中华人民共和国药品管理法》(简称《药品管理法》)由中华人民共和国第6届全国人民代表大会常务委员会第7次会议通过,自1985年7月1日起施行。《药品管理法》是我国第一部全面的、综合性药品法律。《药品管理法》的制定、颁布具有划时代意义,标志我国药品监督管理工作进入法治化新阶段,使药品监督管理工作有法可依、依法办事。它的颁布有利于人民群众对药品质量进行监督,有利于药学事业健康高速发展。1989年1月7日,国务院批准《药品管理法实施办法》,同年2月27日由卫生部发布施行。

随着改革开放的发展,药品管理工作出现了新情况、新问题,如1984年《药品管理法》规定的执法主体发生了变化;实践中一些行之有效的药品监督管理制度未在法律中规定;对违法行为的处罚力度不够以及对执法主体的违法行为缺乏处罚规定;在社会主义市场经济条件下,需要对药品的价格、广告、流通体制做出新的规定;加入WTO后必须修改有关规定使其与国际接轨。因此需要对1984年制定的《药品管理法》进行修改。修订版的《中华人民共和国药品管理法》(简称《药品管理法》)由9届人大常委会第17次会议审议通过并于2001年2月28日公布,自2001年12月1日开始实施。2001年版《药品管理法》实施以来又先后两次进行了修正,即根据2013年12月28日第12届全国人民代表大会常务委员会第6次会议《关于修改<中华人民共和国海洋环境保护法>等7部法律的决定》第1次修正;根据2015年4月24日第12届全国人民代表大会常务委员会第14次会议《关于修改<中华人民共和国药品管理法>的决定》第2次修正。2002年8月4日国务院公布了《中华人民共和国药品管理法实施条例》(简称《药品管理法实施条例》),自2002年9月15日起施行。根据2016年2月6日国务院第666号令《国务院关于修改部分行政法规的决定》对2002年版《药品管理法实施条例》进行了修订。

自1984年至今,国务院还制定发布了相关的行政法规,国家药品监督管理部门、原卫生部(现国家卫生健康委员会)等国家机关还制定、发布了一系列涉及药品管理的行政规章,逐步建立了社会主义市场经济体制要求的规范化的药事管理法律法规体系。此外,1984—2009年期间我国政府还组织修订、颁布了《中国药典》1985年版、1990年版、1995年版、2000年版、2005年版、2010年版以及2015年版。一系列规范化的药事管理法律法规建设将为我国药学事业更快速的发展奠定法律基础。

二、我国现行主要的药事管理法律、法规、规章

新中国成立后,经过60余年的药事管理法律法规建设和发展,目前已基本形成以《药品管理法》为核心的,系统化、规范化的药事管理法律法规体系。如药品管理法及其实施条例;药品研制、生产、流通、使用、管理领域的法律法规;特殊管理药品管理办法;中药管理法律法规;执业药师管理法律法规;药品信息管理法规等。药品监督管理工作真正做到了有法可依、依法办事,促进了我国药学事业健康、快速发展。目前,我国现行主要的药事管理法律、法规、规章见表1-2:

表 1-2　我国现行主要的药事管理法律、法规、规章

名称	公布部门	施行日期
中华人民共和国药品管理法(2015 年 4 月 24 日修正)	中华人民共和国主席令第 45 号	2001 年 12 月 1 日
中华人民共和国食品安全法	中华人民共和国主席令第 21 号	2015 年 10 月 1 日
中华人民共和国中医药法	中华人民共和国主席令第 59 号	2017 年 7 月 1 日
野生药材资源保护管理条例	国发[1987]第 96 号	1987 年 12 月 1 日
医疗用毒性药品管理办法	国务院令第 23 号	1988 年 12 月 27 日
放射性药品管理办法	国务院令第 25 号	1989 年 1 月 13 日
中药品种保护条例	国务院令第 106 号	1993 年 1 月 1 日
医疗器械监督管理条例	国务院令第 276 号	2000 年 4 月 1 日
中华人民共和国药品管理法实施条例(2016 年 2 月 6 日修订)	国务院令第 360 号	2002 年 9 月 15 日
麻醉药品和精神药品管理条例	国务院令第 442 号	2005 年 11 月 1 日
处方药与非处方药分类管理办法	SDA 局令第 10 号	2000 年 1 月 1 日
医疗机构制剂配制质量管理规范	SDA 局令第 27 号	2001 年 3 月 13 日
中药材生产质量管理规范	SDA 局令第 32 号	2002 年 6 月 1 日
药物非临床研究质量管理规范	SFDA 局令第 2 号	2003 年 9 月 1 日
药物临床试验质量管理规范	SFDA 局令第 3 号	2003 年 9 月 1 日
药品进口管理办法	SFDA 局令第 4 号	2004 年 1 月 1 日
药品经营许可证管理办法	SFDA 局令第 6 号	2004 年 4 月 1 日
互联网药品信息服务管理办法	SFDA 局令第 9 号	2004 年 7 月 8 日
直接接触药品的包装材料和容器管理办法	SFDA 局令第 13 号	2004 年 7 月 20 日
医疗机构制剂配制监督管理办法	SFDA 局令第 18 号	2005 年 6 月 1 日
医疗机构制剂注册管理办法(试行)	SFDA 局令第 20 号	2005 年 8 月 1 日
国家食品药品监督管理局药品特别审批程序	SFDA 局令第 21 号	2005 年 11 月 18 日
进口药材管理办法(试行)	SFDA 局令第 22 号	2006 年 2 月 1 日
药品说明书和标签管理规定	SFDA 局令第 24 号	2006 年 6 月 1 日
处方管理办法	卫生部令第 53 号	2007 年 5 月 1 日
药品流通监督管理办法	SFDA 局令第 26 号	2007 年 5 月 1 日
药品广告审查办法	SFDA 局令第 27 号	2007 年 5 月 1 日
药品注册管理办法	SFDA 局令第 28 号	2007 年 10 月 1 日

续表

名称	公布部门	施行日期
药品召回管理办法	SFDA 局令第 29 号	2007 年 12 月 10 日
国家基本药物目录管理办法(暂行)	卫生部等 9 个部门联合发布	2009 年 8 月 18 日
药品类易制毒化学品管理办法	卫生部令第 72 号	2010 年 5 月 1 日
医疗机构药事管理规定	卫医政发〔2011〕11 号	2011 年 3 月 1 日
医疗器械生产质量管理规范(试行)	国食药监械〔2011〕54 号	2011 年 1 月 1 日
医疗机构药品监督管理办法(试行)	国食药监安〔2011〕442 号	2011 年 10 月 11 日
关于加强中药饮片监督管理的通知	国食药监安〔2011〕25 号	2011 年 1 月 5 日
国家药品安全"十二五"规划	国发〔2012〕5 号	2012 年 1 月 20 日
2011—2015 年药品电子监管工作规划	国食药监办〔2012〕64 号	2012 年 2 月 27 日
药品生产质量管理规范(2010 年修订)	卫生部令第 79 号	2011 年 3 月 1 日
药品不良反应报告和监测管理办法	卫生部令第 81 号	2011 年 7 月 1 日
医疗器械召回管理办法(试行)	卫生部令第 82 号	2011 年 7 月 1 日
抗菌药物临床应用管理办法	卫生部令第 84 号	2012 年 8 月 1 日
国家基本药物目录(2012 年版)	卫生部令第 93 号	2013 年 5 月 1 日
国家食品药品监督管理总局行政复议办法	CFDA 局令第 2 号	2014 年 1 月 1 日
食品药品行政处罚程序规定	CFDA 局令第 3 号	2014 年 6 月 1 日
药品经营质量管理规范(2016 年修正)	CFDA 局务会议	2016 年 7 月 20 日
药品非临床研究质量管理规范	CFDA 局令第 34 号	2017 年 9 月 1 日
药品经营许可证管理办法(2017 年 11 月 21 日修正)	SFDA 局令第 6 号	2004 年 4 月 1 日
互联网药品信息服务管理办法(2017 年 11 月 7 号修正)	SFDA 局令第 9 号	2004 年 7 月 8 日
药品生产监督管理办法(2017 年 11 月 7 号修正)	SFDA 局令第 14 号	2004 年 8 月 5 日

第四节 药事管理研究性质、特征与方法类型

随着我国药事管理学科的发展,药事管理研究越来越受到重视,研究结果已应用到药学实践的各个领域。高职高专药学毕业生今后将工作在药学实践一线,除了应扎实掌握药事管理学的基础理论知识和具备良好的实践应用能力外,还应该具备一定的科研思维能力,学会运用主要的药事管理研究方法,在药学实践中探求知识、解决问题,并撰写有关药事管理方面的调查报告或专题论文等,以促进我国药学事业健康发展。

一、药事管理研究性质及特征

(一)药事管理研究具有社会科学性质

药事管理研究不同于药学其他分支学科,具有社会科学性质,主要是探讨与药事有关的人们的行为和社会现象的系统知识。药事管理研究应用的基础理论、研究方向、研究方法和研究结果等与药学其他自然学科不尽相同,主要体现在以下几个方面:

1. 研究应用的基础理论 药事管理研究应用社会学、法学、经济学、管理学、行为科学等多学科理论与方法进行研究,这不同于药化、药剂等自然科学。

2. 研究方向 药事管理学从社会、心理、管理、法律方向进行研究,如质量管理、生产与经营管理、用药管理、市场营销、患者心理等的研究。而药学其他自然科学主要从药化、药剂、药理等方向研究,如物质的化学成分、结构,药物的提取分离、合成,药物的吸收、分布、代谢、排泄等。

3. 研究方法 药事管理的研究方法最常用的是社会调查研究法,而药学其他自然科学最常用的是实验研究法。

4. 研究结果 药事管理的研究成果主要通过可行性报告、政策建议、方案等实现,而药学其他自然科学的研究成果则是新药、新产品、新技术、新工艺等。

(二)药事管理研究特征

1. 结合性 药事管理的对象既有物(药品),也有人(药学技术人员),药事管理学是自然科学与社会科学交叉渗透的边缘学科。因此研究者必须具有药学和相关社会科学理论知识和技术的基础。

2. 规范性 药事管理研究的目的在于确定药事活动及其管理的规律,制定符合社会规律有关法律的、伦理道德的、管理的规范,并观察这些规范的影响。当这些规范随时间推移而改变时,研究者可以观察、解释并预测变化,从而提出修改、修订意见。

3. 实用性 药事管理研究结果的主要导向是应用,包括政策建议、标准和规范的方案、现状分析、可行性报告及市场调查报告等,目的是推动药事活动的发展与进步。当然并不因此而忽视理论导向的研究。

4. 开放性 从事药事管理研究的研究人员的来源较为复杂,如高校教师、公务员、药学工程技术人员、医药营销人员、医疗机构药学工作人员等;专业有药学的、法律的、经济的、行政或工商管理的等。药事管理研究的开放性,或许不利于学科学术研究的主动性、独特性,但却是促进药事管理学术研究发展的一种动力。

二、药事管理研究的过程

药事管理研究的过程一般可分为以下八个步骤:

(一)选择研究课题

科研选题是药事管理研究的起始环节,它在一定程度上决定着科学研究的水平和研究成果的价值。选题应充分考虑和事先做好初步调查,发现问题,并阅读相关资料、了解课题研究的背景和方向。

衡量一个课题是否有研究价值必须遵循以下原则:

1.需要性原则　即选择研究的课题必须是实际需要的,这主要体现在两个方面:一是药学实践的需要,如提高药品质量、加强药品的监督管理、提高药学服务质量等;二是学科理论发展的需要,如药品价格政策的制定、国家基本药物政策的研究等。

2.创新性原则　药事管理研究题目、研究方法或研究结果的应用上均应有创新性。

3.科学性原则　选题应有科学、充分的理论依据和事实依据。

4.可行性原则　对研究者的主、客观条件应进行可行性分析。主观条件如研究者的研究水平和精力等;客观条件如研究经费等。

（二）查阅文献资料

确定研究课题后必须查阅相关文献资料,并进行归纳整理。根据文献研究结果建立基本研究框架。

知识链接

国内外知名数据库、主要参考资料及网站

国内外知名数据库:SCI(科学引文索引数据库);ISTP(科学技术会议录索引数据库);EI(工程索引数据库);SSCI(社会科学引文索引数据库);万方数据库;中国知网(CNKI);维普(VIP)中文科技期刊数据库。

供参考的教材、杂志、报纸:药事管理学(第6版,杨世民主编,人民卫生出版社出版);药事管理与法规(第1版,杨世民、丁勇主编,人民卫生出版社出版);药事管理与法规(全新修订版,原国家食品药品监督管理总局执业药师资格认证中心组织编写);《中国药房》、《中国药师》、《中国药事》、《时珍国医国药》等杂志;《中国医药报》、《医药经济报》、《健康报》等报刊。

医药行业相关网站:http://www.nhfpc.gov.cn(国家卫生健康委员会);http://cnda.cfda.gov.cn/(国家药品监督管理局);http://www.who.int(世界卫生组织);http://www.cpi.gov.cn(中国医药信息网)。

（三）确定研究变项

研究变项是研究所要解释、探讨、描述或检验的因素,也称为研究因素。研究行动是以变项为基本单位,故研究者应确定研究问题中所包括的主要变项。

（四）提出待答问题或研究假设

一般来说,描述性研究、概况、状况或探索性研究,以提出待答问题为宜。而相关性研究、因果性研究或验证性研究,则以提出研究假设较为适合。无论是提出待答问题或假设,均应符合研究目的。

（五）进行研究设计

研究设计是研究工作的总体方案,包括研究对象、研究内容、研究方法、研究所需的人力、物力、财力等设计。研究对象通常是与药事活动有关的个人、群体、组织、社会产品或社会实体及其行为的产品。研究者在进行收集资料之前,必须确定研究结果将推论解释的"总体",并决定如何抽取"样本"。根据研究问题的性质、研究目的以及研究对象,然后决定收集资料的方法。并且进一步将研究对象、研究工具(如编制调查表、观察量表等)以及实施程序做出具体的规划安排。

（六）收集资料

药事管理研究收集资料的方法主要有：调查研究法、观察方法、实验方法、比较分析方法、评价研究方法等。

（七）整理、分析资料

必须对应用各种研究工具所收集到的资料作进一步的整理与分析，才能表述其意义。如果是"量的研究"，应选择适当的统计方法，应用适当的统计软件。如果是"质的研究"，也要将原始资料整理后再作适当的描述。

（八）撰写研究报告或论文

研究报告或论文是反映研究成果的一种书面报告，它通过文字、图表等形式将研究的过程、方法、结果等表现出来。研究报告或论文是研究工作的总结，也是科研工作的重要组成部分。研究报告或论文主要包括：标题（应简明确切地反映论文的特定内容）、摘要（一般包括研究目的、方法、结果、结论）、引言（包括研究背景、研究目的、研究意义等）、研究设计（研究方法、研究程序等）、研究结果与讨论、研究结论与建议、参考文献及附录等。研究报告或论文不仅要做到格式规范，而且应内容充实、结构连贯、通俗易懂，以便于与他人交流，充分发挥传播知识或解决方案的功用。

三、药事管理研究的方法

药事管理研究方法是指研究者通过何种手段或途径得出研究结论。药事管理研究属社会科学研究范畴，其主要研究方法有文献研究、调查研究、实验研究以及实地研究。

（一）文献研究

文献研究指搜集、鉴别、整理文献，并通过对文献的研究，形成对事实科学认识的方法。文献研究法是一种古老而又富有生命力的科学研究方法，也是一项经济且有效的信息收集方法，它通过对与工作相关的现有文献进行系统性的分析来获取信息。

文献研究可分为内容分析、二次分析以及现成统计资料分析。内容分析指研究者对书面、图片或声像材料等文献内容进行客观、系统和定量描述的研究。二次分析指直接利用研究者所收集的原始资料进行新的分析或对数据加以深度挖掘分析。现成统计资料分析指运用现成的统计资料，挖掘新的信息，解答研究者感兴趣的问题。统计资料的来源是政府部门或者其他机构发布的统计数字、年鉴和公开发表的社会调查报告等。

（二）调查研究

调查研究既是一种研究方法，也是一种最常用的收集资料的方法。作为一种研究方法，调查研究是以特定群体为对象，应用观察法、访问法、问卷法等，经由系统化程序，收集有关群体的资料及信息，以了解该群体的普遍特征。调查研究方法可靠性较高，广泛应用于描述研究、实证研究和探索研究。

调查研究有两种基本类型，即全面调查（普查）和非全面调查（抽样调查、典型调查、重点调查）。药事管理研究常用的是抽样调查，即从局部的调查中得出有关整体的结论。样本设计是抽样调查的基本步骤之一，对研究结果影响很大。样本大小，抽样方式和判断标准，是样本设计的关键环节。

问卷法是收集调查数据的重要方法,包括自填式问卷、访问调查问卷。问卷格式、答案格式、后续性问题、问题矩阵、提问顺序、答问指南等,是设计问卷时应充分考虑的几个方面。邮寄的自填式问卷的回收率对样本的代表性有直接影响,一般来说,50%的回收率是可以用来分析和报告的起码比例。

（三）实验研究

实验研究指通过控制和操纵一个或多个自变量并观察因变量的相应变化以检验假设的研究方法。实验研究的目的是研究原因和结果的关系,即研究分析"为什么"。例如医疗机构配备临床药师(自变量)与提高临床合理用药水平(因变量)的因果关系研究便可采用实验研究。实验研究方法适用于概念和命题相对有限的、定义明确的研究课题以及假设检验课题。社会科学的实验研究不同于自然科学,它是在社会事件的一般过程中进行实验研究,而不在实验室。

实验研究与原因比较研究,都是调查分析因果关系。但实验研究是在控制变量的情况下,进行比较分析,结果比较准确。而原因比较研究没有控制变量,是在事情发生后追溯现象,分析找出原因,准确性较前者差。

无论是自然科学或社会科学的实验研究,都包括以下主要环节:①明确自变量、因变量;②选取实验组与对照组;③进行事前检测与事后检测。

常用的实验研究方法有 3 种。

1. 单一实验组前后对比实验　选择一个实验组,通过对实验活动前后检测结果的对比来做出实验结论。该方法虽然简单易行,但在实验活动中实验对象可能受诸多因素影响,而不仅受实验自变量一个因素的影响,无法排除非实验变量对实验结果的影响。因此只有在有效排除非实验变量的影响或影响很小的情况下,实验结果才能充分成立。

2. 实验组与对照组对比实验　实验组与对照组置于相同实验环境,研究者只对实验组实施实验活动,通过对实验活动后实验组和对照组检测结果的对比来做结论。该方法实验结果的检测具有较高的准确性,但仍无法反映实验前后非实验变量对实验对象的影响。

3. 实验组与对照组前后对比实验　指对照组实验前后与实验组实验前后之间进行对比的方法。此方法也称为古典实验设计。

实验研究方法可以控制自变量,可以重复,因果关系的结论较准确。它在药事管理研究中应用的弱点在于其人为性质,往往不能代表现实的社会过程,容易失真。

（四）实地研究

实地研究也称为参与式观察。实地研究是对自然状态下的研究对象进行直接观察,收集一段时间内若干变量的数据,属于定性研究范畴。研究者事先对拟定进行的研究有一个大致的设想,然后选择一个社会群体或地点作为研究对象。研究者深入所研究对象的生活环境,参与研究对象的活动,同时进行观察。研究者与研究对象结识并打成一片,甚至发展亲密的友谊。研究者每天对观察和体会加以记录,如此持续数月甚至几年。在这期间,研究者不断深化和提炼他的认识。在离开考察地以后,整理相关资料,写出研究报告。

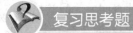 **复习思考题**

1. 什么是药事,药事范围涉及哪些?

2. 什么是药事管理学? 药事管理学的性质是什么?

3. 简述药事管理研究的一般过程。

4. 登录原国家食品药品监督管理总局官网(http://www.sda.gov.cn),将相关药事管理法律法规原文下载、整理至同学自己的 U 盘或移动硬盘。

5. 结合同学感兴趣的药事活动,选择一个研究课题,设计一份市场调查问卷,进行调查研究并撰写研究报告。

（刘叶飞）

第二章

药　事　组　织

 学习要点

药事组织的概念、类型；国家药品监督管理局的主要职责，国家药品监督管理局负责药品管理业务机构的职责；药品监督管理技术机构的主要职责。

第一节　药事组织概述

一、药事组织概念

药事组织是一个复杂的综合性概念，凡是药事组织机构、体系、体制都称为药事组织。一般来说，药事组织概念的含义有狭义和广义之分，狭义的药事组织是指，为了实现药学的社会任务所提出的目标，经由人为的分工形成的各种形式的药事组织机构的总称。广义的药事组织是指，以实现药学社会任务为共同目标而建立起来的人们的集合体，是药学人员相互影响的社会心理系统，是运用药学知识和技术的技术系统，是人们以特定形式的结构关系而共同工作的系统。

二、药事组织类型

药事组织以药学的社会任务为基础，是药事组织分类的基本骨架。药事组织不是孤立存在于社会，它和卫生组织、经济组织、国家的行政组织等有密切关系，并受历史文化制度的影响。在现实社会里，药事组织主要有以下基本类型：

1. 药品生产、经营组织　药品生产、经营组织是典型的药事组织结构类型，在我国称作"药品生产企业"（即制药公司、饮片厂）以及"药品经营企业"（即药品批发或零售企业、药店）；在欧美称为制药公司、社会药房；在日本称为制药株式会社、经营株式会社和社会药局。虽然名称不同，但其主要功能都是生产和经营药品。

2. 医疗机构药房组织　医疗机构药房组织是指医疗机构内以服务患者为中心，以临床药学为基础，促进临床合理用药的药学技术服务和相关的药品管理工作的药学部门，常称作药剂科，现普遍称为"药学部"。医疗机构药房组织在药事组织中占有重要地位，是药师比较集中的组织。

3. 药学教育和科研组织 药学教育组织的主要功能是教育,是为维持和发展药学事业培养药师、药学家、药学工程师、药学企业家和药事管理的专门技术人才的组织机构。药学教育组织一般比较稳定,它们的子系统基本上是按学科专业类型划分的。

药学科研组织的主要功能是研究开发新药、改进现有药品,以及围绕药品和药学的发展进行基础研究,提高创新能力,发展药学事业。

4. 药品管理行政组织 药品管理行政组织是指政府机构中管理药品和药学企事业组织的国家行政机构。其功能是代表国家对药品和药学事业组织进行监督管理,制定宏观政策,对药事组织发挥引导作用,以保证国家意志的执行。

政府药品监督管理机构的主要功能是以法律授予的权力,对药品运行全过程的质量进行严格监督,保证向社会提供合格药品,并依法处理违反药品管理法律、法规和规章的行为。

5. 药事社会团体、学术组织 在药事兴起和形成过程中,药学行业协作组织发挥了统一行为规范、监督管理、对外联系、协调等作用。20世纪以来,政府加强了对药品和药事的法律控制以后,药事社团组织(药学会)成为药学企事业组织与政府机构联系的纽带,发挥了协助政府管理药事的作用。药事社团组织的功能是行业、职业的管理。

第二节 药品监督管理组织

现今世界各国对于药品的管理都日趋完善,很多国家都出台了药品管理法。我国两次修订药品管理法,充分体现了对药品管理的重视。该法明确详细地规定了药品监督管理的主管部门、组织机构设置、体制、主要职权等。

一、我国药品监督管理体系

1998年以前,我国主管药品监督管理工作的是卫生行政部门,县以上地方各级卫生行政部门的药政机构主管所辖行政区域的药品监督管理工作。为了加强国务院对药品监督管理工作的领导,1998年,根据《国务院关于机构设置的通知》,组建了直属国务院领导的国家药品监督管理局,主管全国药品监督管理工作。2003年3月,十届全国人大一次会议通过了《国务院机构改革方案》。根据该改革方案,国务院在国家药品监督管理局的基础上组建国家食品药品监督管理局(State Food and Drug Administration,SFDA)。2013年3月10日国家食品药品监督管理局(SFDA)正式更名为国家食品药品监督管理总局(China Food and Drug Administration,CFDA)。2018年4月,根据《中共中央关于深化党和国家机构改革的决定》《第十三届全国人民代表大会第一次会议关于国务院机构改革方案的决定》,组建国家市场监督管理总局,作为国务院直属机构;组建国家药品监督管理局,由国家市场监督管理总局管理,不再保留国家食品药品监督管理总局。

2018年4月10日新组建的国家市场监督管理总局、国家药品监督管理局正式揭牌。在国家市场监督管理总局和国家药品监督管理局"三定"方案公布前,原国家食品药品监督管理总局承担的食品、药品、医疗器械、化妆品、保健食品、婴幼儿配方乳粉、特殊医学用途配方食品的审评审批、监督检查、检验检测、稽查执法、投诉举报、信息公开等事项仍按原有规定办理。

（一）《药品管理法》中有关药品监督管理组织的规定

《药品管理法》(2015 年修订)明确规定国务院药品监督管理部门主管全国药品监督管理工作。国务院有关部门在各自的职责范围内负责与药品有关的监督管理工作。省、自治区、直辖市人民政府药品监督管理部门负责本行政区域内的药品监督管理工作。省、自治区、直辖市人民政府有关部门在各自的职责范围内负责与药品有关的监督管理工作。国务院药品监督管理部门应当配合国务院经济综合主管部门,执行国家制定的药品行业发展规划和产业政策。药品监督管理部门设置或者确定的药品检验机构,承担依法实施药品审批和药品质量监督检查所需的药品检验工作。国务院药品监督管理部门组织药典委员会,负责国家药品标准的制定和修订。国务院药品监督管理部门的药品检验机构负责标定国家药品标准品、对照品。

（二）我国现行药品监督管理机构设置

1. 药品监督管理行政机构　我国药品监督管理行政机构包括国家、省(直辖市、自治区)、市、县四级药品监督管理部门。

（1）国家药品监督管理部门:即国家药品监督管理局。该部门负责药品管理的主要业务机构有药品注册司、安全监管司、稽查局。主管全国药品监督管理工作。

（2）省、自治区、直辖市药品监督管理部门:省级药品监督管理局是省、自治区、直辖市人民政府的工作机构,履行法定的药品监督管理职能。

（3）市级药品监督管理机构:设区市设置市场监督管理局,履行法定的药品监督管理职能。

（4）县级药品监督管理机构:县(市)设置市场监督管理局,履行法定的药品监督管理职能。

2. 药品监督管理技术机构

（1）药品检验机构:药品检验机构为同级药品监督管理机构的直属事业单位。国家药品监督管理局设置国家药品检验机构。省级药品监督管理部门设置药品检验所,市药品检验机构根据需要设置。对行使进口药品检验职能的药品检验机构,加挂口岸药品检验所的牌子。此外,省级以上药品监督管理部门可以根据需要,确定符合药品检验条件的检验机构,承担药品检验工作。

（2）国家药品监督管理局直属机构:国家药品监督管理局下设有国家药典委员会、药品审评中心、药品审核查验中心、国家中药品种保护审评委员会、药品评价中心等。

二、药品监督管理部门职责

（一）国家药品监督管理局(原国家食品药品监督管理总局)

负责对药品的研究、生产、流通、使用进行行政监督和技术监督;负责食品、保健品、化妆品安全管理的综合监督、组织协调和依法组织开展对重大事故查处。国家药品监督管理局设 17 个内设机构:办公厅、综合司(政策研究室)、法制司、食品安全监管一司、食品安全监管二司、食品安全监管三司、药品化妆品注册管理司(中药民族药监管司)、医疗器械注册管理司、药品化妆品监管司、医疗器械监管司、稽查局、应急管

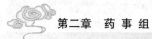

理司、科技和标准司、新闻宣传司、人事司、规划财务司、国际合作司(港澳台办公室)。

1. 国家药品监督管理局(原国家食品药品监督管理总局)的主要职责

(1) 负责起草食品(含食品添加剂、保健食品,下同)安全、药品(含中药、民族药,下同)、医疗器械、化妆品监督管理的法律法规草案,拟订政策规划,制定部门规章,推动建立落实食品安全企业主体责任、地方人民政府负总责的机制,建立食品药品重大信息直报制度,并组织实施和监督检查,着力防范区域性、系统性食品药品安全风险。

(2) 负责制定食品行政许可的实施办法并监督实施。建立食品安全隐患排查治理机制,制定全国食品安全检查年度计划、重大整顿治理方案并组织落实。负责建立食品安全信息统一公布制度,公布重大食品安全信息。参与制定食品安全风险监测计划、食品安全标准,根据食品安全风险监测计划开展食品安全风险监测工作。

(3) 负责组织制定、公布国家药典等药品和医疗器械标准、分类管理制度并监督实施。负责制定药品和医疗器械研制、生产、经营、使用质量管理规范并监督实施。负责药品、医疗器械注册并监督检查。建立药品不良反应、医疗器械不良事件监测体系,并开展监测和处置工作。拟订并完善执业药师资格准入制度,指导监督执业药师注册工作。参与制定国家基本药物目录,配合实施国家基本药物制度。制定化妆品监督管理办法并监督实施。

(4) 负责制定食品、药品、医疗器械、化妆品监督管理的稽查制度并组织实施,组织查处重大违法行为。建立问题产品召回和处置制度并监督实施。

(5) 负责食品药品安全事故应急体系建设,组织和指导食品药品安全事故应急处置和调查处理工作,监督事故查处落实情况。

(6) 负责制定食品药品安全科技发展规划并组织实施,推动食品药品检验检测体系、电子监管追溯体系和信息化建设。

(7) 负责开展食品药品安全宣传、教育培训、国际交流与合作。推进诚信体系建设。

(8) 指导地方食品药品监督管理工作,规范行政执法行为,完善行政执法与刑事司法衔接机制。

(9) 承担国务院食品安全委员会日常工作。负责食品安全监督管理综合协调,推动健全协调联动机制。督促检查省级人民政府履行食品安全监督管理职责并负责考核评价。

(10) 承办国务院以及国务院食品安全委员会交办的其他事项。

2. 国家药品监督管理局(原国家食品药品监督管理总局)负责药品管理的业务机构职责

(1) 综合司(政策研究室)的工作职责:组织开展食品药品监督管理政策研究,分析食品药品安全形势,提出解决食品安全和药品管理问题的重大方针和政策建议;负责食品安全监督管理综合协调,推动健全部门间、地区间食品安全监督管理协调联动机制,完善相关制度;协调推动完善食品药品监督管理体制机制,组织开展推动形成社会共治格局重大课题研究,探索发挥市场机制、社会监督和行业自律作用的有效途径,推动建立落实食品药品生产经营者第一责任人的有效机制以及食品安全责任强制保险制度;组织开展食品药品安全工作考核评价,督促检查省级人民政府履行食品药品安全监督管理责任。指导地方食品药品安全督促检查和考核评价工作。开展对地方政府领导干部的专题培训;组织起草食品药品监督管理综合性文稿,起草食品安全委员会全体会议文件、领导讲话和总局重要会议领导讲话;负责组织建设食品药品监督管理政策研究体系,建立食品药品监督管理政策研究基地,搭建研究成果交流平台;组织建立食品药品监督管理重大决策专家咨询制度;承担国务院食品安全委员会办公室日常工作;组织总局综合性统计工作;承办局交办的其他事项。

(2) 药品化妆品注册管理司(中药民族药监管司)的工作职责:组织拟订药品化妆品注册管理制度并监督实施;组织拟订药品化妆品相关标准并监督实施;严格依照法律法规规定的条件和程序办理药品注册和部分化妆品行政许可、医疗机构配制制剂跨省区调剂审批并承担相应责任,优化注册和行政许可管理流程;组织拟订药品化妆品注册相关技术指导原则;承担疫苗监管质量管理体系评估、药品行政保护相关工作;组织实施中药品种保护制度;承担处方药与非处方药的转换和注册,监督实施药物非临床研究质量管理规范和药物临床试验质量管理规范,组织拟订中药饮片炮制规范;指导督促药品化妆品注册工作中受理、审评、检验、检查、备案等工作;督促下级行政机关严格依法实施药品再注册以及不改变药品内在质量的补充申请、医疗机构配制制剂、部分化妆品许可等相关行政许可工作、履行监督管理责任,及时发现、纠正违法和不当行为;承担麻醉药品、精神药品、医疗用毒性药品、放射性药品和药品类易制毒化学品等相关行政许可工作;承办局交办的其他事项。

(3) 药品化妆品监管司的工作职责:组织拟订药品化妆品生产、经营、使用管理制度并监督实施,组织拟订中药材生产和药品生产、经营、使用质量管理规范并监督实施。拟订药品互联网销售监督管理制度并监督实施;组织开展对药品化妆品生产、经营企业的监督检查,组织开展药品不良反应监测和再评价、化妆品不良反应监测、监督抽验及安全风险评估,对发现的问题及时采取处理措施;拟订境外药品生产企业检查等管理制度并监督实施;参与拟订国家基本药物目录。监督实施药品分类管理;承担麻醉药品、精神药品、医疗用毒性药品、放射性药品及药品类易制毒化学品等监督管理工作;拟订问题药品化妆品召回和处置制度,指导地方相关工作;拟订药品化妆品监督管理工作规范及技术支撑能力建设要求,督促下级行政机关严格依法实施行政许可、履行监督管理责任,及时发现、纠正违法和不当行为;承担局深化医药卫生体制改革相关工作;承担国家禁毒委员会成员单位相关工作,承办履行国际药物管制公约相关事项,承担有关药品出口监督管理事项;承担国家禁毒委员会成员单位相关工作,承办履行国际药物管制公约相关事项;承担有关药品出口监督管理事项。

(4) 稽查局的工作职责:组织拟订食品药品稽查工作制度并监督实施;协调指导食品药品安全投诉举报工作;指导监督地方稽查工作,规范行政执法行为;建立和完善食品药品安全"黑名单"制度;建立健全食品药品监督管理行政执法与刑事司法衔接制度;组织查处重大食品药品安全违法案件,组织开展相关的执法检验;拟订药品、医疗器械、保健食品广告审查制度并监督实施;承担打击生产销售假药部际协调联席会议办公室日常工作;承担打击侵犯知识产权和假冒伪劣商品相关工作;承办局交办的其他事项。

(二) 省、自治区、直辖市药品监督管理部门的职能

省、自治区、直辖市药品监督管理部门负责辖内食品、药品、医疗器械的监督管理

工作,有关药品监督管理的主要职责有以下几方面:

1. 在辖内执行《药品管理法》《药品管理法实施条例》以及相关的行政法规、规章。

2. 核发《药品生产许可证》《药品经营许可证》《医疗机构制剂许可证》;组织GMP、GSP认证。

3. 对新药和已有国家标准药品的申报资料进行形式审查,组织对研制情况及条件进行现场考察,对试制的样品进行检验。

4. 对辖内药品和特殊管理的药品的生产、经营、使用进行监督及监督抽验。

5. 审批药品广告,核发药品广告批准文号。

6. 对辖区内违反《药品管理法》及相关法规的行为进行调查,决定行政处罚。

7. 实施执业药师资格制度,组织辖区内执业药师、从业药师资格考试、注册、发证、培训等工作。

8. 领导省以下药品监督管理机构,组织培训辖区内的药品监督管理干部。

省、自治区、直辖市药品监督管理部门设置药品管理的职能处室为:药品注册处、药品安全监管处、药品市场监督处。

(三)药品监督管理相关部门

《中华人民共和国药品管理法》第5条规定:"国务院药品监督管理部门主管全国药品监督管理工作。国务院的有关部门在各自的职责范围内负责与药品有关的监督管理工作。"国务院的有关部门主要包括卫生行政部门、中医药管理部门、发展与改革宏观调控部门、工商行政管理部门、劳动与社会保障部门、海关等,它们在国务院规定的职责范围内分别行使《中华人民共和国药品管理法》规定的、与药品有关事项的监督管理工作。

1. 卫生行政部门 卫生行政部门负责审批与吊销医疗机构执业证书,负责医疗机构麻醉药品和精神药品的管理,负责医疗机构中与实施药品不良反应报告制度有关的管理工作。

2. 中医药管理部门 中医药管理部门负责组织中药及民族药的发掘、整理、总结和提高,负责中药和民族医药的技术标准的制定、修订工作。

3. 发展与改革宏观调控部门 发展与改革宏观调控部门负责药品价格的监督管理工作,依法制定和调整药品政府定价目录,并对纳入政府定价的药品进行定价和调整,管理国家药品储备,负责宏观医药经济管理。

4. 劳动与社会保障部门 劳动和社会保障部门负责组织拟定基本医疗保险、生育医疗的药品、诊疗和医疗服务设施的范围及支付标准,组织拟定定点医院、定点药店的管理办法及费用结算办法。

5. 工商行政管理部门 工商行政管理部门负责药品生产、经营企业的工商登记、注册,以及监督管理,药品广告监管与处罚,药品流通中各种不正当竞争、损害消费者利益以及药品购销中收受回扣的处罚。

6. 海关与监察部门 海关负责药品进口口岸的设置,药品进口与出口的监管。监察部门负责执法,处罚违规行为。

三、药品监督管理技术机构及职责

药品监督管理技术机构主要是指国家药品监督管理部门设置的药品检验机构和省级及地市级人民政府药品监督管理部门设置的药品检验机构,以及国家和省级直属的负责技术业务工作的事业单位。我国药品技术监督管理组织机构的设置,主要是依据《药品管理法》的有关规定,结合药品监督管理职能的需要和我国药学实践的实际而确定的,并且多属于同级药品监督管理部门的直属事业单位或者是上一级药品监督管理部门的派出机构。

（一）中国食品药品检定研究院

中国药品生物制品检定所成立于 1950 年,集检定、科研、教学、标准化研究于一体的综合性国家级药品、生物制品和医疗器械质检机构。于 2010 年 9 月 26 日,中国药品生物制品检定所更名为中国食品药品检定研究院,加挂国家食品药品监督管理局医疗器械标准管理中心的牌子,对外使用"中国药品检验总所"的名称。

中国食品药品检定研究院是国家检验药品生物制品质量的法定机构和最高技术仲裁机构,是世界卫生组织指定的"世界卫生组织药品质量保证中心""国家病毒性肝炎研究中心""国家抗生素细菌耐药性监测中心",及国家指定的"中国医学细菌保藏管理中心""卫生部医学实验动物质量检定中心""卫生部药品不良反应监察中心""中国药品生物制品标准化研究中心""国家实验动物质量检测中心""国家啮齿类实验动物种子中心"和"国家新药安全评价中心"。

1. 机构设置　中国食品药品检定研究院内设机构 26 个,其中业务所 11 个:食品化妆品检定所、中药民族药检定所、化学药品检定所、生物制品检定所、医疗器械检定所、包装材料与药用辅料检定所、实验动物资源研究所、标准物质与标准化研究所、食品药品安全评价研究所、食品药品技术监督所、医疗器械标准管理研究所。

2. 主要职责

（1）承担药品、医疗器械的注册审批检验及其技术复核工作,承担保健食品、化妆品审批所需的检验检测工作,负责进口药品注册检验及其质量标准复核工作。

（2）承担药品、医疗器械、保健食品、化妆品和餐饮服务食品安全相关的监督检验、委托检验、抽查检验以及安全性评价检验检测工作,负责药品进口口岸检验工作。

（3）承担或组织药品、医疗器械检验检测的复验及技术检定工作。

（4）承担生物制品批签发相关工作。

（5）承担药品、医疗器械和餐饮服务食品安全相关标准、技术规范及要求、检测方法制修订的技术复核与验证工作,承担保健食品、化妆品技术规范、技术要求及检测方法的制修订工作。

（6）承担药用辅料、直接接触药品的包装材料及容器的注册检验、监督检验、委托检验、复验及技术检定工作,以及承担相关国家标准制修订的技术复核与验证工作。

（7）负责药品、医疗器械国家标准物质的研究、制备、标定、分发和管理工作。

（8）负责生产用菌毒种、细胞株的检定工作,承担医用标准菌毒种、细胞株的收集、鉴定、保存、分发和管理工作。

（9）承担实验动物质量检测和实验动物保种、育种和供种工作。

（10）承担有关药品、医疗器械和保健食品广告以及互联网药品信息服务的技术监督工作。

（11）承担全国食品药品监管系统检验检测机构的业务指导、规划和统计等相关工作，组织开展药品研究、生产、经营相关单位以及医疗机构中的药品检验检测机构及人员的业务指导工作。

（12）组织开展药品、医疗器械、保健食品、化妆品和餐饮服务食品安全相关标准研究以及安全监测和质量控制新方法、新技术研究。

（13）承担国家药品监督管理局科技管理日常工作，承担保健食品、化妆品和餐饮服务食品安全相关专家委员会的日常工作。

（14）承担严重药品不良反应或事件以及医疗器械不良事件原因的实验研究。

（15）组织开展药品、医疗器械、保健食品、化妆品和餐饮服务食品安全相关检验检测工作的国际交流与合作。

（16）承办国家药品监督管理局交办的其他事项。

（二）国家药典委员会

国家药典委员会成立于1950年，是我国最早成立的标准化机构，是负责组织制定和修订国家药品标准的技术委员会，是国家药品标准化管理的法定机构。1998年9月原隶属于卫生部的药典委员会划归国家药品监督管理局，并更名为国家药典委员会。国家药典委员会由主任委员、副主任委员、执行委员和委员组成。

1. 机构设置　国家药典委员会的常设办事机构实行秘书长负责制，下设办公室、人事处、业务综合处、中药标准处、化学药品处、生物制品标准处、质量管理处、医学评价处等部门。

2. 主要职责　国家药典委员会主要负责国家药品标准的管理工作。其主要职责：

（1）组织编制与修订《中华人民共和国药典》（以下简称《中国药典》）及其增补本。

（2）组织制定与修订国家药品标准以及药用辅料、直接接触药品的包装材料和容器的技术要求与质量标准。

（3）参与《中国药典》和国家药品标准执行情况的评估。

（4）负责《中国药典》和国家药品标准的宣传培训与技术咨询。

（5）参与拟订药品、药用辅料、直接接触药品包装材料和容器标准的管理制度，建立和完善药品标准管理体系及相关工作机制。

（6）组织开展药品标准化战略、药品标准管理政策和技术法规研究，承担药品医学临床信息的分析评估工作。

（7）开展药品标准相关国际交流与合作，参与国际药品标准适用性认证合作活动和国际药品标准制修订工作。

（8）负责药品标准信息化建设。

（9）负责组织《中国药典》配套丛书以及《中国药品标准》等刊物的编辑、出版和发行。

（10）根据《药典委员会章程》，负责药典委员会有关工作会议的组织协调及服务保障工作。

（11）承办国家药品监督管理局交办的其他事项。

（三）国家药品监督管理局（原国家食品药品监督管理总局）药品审评中心

药品审评中心是国家药品监督管理局药品注册技术审评机构，为药品注册提供技术支持。

1. 机构设置　药品审评中心内设机构主要有：审评管理与协调部、审评一部至审评五部、人力资源部、信息部、财务部。

2. 主要职责

（1）国家药品监督管理局药品审评中心是国家药品监督管理局药品注册技术审评机构，负责对药品注册申请进行技术审评。

（2）参与起草药品注册管理相关法律法规、部门规章和规范性文件；参与制定我国药品技术审评规范并组织实施。

（3）受国家药品监督管理局委托，组织协调省级药品审评部门对部分注册申请事项进行技术审评，并进行质量监督和技术指导；为基层药品监管机构提供技术信息支撑；为公众用药安全有效提供技术信息服务。

（4）承办国家药品监督管理局交办的其他事项。

（四）国家药品监督管理局（原国家食品药品监督管理总局）药品审核查验中心

药品审核查验中心为国家药品监督管理局直属事业单位，是专门从事药品认证管理的机构。

1. 机构设置　药品审核查验中心内设办公室、检查一处、检查二处、检查三处和信息管理处。

2. 主要职责

（1）组织制定药品、医疗器械、化妆品审核查验工作的技术规范和管理制度。参与制定药品、医疗器械、化妆品相关质量管理规范及指导原则等技术文件。

（2）组织开展药品注册现场核查相关工作。开展药物研究、药品生产质量管理规范相关的合规性核查和有因核查。开展医疗器械相关质量管理规范的合规性核查、临床试验项目现场核查以及有因核查。组织开展药品、医疗器械、化妆品质量管理规范相关的飞行检查。

（3）承担相关国家核查员的聘任、考核、培训等日常管理工作，指导地方核查员队伍建设。

（4）指导地方药品、医疗器械、化妆品审核查验相关工作，开展审核查验机构能力评价相关工作。

（5）负责汇总分析全国药品审核查验相关信息，开展相关风险评估工作。开展药品、医疗器械、化妆品审核查验相关的理论、技术和发展趋势研究。组织开展相关审核查验工作的学术交流和技术咨询。

（6）组织开展药品、医疗器械、化妆品相关境外核查工作。承担审核查验相关的国际交流与合作工作。

（7）承办国家药品监督管理局交办的其他事项。

（五）国家中药品种保护审评委员会（国家药品监督管理局保健食品审评中心）

国家中药品种保护审评委员会为国家药品监督管理局直属事业单位，国家中药品种保护审评委员会办公室是国家中药品种保护审评委员会的常设办事机构。

1. 机构设置　国家中药品种保护审评委员会办公室内设机构主要有：综合处、信息处、中药保护一处、中药保护二处、保健食品一处、保健食品二处、保健食品三处、化妆品处。

2. 主要职责

（1）负责国家中药品种保护审评委员会的日常工作。

（2）负责组织国家中药保护品种的技术审查和审评工作。

（3）配合国家药品监督管理局制定或修订中药品种保护的技术审评标准、要求、工作程序以及监督管理局中药保护品种。

（4）负责组织保健食品的技术审查和审评工作。

（5）配合国家药品监督管理局制定或修订保健食品技术审评标准、要求及工作程序。

（6）协助国家药品监督管理局制定保健食品检验机构工作规范并进行检查。

（7）负责化妆品的技术审查和审评工作。

（8）配合国家药品监督管理局制定或修订化妆品审评标准、要求及工作程序。

（9）受委托指导地方食品生产许可业务工作。

（10）承办国家药品监督管理局交办的其他事项等。

（六）国家药品监督管理局（原国家食品药品监督管理总局）药品评价中心（国家药品不良反应监测中心）

药品评价中心为国家药品监督管理局直属事业单位，是专门负责基本药物、非处方药物的筛选及药品再评价工作的机构。

1. 机构设置　药品评价中心内设机构主要有：办公室、基本药物处、药品临床评价处、药品不良反应监测处、医疗器械监测与评价处。

2. 主要职责

（1）组织制订药品不良反应、医疗器械不良事件监测与再评价以及药物滥用、化妆品不良反应监测的技术标准和规范。

（2）组织开展药品不良反应、医疗器械不良事件、药物滥用、化妆品不良反应监测工作。

（3）开展药品、医疗器械的安全性再评价工作。

（4）指导地方相关监测与再评价工作。组织开展相关监测与再评价的方法研究、培训、宣传和国际交流合作。

（5）参与拟订、调整国家基本药物目录。

（6）参与拟订、调整非处方药目录。

（7）承办国家药品监督管理局交办的其他事项。

（七）国家药品监督管理局（原国家食品药品监督管理总局）执业药师资格认证中心

执业药师资格认证中心成立于2000年12月，是国家药品监督管理局的直属事业单位。

1. 机构设置　执业药师资格认证中心设置3个职能部门，分别为：办公室、考试处、注册与继续教育处。

2. 主要职责

(1) 承担执业药师资格考试、注册、继续教育等专业技术业务组织工作。

(2) 受国家药品监督管理局委托,起草执业药师业务规范。

(3) 承办国家药品监督管理局交办的其他事项。

四、国外药事管理机构

(一) 美国药品监督管理机构

1. 联邦政府(中央政府)的药品监督管理机构　联邦政府卫生与人类服务部下设的食品药品管理局(FDA)负责全国食品、人用药品、兽用药品、医疗器械用品、化妆品等的监督管理。实行垂直领导体制,受干扰较少,监督管理力度强。FDA 对药品的监管管理主要包括:①新药审评注册;②GLP 认证;③药品生产企业登记注册;④GMP 认证;⑤进出口药品管理;⑥对抗生素的管理;⑦对药厂、药品的监督检查;⑧对掺假药及违标药调查取证、查封;⑨对违反联邦食品、药品、化妆品法和相关法规的违法犯罪行为向法院起诉等。

2. 州政府的药品监督管理机构　各州根据州卫生管理法规及各州《药房法》确定州卫生局药品监督管理机构及职责,选举产生州《药房法》的执法机构"药房理事会"。州药房理事会及州卫生局药品监督管理机构主要职责是:①依法管理药房;②受理药房开业执照、药师执照、实习药师注册申请,进行调查,给合格者颁发执照或注册证书;③对违反州《药房法》及相关法规的行为进行调查、起诉;④为吊销药师执照等相关证照主持听证会;⑤协助该州各执法机构,强制执行药品、控制物质和药房业务的各项法律法规;⑥对所有药房依法进行监督检查,可依法没收、查处假劣药、违标药,以及违反控制物质法律的药品。

3. 美国药典会　美国药典会(USP)为独立机构,负责制订药品标准。根据《联邦食品、药品和化妆品法》规定,FDA 有权对药品质量标准、检验方法载入药典的条文等进行评价、审核,必要时通知药典会修订。

(二) 世界卫生组织(WHO)

1. 世界卫生组织(WHO)是联合国负责卫生的专门机构,属国际性组织。

2. WHO 的宗旨　使全世界人民获得可能的最高水平的健康。其职能是:承担国际卫生工作的指导与协调责任;协调各国政府加强卫生义务,发展与会各国之间的技术合作,并在紧急情况给予必要的医疗卫生救助;促进流行病、地方病及其他疾病的防治工作;促进营养、环境卫生及食品、生物制品与药物等地国际标准化。

3. WHO 的专业机构　①顾问和临时顾问;②专家咨询和专家委员会,共 47 个。其中与药品、生物制品、血液制品有关的有 6 个,分别是生物制品标准化、药物成瘾和乙醇中毒、药物评价、人血制品和有关产品、国际药典和药物制剂、传统医学等 6 个专业委员会;③全球和地区医学研究顾问委员会;④WHO 合作中心。我国有 42 个卫生机构已被指定为 WHO 合作中心,其中涉及药品的有 WHO 药品控制合作中心(中国药品生物制品检定研究院)、WHO 传统药品合作中心(中国医学科学院药用植物资源开发研究所)、WHO 传统医学合作中心(中国中医研究院中药研究所)。

第三节 药品生产、经营、使用组织

一、药品生产组织

（一）概念

药品生产企业是指生产药品的专营或者兼营企业。药品生产企业是依法成立的，从事药品生产活动、为社会提供药品，并独立核算、自主经营、照章纳税，具有法人资格的经济组织。从所生产的药品类型来看，有化学原料药及其制剂为主的西药厂、中成药为主的中药厂、中药饮品厂、生化药厂、抗生素厂，以及新发展起来的基因工程产品为主的生物技术制药公司等。

（二）开办条件及程序

为了强化对药品生产企业的监督管理，确保药品的安全性、有效性、经济性及合理性，开办药品生产企业必须按照国家关于开办生产企业的法律、法规的有关规定履行必要的报批程序，此外还要依据《药品管理法》具备相应的条件。

开办药品生产企业，须经企业所在地省级药品监督管理部门批准并发给《药品生产许可证》，凭《药品生产许可证》到工商行政管理部门办理登记注册。无《药品生产许可证》的，不得生产药品。《药品生产许可证》应当标明有效期和生产范围，到期重新审查发证。药品监督管理部门批准开办药品生产企业，还应当符合国家制定的药品行业发展规划和产业政策，防止重复建设。药品生产企业还必须通过《药品生产质量管理规范》（GMP）认证。

二、药品经营组织

（一）概念

药品经营企业是指经营药品的专营或兼营企业。药品经营企业分为药品经营批发企业和药品经营零售企业，前者习惯称为医药公司或中药材公司，后者习惯称为零售药房（药店）。

（二）开办条件及程序

药品经营企业的经营条件和经营行为对药品质量及公众用药的安全性、有效性、经济性及合理性具有重要影响。因此，为了保证药品经营质量、保证公众的用药安全、有效、经济、合理，各级药品监督管理部门必须依据《药品管理法》规定的条件对药品经营企业的开办进行事前审查批准，并对其日常经营行为进行必要的规范和监督管理。

按照《药品管理法》的规定，开办药品经营企业必须经药品监督管理部门的批准并发给《药品经营许可证》，凭《药品经营许可证》到工商行政管理部门办理登记注册。无《药品经营许可证》的，不得经营药品。根据《药品管理法》和《药品管理法实施条例》的有关规定，新开办药品经营企业必须在规定时间内通过《药品经营质量管理规范》（GSP）认证。

三、药品使用组织

药品使用组织主要是指各级各类医疗机构。医疗机构一般是指从事疾病诊断、治疗等医疗活动的机构,如各级各类医院、专科医院、城市社区卫生服务中心(站)、乡镇卫生院、村卫生室等。

国家卫生健康委员会、国家中医药管理局负责全国医疗机构药事管理工作。县级以上地方卫生行政部门(含中医药行政管理机构)负责本行政区域内的医疗机构药事管理工作。医疗机构药事工作是医疗工作中的重要组成部分。医疗机构根据临床工作实际需要,应设立药事管理组织和药学部门。二级以上的医院应成立药事管理委员会,其他医疗机构可成立药事管理组。药事管理委员会(组)监督、指导本机构科学管理药品和合理用药。诊所、卫生所、医务室、卫生保健所和卫生站可不设药事管理组织和药学部门,由机构负责人指定医务人员负责药事管理工作。中医诊所、民族医诊所可不设药事管理组织和药学部门,由中医药和民族医药专业技术人员负责药事管理工作。

第四节 药学教育、科研及社会团体组织

药学教育和药学科研组织主要是指从事药学教育、科研的各级各大类大专院校和科研院所。这些组织都是药事管理体系的重要组成部分。随着改革的深入和发展,我国药学教育、科研机构和药学社会团体的体制,发生了较大的变化。药学教育已形成多层次、多类型、多专业、多形式的药学教育办学体系,药学科研机构处于从事业性组织向企业性质转化。而药学学术团体则包括中国药学会及经政府批准成立的各种协会,政府机构改革以来,其部分原有职能委托药学社团机构办理,因此药学社团的行业管理职能也有所加强。

一、药学教育组织

我国高等药学教育创办于 1906 年,至今已经走过了 100 多年的历程,目前,我国的药学教育主要由高等药学教育、中等药学教育和药学继续教育 3 部分组成,已基本形成了多类型、多层次、多种办学形式的教育体系。截止 2009 年底统计,全国设置药学类、制药工程类专业的高等院校共计 567 所,其中本科院校 327 所,医药高等专科学校 43 所,独立设置的高等职业技术学院 197 所。设置药学类专业(院、系)的高等院校中,国家教育部主管的 35 所,工业和信息化部主管的 2 所,国家民委主管的 5 所,国务院侨办主管的 2 所,新疆生产建设兵团主管的 1 所,解放军总后勤部及武警总队主管的 4 所,省、直辖市、自治区主管的 518 所。现在全国设置药学类专业(院、系)的大多数高等院校和部分科研院所都在招收硕士、博士研究生,进行各专业研究方向的研究生培养教育。

依据《中华人民共和国教育法》《中华人民共和国高等教育法》的有关规定,设有药学类专业(院、系)高等院校和设置药学专业的中等学校,均为政府、社会力量投资兴办的事业法人单位。由企业或行业管理部门依法设立的医药职工大学和医药职工中专,也均为事业法人单位。

二、药学科研组织

我国药学科研组织包括国家及各级政府设置的医药科研院所和高等医药院校的

科研机构,以及具有一定规模的制药企业和医疗机构设置的药学研究所(室)。目前,全国有专门独立的药学科研机构130余个,分别隶属于中国科学院、中国医学科学院、中医研究院、军事医学科学院等国家和地方科学院系统以及国家和各级政府卫生、医药和教育行政主管部门,并均属事业单位。

为了适应市场经济的需求,我国的科研体制改革在逐步深化,药学科研机构的自主权也在不断扩大,国家对药学科研机构的行政事业性经费投入逐渐减少,实行了重大科研项目招标制,从而保证了国家对药学重大科研项目的扶持力度和宏观管理。同时各科研单位通过开辟科技市场、保护知识产权、进行技术转让等方式有效地克服了由当初的计划经济体制管理所带来的弊端。加强了技术创新研究力度,加速了医药高新技术产业的形成和发展,使医药科研成果尽快地实现转换并形成了产业化发展趋势,推动了我国医药科技产业的发展。

三、药学社会团体组织

(一)中国药学会

中国药学会成立于1907年,是中国最早成立的学术团体之一,是由全国药学科学技术工作者自愿组成的具有学术性、公益性、非营利性的社会团体,是民政部批准登记的法人社会团体。是中国科学技术协会的组成部分,是国际药学联合会和亚洲药物化学联合会成员。

中国药学会的宗旨是:团结和组织广大药学科学技术工作者,实施科教兴国和可持续发展战略,促进药学科学技术的普及、繁荣和发展,促进药学人才的成长和提高,促进药学科学技术与经济的结合,为我国社会主义现代化建设服务,为药学科学技术工作者服务。

中国药学会的主要业务是:①开展药学科学技术的国内外学术交流;②编辑出版、发行药学学术期刊、书籍;③发展同世界各国及地区药学相关团体、药学科学技术工作者的友好交往与合作;④举荐、表彰、奖励在科学技术活动中取得优异成绩的药学科学技术工作者;⑤开展对会员和药学科学技术工作者的继续教育培训;⑥普及推广药学以及相关学科的科学技术知识;⑦反映药学科学技术工作者的意见和要求,维护药学科学技术工作者的合法权益;⑧接受政府委托,承办与药学发展及药品监督管理等有关事项,组织药学科学技术工作者参与国家有关项目的科学论证和科学技术咨询;⑨开展医药产品展示、提供医药技术服务与推广科研成果转化等活动;⑩举办为会员服务的事业和活动,依法兴办符合本会业务范围的事业与企业单位。

中国药学会的主管单位是中国科学技术学会,办事机构为秘书处,行政挂靠国家药品监督管理局。秘书处内设办公室、组织工作部、学术部、编辑出版部、继续教育与科普部、国际交流部、科技开发中心。

(二)药学协会

我国的药学协会主要有中国医药企业管理协会、中国非处方药物协会、中国化学制药工业协会、中国医药商业协会、中国中药协会、中国医药教育协会及中国执业药师协会。

1. 中国医药企业管理协会　中国医药企业管理协会业务指导部门为国务院国有

资产监督委员会。协会的核心宗旨是：宣传贯彻党的各项方针政策，面向医药企业、为医药企业和医药企业家（经营管理者）服务。

2. 中国化学制药工业协会　中国化学制药工业协会是民政部核准登记的全国性社会团体法人，其业务主管单位是国务院国有资产监督管理委员会，协会是中国工业经济联合会的常务理事单位，是民政部社团研究会会员，亦是亚洲药物化学联合会和该组织的主要发起团体之一。协会的核心宗旨是：贯彻科教兴国和可持续发展战略，为企业服务，为政府服务，承担政府部门委托的化学制药部分行业管理任务。为行业发展服务，为社会服务，促进化学制药工业持续快速健康发展。

3. 中国非处方药物协会　中国非处方药物协会前身即为中国大众药物协会，是团体会员制组织形式的协会。协会的核心宗旨是：面向医药行业，为会员服务，努力促进和提高我国非处方药物生产、经营管理水平，倡导负责任的自我药疗。

4. 中国医药商业协会　中国医药商业协会是经民政部批准成立的全国性社会经济团体，是社会团体法人组织。协会的核心宗旨是：为政府、行业和企业服务，促进医药经济健康、稳定、可持续发展。

5. 中国中药协会　中国中药协会是国内代表中药行业的权威社团法人组织。协会的核心宗旨是：为中药行业服务，维护会员单位的合法权益，促进中药行业的规范和发展，弘扬中药文化，更好地满足人民群众用药需求。

6. 中国医药教育协会　中国医药教育协会是全国唯一的一个医药教育学术性社团组织，其主管部门是国务院国有资产监督管理委员会。协会的核心宗旨是：全面贯彻国家医药教育、药品监督、医药卫生工作方针和政策、法规，坚持以人为本的科学发展观，组织会员单位不断创新，共同发展医药教育事业，提高医药从业人员的素质，为实现医药现代化服务。

7. 中国执业药师协会　中国执业药师协会属于全国执业药师以及药品生产、经营、使用单位，医药教育机构，地方执业药师协会等相关单位自愿结成的专业性、全国性、非营利性的社会团体。协会的核心宗旨是：遵守我国宪法、法律、法规和国家政策；遵守社会道德；维护执业药师的合法权益，保证药品质量和药学服务质量，保证人民用药安全、有效、经济、合理；促进药品终端市场的健康发展。

 知识链接

社 会 团 体

社会团体，是指中国公民自愿组成，为实现会员共同意愿，按照其章程开展活动的非营利性社会组织。成立社会团体，应当经其业务主管单位审查同意，并依照《社会团体登记管理条例》的规定进行登记。社会团体应当具备法人条件。国务院民政部门和县级以上地方各级人民政府民政部门是本级人民政府的社会团体登记管理机关。国务院有关部门和县级以上地方各级人民政府有关部门、国务院或者县级以上地方各级人民政府授权的组织，是有关行业、学科或者业务范围内社会团体的业务主管单位。社会团体的名称应当符合法律、法规的规定，不得违背社会道德风尚。社会团体的名称应当与其业务范围、成员分布、活动地域相一致，准确反映其特征。全国性的社会团体的名称冠以"中国""全国""中华"等字样的，应当按照国家有关规定经过批准，地方性的社会团体的名称不得冠以"中国""全国""中华"等字样。

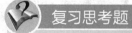 复习思考题

1. 简述我国药事组织的分类。
2. 简述国家药品监督管理局(原国家食品药品监督管理总局)的主要职能。
3. 简述世界卫生组织的宗旨。
4. 简述中国药学会的性质、宗旨和主要任务。

(张蓓蓓)

第三章

PPT
03章PPT

药学及药学技术人员

 学习要点

药学、药师、执业药师、药学技术人员的概念。药学技术人员的职责。
药师、执业药师职业道德。执业药师考试、注册、继续教育管理规定。

扫一扫，
知重点

第一节　药　学

一、药学及药学职业的形成

（一）药学及药学职业的概念

1. 药学　药学是研究预防、治疗、诊断疾病所用药物的科学,它承担着确保药品的安全和有效使用的职责。主要研究药物的来源、性状、作用、用途、分析鉴定、调配、生产、贮存、管理和寻找新药等。主要任务是不断提供更有效的药物和提高药物的质量,保证用药安全,促进人类的健康。药学学科主要有:药剂学、生物制药学、制药工程学、药物化学、药理学、药事管理学、生药学、中药学、中药化学、中药药理学、中药鉴定学、中药药剂学、中药炮制学、临床药学。

2. 药学职业　药学职业是指经过系统学习药学科学的基础和专业理论知识,掌握药学技术,具有药学工作能力,并经国家考核合格,运用所掌握的药学理论知识、技术和能力,遵循药学伦理道德,为人类健康事业服务,依靠这种服务的收入为生的工作和地位。从事这种工作性质的群体已构成一种社会体系,统称为药学职业。

（二）药学职业的形成

1. 原始社会的医药　原始社会最早出现的治病者是智者巫医,他们利用精神的力量和一些物质的力量来为人治病。随着社会的发展,分工越来越精细,一些从事解决问题纠纷的智者,成为管理者或律师的先驱;另一些从事解决人们精神寄托的人成为巫师,以后演化成宗教职业。还有一些侧重于用药物给人治病的智者成为医生。

2. 古代社会的医药　随着人类社会的进步和语言文字的发展,人们把能用于治疗疾病的方法和物质记录下来,传授给他人和后人,逐步形成了医药书籍。如中国的《黄帝内经》《神农本草经》;古埃及的《伊伯氏纸本草》;古希腊的《医典》;古印度的

《阿达婆吠陀经》《生命经》。

3. 药学职业化　药学从医药职业中分离出来,成为卫生事业一个独立分支,社会中的一个独立职业,我们称为药学职业化,又称医药分业。

二、药学的社会任务

作为社会中的一种职业,必须肩负着一定的社会任务。药学职业是为人类健康服务,概括起来有如下 5 大任务。

(一)研制新药

社会在不断地发展和进步,生态环境的变化和人类生活方式的变化,新的疾病层出不穷。为了防治疾病,人们必须不断地研制新药,以满足人们健康的需要。这是社会寄予药学职业的首要任务。同时相关学科的技术发展也对现有药品的改造带来很大的空间,比如修饰化学结构、开发新的剂型都能使药品取得更好的疗效或减少不良反应。

(二)生产供应药品

生产供应药品是药学的基本社会任务。药品要服务社会必须要有充足的品种和数量。药品是一种特殊的商品,它的质量性、专业性要求高。药品的生产、经营各个环节都有特殊要求,所以必须有严格的管理规范和技术支撑,才能为社会提供合格的药品,服务于人类健康事业。

(三)保证合理用药

药品具有防治作用和不良反应两重性。每个药品都有其相应的药理作用和适应证,而且,联合用药有的会提高疗效,有的会降低疗效,有的甚至产生毒副作用。不合理用药导致了药源性疾病增加,药害事件时有发生,合理用药问题引起了社会的广泛关注。这就要求药品使用要有高度的专业性。

(四)培养药师、药学科学家和企业家

现代药学教育始于 19 世纪初,20 世纪以来有了很大的发展,全世界已有 92 个国家和地区举办高等药学院校,还有许多国家设立了中药药学技术学校。高等药学教育设有学士、硕士和博士学位。高、中等药学教育设置有药学、中药、药物制剂、制药工程等专业,已培养了大批药师、药学科学家、药界企业家和药学技术人员。药学还担负着药师、药学技术人员继续教育的任务。一些国家通过立法规定药师必须接受继续教育。药学教育保证了药学的科学地位,提高了药学职业的专业水平和素质。

(五)组织药学力量

药学工作者按照任务的性质和有关联系结构的类型,逐渐成为若干的社会群体,如药品生产企业药师、药品经营企业药师、社会药房药师、医院药房药师、药品研发药师、药品检验监督药师、药学教师等。他们组成学术或行业协会及社会团体,遵循一定的规范秩序,共同为药学的社会目标奋斗。

第二节　药学技术人员

一、药学技术人员定义及类型

(一)药学技术人员定义

药学技术人员是指取得药学类专业学历,依法经过国家有关部门考试合格,取得

专业技术职务证书或执业药师资格,遵循药事法规和职业道德规范,从事与药品的生产、经营、使用、科研、检验和管理有关实践活动的技术人员。包括药师、执业药师、临床药师等。

（二）药学专业技术职务类型

1. 药学专业技术初级职务资格　药士、药师、中药士、中药师。

2. 药学专业技术中级职务资格　主管（中）药师。

3. 药学专业技术高级职务资格　副主任（中）药师、主任（中）药师

执业药师是一种执业资格,经过考试获得执业药师资格,可聘任为中级药学专业技术职务。

二、药师

（一）药师的定义

我国《辞海》中药师的定义是指"受过高等药学教育或在医疗预防机构、药事机构和制药企业从事药品调剂、制备、检定和生产等工作并经卫生部门审查合格的高级药学人员"。美国的韦氏词典对药师的定义为"从事药房工作的个人";美国《标准州药房法》对药师的定义为"药师系指州药房理事会正式发给执照并准予从事药房工作的个人";英国的《药品法》规定:"药师是指领有执照,可从事调剂或独立开业的人"。各国对药师没有一个统一的定义。

药师的定义有广义与狭义之分,广义的药师是指受过高等药学教育,经有关部门考核合格后取得资格,从事药学专业技术工作的个人;狭义的药师是指药学专业技术职称系列中的药师(中药师),属于初级职称。

（二）药师的类型

1. 根据从事的专业可分为药师、中药师、临床药师。

2. 根据专业技术职称分为药(剂)士、药师、主管药师、副主任药师、主任药师。

3. 根据工作单位可分为药物科研单位药师、药品生产企业药师、药品经营企业药师、医疗机构药房药师、临床药师、药品监督管理部门药师等。

4. 根据是否依法注册可分为执业药师、药师。

（三）药师的功能

1. 药学专业性功能　各药学部门药师的具体专业任务不同,它的功能也不同。如药物科研部门药师主要专业功能是研发药品,药品生产企业药师专业功能主要是生产药品,药品经营企业药师主要是经营药品,医院药房药师主要功能是合理使用、评价药品。

2. 药学基本技术功能　调配、制造、合成、分离、提取、鉴别等。各种岗位上药师的基本技术功能的特点常不相同。

3. 行政、监督和管理功能　药品分类、购销、储存、养护、检验等。

4. 企业家功能　负责药品生产、经营企业管理的药师,尚有企业家功能。

（四）药师的职责

无论处于哪种药学工作岗位,药师都有一个共同的职责,就是保证所提供药品和药学服务的质量。同时,分布于不同领域的药师,通过发挥不同的岗位功能,履行作为药师的根本职责。

1. 药品生产企业药师的职责　生产企业药师主要指药品生产企业中直接从事药

品生产和质量管理的药师。其主要任务是与其他专业技术人员协作,保证和提高药品质量。

（1）依据市场需求,制订生产计划,保证药品供应。

（2）保证药品质量:按照《中华人民共和国药品管理法》《药品生产质量管理规范》及相关法律规定,制定药品生产工艺规程、岗位操作标准及其他质量控制制度及文件,并严格实施,保证生产出合格的药品。其次,依据药品标准,检验原料、中间品、半成品、成品,杜绝不合格产品流入下道工序或进入药品市场。

（3）追踪药品上市后的使用信息,及时、妥善处理药品不良反应事件。

2. 药品经营企业药师的职责　药品经营企业药师包括药品生产企业市场和销售部门的药师以及药品经营企业从事药品批发工作的药师。其主要职责包括:

（1）构建药品流通渠道,沟通药品供需环节。

（2）合理储运药品,保持药品在流通过程中的质量。

（3）保持药品流通渠道规范有序,杜绝假药、劣药进入市场。

（4）与医疗专业人员沟通、交流,传递药品信息。

3. 药品零售企业药师的职责

（1）供应药品:根据消费者的疾病和意愿供应非处方药,根据医生处方供应处方药。

（2）指导患者合理用药。

（3）向消费者提供健康保健知识。

（4）药品管理:协助药店店长把好药品质量关,参与药品质量验收及分类管理,指导药品保管和养护工作。

4. 医疗机构药房药师职责

（1）制定药品采购计划,科学、合理采购药品,保障供应。

（2）负责处方的审核和监督调配处方药。

（3）承担院内制剂的生产、检验、质量管理工作。

（4）参与制定本院基本用药目录、处方手册、药物制剂工艺操作规程、质量管理制度。

（5）结合临床开展治疗药物监测、新药试验和药品疗效评价工作,开展药品不良反应监测及按规定报告工作。

（6）提供用药咨询与信息,指导患者合理用药。

（7）负责麻醉药品、精神药品、医疗用毒性药品、贵重药品的保管、调剂、登记工作。

（8）对下级药学技术人员的工作进行指导。

5. 临床药师的职责

（1）深入临床了解药物应用情况,对药物临床应用提出改进意见。

（2）参与查房和会诊,参加危重患者的救治和病案讨论,对药物治疗提出建议。

（3）进行治疗药物监测,设计个体化给药方案。

（4）指导护士做好药品请领、保管和正确使用工作。

（5）协助临床医师做好新药上市后临床观察,收集、整理、分析、反馈药物安全信息。

（6）提供有关药物咨询服务,宣传合理用药知识。

（7）结合临床用药，开展药物评价和药物利用研究。

6. 药物研究机构药师职责 药物研究机构药师主要是指医药科研机构、高等医药院校以及药品生产企业新药研发部门中从事新产品、新工艺研究开发工作的药师。

（1）分析新产品开发方向和前景。

（2）设计、筛选和制备新产品。

（3）通过临床前和临床研究，确定新产品质量，尤其是有效性和安全性。

（4）研究确定新药质量标准。

（5）根据新药管理要求，获得新产品的批准，并确保新产品正式的生产质量。

三、执业药师

1994 年 3 月，人事部、国家医药管理局颁布了《执业药师资格制度暂行规定》；1995 年 7 月，人事部、国家中医药管理局颁布了《执业中药师资格制度暂行规定》；从此我国开始实施执业药师资格制度。1999 年 4 月，人事部、国家药品监督管理局下发了《人事部、国家药品监督管理局关于修订印发〈执业药师资格制度暂行规定〉和〈执业药师资格考试实施办法〉的通知》，对原有考试管理办法进行了修订，明确执业药师、执业中药师统称执业药师。人事部和国家药品监督管理局共同负责全国执业药师资格制度的政策制定、组织协调、资格考试、注册登记和监督管理工作。明确了执业药师的实施范围是在药品生产、经营、使用单位。

（一）执业药师的概念

执业药师是指经全国统一考试合格，取得《执业药师资格证书》并经注册登记，在药品生产、经营、使用单位中执业的药学技术人员。是我国对药学技术人员实行的职业准入控制制度。

（二）执业药师考试

执业药师资格考试实行全国统一大纲、统一命题、统一组织的考试制度。国家药品监督管理局负责组织拟定考试科目和考试大纲、编写培训教材、建立试题库及考试命题工作。一般每年举行一次。

1. 执业药师报考条件 凡中华人民共和国公民和获准在我国境内就业的其他国籍的人员具备以下条件之一者，均可申请参加执业药师资格考试：

（1）取得药学、中药学或相关专业中专学历，从事药学或中药学专业工作满 7 年。

（2）取得药学、中药学或相关专业大专学历，从事药学或中药学专业工作满 5 年。

（3）取得药学、中药学或相关专业大学本科学历，从事药学或中药学专业工作满 3 年。

（4）取得药学、中药学或相关专业第二学士学位、研究生班毕业或取得硕士学位，从事药学或中药学专业工作满 1 年。

（5）取得药学、中药学或相关专业博士学位。

2. 执业药师考试科目

药学或中药学专业知识（一）、药学或中药学专业知识（二）、药事管理与法规、综合知识与技能四个科目。

按照国家有关规定评聘为高级专业技术职务，并具备下列条件之一者，可免试药学或中药学专业知识(一)和专业知识(二)两个科目,只参加药事管理与法规、综合知识与技能两个科目的考试。

(1) 中药学徒、药学或中药学专业中专毕业,连续从事药学或中药学专业工作满20年。

(2) 取得药学、中药学或相关专业大专以上学历,连续从事药学或中药学专业工作满15年。

以2年为一个周期,参加全部科目考试的人员须在连续2个考试年度内通过全部科目的考试。参加免试部分科目的人员须在一个考试年度内通过应试科目。

(三) 执业药师的注册

执业药师资格实行注册制度。取得《执业药师资格证书》者,须按照规定向所在省(自治区、直辖市)食品药品监督管理局申请注册。经注册后,方可按照注册的执业类别(药学、中药学)、执业范围(药品生产、药品经营、药品使用)从事相应的执业活动。未经注册者,不得以执业药师身份执业。

国家药品监督管理局为全国执业药师资格注册的管理机构,各省、自治区、直辖市药品监督管理局为注册机构。人事部及各省、自治区、直辖市人事(职改)部门对执业药师注册工作有监督、检查的责任。

1. 申请注册的条件　申请注册者,必须同时具备如下条件:

(1) 取得《执业药师资格证书》。

(2) 遵纪守法,遵守药师职业道德。

(3) 身体健康,能坚持在执业药师岗位工作。

(4) 经所在单位考核同意。

有如下情况之一者不予注册:不具备完全民事行为之一者;因受刑事处罚,自处罚执行完毕之日到申请之日不满2年的;受过取消执业药师资格处分不满2年的;国家规定不宜从事执业药师业务的其他情形的。

2. 注册程序　首次申请人填写《执业药师首次注册表》,并按规定提交有关材料;注册机构在收到申请30日内,对符合条件者根据专业类别进行注册;在《执业药师资格证书》中的注册情况栏内加盖注册专用章;发给国家药品监督管理部门统一印制的《执业药师注册证》。

3. 再次注册　执业药师注册有效期为3年,有效期满前3个月,持证者须到原注册机构申请办理再次注册。再次注册必须提交执业药师继续教育学分证明。

4. 变更注册　执业药师在同一执业地区变更执业单位或执业范围的,以及变更执业地区的,均须依法变更注册。

5. 注销注册　执业药师有下列情形之一的,由所在单位向注册机构办理注销注册手续:

(1) 死亡或被宣告失踪的。

(2) 受刑事处罚的。

(3) 受取消执业资格处分的。

(4) 因健康或其他原因不能或不宜从事执业药师业务的。

(四) 执业药师的继续教育

执业药师必须接受继续教育,需努力钻研业务,不断更新知识,掌握最新医药信息,保持较高的专业水平。国家药品监督管理局负责制定执业药师继续教育管理办法,组织拟定、审批继续教育内容。各省、自治区、直辖市食品药品监督管理局负责本地区执业药师继续教育的实施工作。国家药品监督管理局批准的执业药师培训机构承担执业药师的继续教育工作。

执业药师继续教育实行学分制、项目制和登记制度。国家药品监督管理局统一印制《执业药师继续教育登记证书》,执业药师接受继续教育经考核合格后,由培训机构在证书上登记盖章,并以此作为再次注册的依据。

执业药师继续教育内容要适应各类别、各执业范围执业药师的需要,具有科学性、先进性、实用性和针对性,以现代药学发展中的新理论、新知识、新技术和新方法为重点。继续教育项目分为必修、选修和自修等3类,包括:培训、研修、学术会议、学术讲座、撰写论文和专著等。

(五) 执业药师的职责

1. 执业药师必须遵守职业道德,忠于职守,以对药品质量负责、保证人民用药安全有效为基本准则。

2. 执业药师必须严格执行《药品管理法》及国家有关药品研究、生产、经营、使用的各项法规及政策。执业药师对违反《药品管理法》及有关法规的行为或决定,有责任提出劝告、制止、拒绝执行并向上级报告。

3. 执业药师在执业范围内负责对药品质量的监督和管理,参与制定、实施药品全面质量管理及对本单位违反规定的处理。

4. 执业药师负责处方的审核及监督调配,提供用药咨询与信息,指导合理用药,开展治疗药物的监测及药品疗效的评价等临床药学工作。

知识链接

药师法的历史发展简述

药师的法律规范是医药分业和药学职业化过程中产生的。1240年意大利腓特立二世医药分业的法规,要求药学职业要完全从医学职业分离出来,实行药师许可证制度,仅少数符合条件的人得到政府许可做药师。13世纪后,欧洲一些国家制定的《药师法》或有关法律中,对药师的批准、行为规范等做出了规定。

1407年的《热那亚药师法典(修订)》是目前查到的一份完整的早期《药师法典》。该法典既有现代药师法的内容,同时还包括了《药师职业道德规范》的内容。

英国于1852年通过议会立法颁布了《药房法》,授权英国大不列颠药学会负责药师考试和发给许可证。《药房法》是近代《药师法》的一种形式。

1865年后,美国许多州都颁布了《药房法》,目前《药房法》仍是州法。20世纪70年代,美国全国药房委员会制定发表了标准州药房法,以后各州基本上根据此法制定州药房法。

日本于1960年颁布《药剂师法》,1961年相继发布了《药剂师法施行令》和《药剂师法施行规则》。

我国目前还没有《药师法》,1994年国家人事部和医药管理局发布了《执业药师资格制度暂行规定》,于1995年开始执业药师资格考试和注册。1999年人事部和国家药品监督管理局发布修订的《执业药师资格制度暂行规定》及《执业药师资格考试实行办法》。同时正在进行药师法立法的准备工作。

第三节 药学职业道德

一、道德与职业道德

(一)道德

道德是道和德的合成词。道是方法、方向、规律、道理的总称,德是素养、品质、品性。道德是一种社会意识形态,是人们共同生活及其行为的准则和规范。人一生下来就有自我生存的本能,这种本能就是不惜伤害他物来维持自身生存的需要,是人的自然属性(也就是人们常说的"生存无道德")。道德是制约这种本能,减小这种伤害的工具。道德不是天生的,人类的道德观念是受到后天的宣传教育及社会舆论的长期影响而逐渐形成的。道德由一定社会的经济基础所决定,并为一定社会经济基础服务。不同的时代、不同的阶级具有不同的道德观念。没有任何一种道德是永恒不变的。

(二)职业道德

职业道德是指人们在正当的职业活动中必须遵循的职业行为准则和规范的总和,是社会道德在职业生活中的具体体现。职业道德主要由职业态度、职业责任、职业技能、职业纪律、职业良心、职业荣誉、职业作风构成。

二、药学职业道德

药学事业是一项维护人们健康的高尚事业,具有社会公益和福利性。它对从事这种职业的人们提出更高的道德要求,也就是药学职业道德和医学职业道德同等重要。古代医药业合一,医学职业道德中包含了药学道德,药学职业化过程中逐渐形成了药学职业道德。现代药学与医学虽然是不同的专业和职业,但它们都属于人类健康事业中的特殊职业,有着共同的使命和目标:保障人们的健康和生命,维护人类的生存繁衍。因此药学职业道德与医学职业道德的基本精神是一致的,只是在一些具体原则和规范方面各有侧重。

(一)药学职业道德原则

1. **职业道德原则** 是指反映某一发展阶段及特定社会背景之中职业道德的基本精神,是调节各种职业道德关系都必须遵循的根本准则和最高要求。

2. **药学职业道德原则** 是调整药学从业人员与社会之间、服务对象之间、医生之间及同仁之间等人际关系必须遵循的根本指导性原则。根据我国的《药品管理法》的立法宗旨,药学职业道德原则可以概括起来表述为:保证药品质量、保障人们用药安全、维护人们用药的合法权益,实行社会主义人道主义,全心全意为人们身心健康服务。

3. **药学职业道德具体原则**

(1)质量第一的原则:药品直接作用于人体,起到防病、治病的作用。只有合格的药品才能达到这种目的,不合格的药品不但达不到此目的,相反还可能给人体带来危害。

(2)不伤害原则:不伤害是相对的,药品或多或少都有一些毒副作用和不良反应。但我们要确保人们在使用药品时,药品所带来的治疗作用必须大于它对人体的伤害,且这种伤害要在人体能承受的范围之内。

(3)公正原则:要对症治疗,对症下药。不以赚钱为目的乱用药,不用人情药。处理事情要公平公正,合理使用社会公共资源。

(4)尊重原则:药患双方交往时应互相尊重对方的人格,建立良好的人际关系。药学人员对患者要一视同仁,平等相待,自觉维护患者用药的合法权益。

(二)药学职业道德规范

1. 药学职业道德规范的概念 药学职业道德规范是社会根据药学职业道德原则提出的,要求药学人员在处理个人与他人、个人与社会关系时必须遵循的具体的行为准则。药学职业道德规范主要是调节药学人员与患者及家属之间的关系,药学人员与医生之间的关系,药学人员与同事之间的关系,药学人员与社会的关系的行为准则。

2. 药学职业道德规范的形式 药学职业道德规范将医药伦理理论和原则转换成药学人员在药学职业活动中遵循的具体行为标准。通常采用简明扼要、通俗易懂、便于记忆的文体表达形式,一般归纳起来有如下形式:"宣言""誓词""誓言""准则""守则"等。

3. 药学职业道德规范的作用 药学职业道德规范作用很广,归纳起来主要有以下几点:

(1)是进行药学职业道德评价的标准:药学道德规范是评价药学道德行为的基本准则,在药学职业实践中药学人员的应该与不应该、善与恶、荣与辱、正义与非正义都靠此来衡量。对符合道德规范的行为,人们给予赞赏、表扬、支持,对违背道德规范的行为予以谴责、批评。

(2)是药学职业道德修养的指南:药学人员要更好地履行自己的职责,必须以药学道德规范为指南,从他律到自律,严格要求自己,努力提高自己的道德修养,自觉完善自身药学道德人格。

(3)是提供良好药学服务的基本保证:从广义来讲,良好的药学服务包括药品的研制、生产、经营、使用等各个方面。质量合格的药品是药学人员服务的前提,国家在药品管理方面实行了严格的法律控制。但药学道德规范的内容较药事法规更广泛,要求更高。

(三)药师道德规范的主要内容

概括各国药师道德规范,主要由以下几方面的内容构成:

1. 药师与患者及家属的关系

(1)药师必须把患者的健康和安全放在首位。

(2)药师要维护用药者的合法权益:药师应全心全意向患者提供专业的、真实的、全面的用药信息。绝不能推销、调配、分发不符合病情和不符合法定标准的药品和保健品给患者。不能在专业服务、费用及价格方面欺骗患者。

(3)药师要对患者的利益负责:药师在患者利益和商业利益之间要做到充分考虑患者利益和社会利益,要确保患者享有接受安全、有效、合理、经济的药物治疗权利。

(4)药师要为患者保守秘密:药师要严守病历中的个人秘密,除非法律要求和工作需要,不得将患者的病情和治疗泄露给任何人。

(5) 药师要公平对待所有的患者:救死扶伤,治病救人要人人平等。药师要尊重人们的生命和尊严,对患者一视同仁,依据病情保证及时合理的药物治疗。

(6) 药师应努力完善和扩大自己的专业知识,并有效地运用这些知识,确保所提供的药学服务中,专业判断力达到最佳水平。

2. 药师与共事的药师、医师、护士之间的关系

(1) 药师应与共事的药师及医务人员合作:药师应尊重他人的价值和能力,在防治疾病中与有关人员和机构通力合作。药师应与同事保持良好的业务关系,关注他人的观点和成就。

(2) 药师应加强自信心,在同行中为大家所依赖:药师不应以错误方式与患者或他人讨论处方的治疗作用,以免有损开方者的威信。假如剂量有错误或药物配伍不当时,应在不惊动患者的情况下与开方者沟通。

(3) 药师绝不能同意或参与同别的医务人员或他人利用自己职业进行私下的钱财交易和其他剥削性行为。

3. 药师与社会的关系

(1) 药师应维护其职业的高尚和荣誉:药师应自觉贯彻药品管理法律法规,遵守药师职业道德规范。

(2) 药师在任何时候都只能为自己的服务索取公正合理的报酬。

(3) 药师应加入以发展药学事业为目标的组织,并应为这些组织贡献才能和财力。

(4) 药师有服务于个人、社区和社会的义务,并处理好满足患者个人服务需求与满足社会服务需求之间的关系。

(5) 药师应采取建立良好职业信誉的方法吸引顾客,禁止采用其他手段吸引顾客。

(四) 我国的药师道德规范

1.《药师的宗旨、承诺、誓言、职业道德》 2005年,中国药师周大会确定了中国药师的宗旨、承诺、誓言、职业道德等。具体内容如下:

(1) 药师的宗旨:药师以人为本,全力维护人民健康。

(2) 药师的承诺:关爱人民健康,药师在您身边。

(3) 药师的誓言:实事求是,忠实于科学;全心全意,服务于社会;忠于职守,献身于药学;尽职尽责,承诺于人民。

(4) 药师的职业道德:以人为本,一视同仁;尊重患者,保护权益;廉洁自律,诚实守信;崇尚科学,开拓创新。

(5) 药师的口号:团结进取,求实发展。

2.《中国药学会职业道德公约》 2004年,中国药学会为了加强行业职业道德管理,规范会员的职业道德,制定了该公约。2008年对该公约进行了修订,具体内容如下:

(1) 保证药品质量,开展药学服务,全力维护公众用药安全有效。

(2) 自觉遵纪守法,履行岗位职责,维护合法权益。

(3) 坚持理论联系实际的优良作风,发扬民主,繁荣学术。

（4）拓展知识范围,业务精益求精,提高专业素质。

（5）坚持真理,崇尚科学,反对伪科学。

（6）遵守学术道德,反对弄虚作假,反对剽窃他人成果。

（7）尊重劳动,尊重知识,尊重科学,尊重人才。

（8）倡导献身、创新、求实、协作精神,做合格的药学科技工作者。

3. 执业药师职业道德准则　中国执业药师协会于 2006 年 10 月 18 日,在中国执业药师论坛第六届年会上发布了我国首部《中国执业药师职业道德准则》。2009 年 6 月 5 日对其进行了修订,具体内容如下:

（1）救死扶伤,不辱使命:执业药师应当将患者及公众的身体健康和生命安全放在首位,以我们的专业知识、技能和良知,尽心尽职尽责为患者及公众提供药品和药学服务。

（2）尊重患者,平等相待:执业药师应当尊重患者或者消费者的价值观、知情权、自主权、隐私权,对待患者或者消费者应不分年龄、性别、民族、信仰、职业、地位、贫富,一律平等相待。

（3）依法执业,质量第一:执业药师应当遵守药品管理法律、法规,恪守职业道德,依法独立执业,确保药品质量和药学服务质量,科学指导用药,保证公众用药安全、有效、经济、合理。

（4）进德修业,珍视声誉:执业药师应当不断学习新知识、新技术,加强道德修养,提高专业水平和执业能力;知荣明耻,正直清廉,自觉抵制不道德行为和违法行为,努力维护职业声誉。

（5）尊重同仁,密切协作:执业药师应当与同仁和医护人员相互理解、相互信任、以诚相待、密切配合,建立和谐的工作关系,共同为药学事业的发展和人类的健康奉献力量。

（五）国际药学联合会药学职业道德准则

国际药学联合会于 1997 年发布职业标准陈述和药师职业道德准则。药师的责任是帮助人们维护良好的健康状况,避免患病,在药物恰当的情况下,促进合理用药,帮助患者获得药物的最佳治疗效果。而且药师的作用还在不断地延伸。

为了使各国药师协会通过制定自己的职业道德准则,指导药师与患者、药师与其他卫生职业人员、药师与社会的关系。国际药学联合会推荐:

1. 每个国家,药师协会应该制定药师道德准则,规定职业义务,进一步制定措施保证药师遵守准则中的条款。

2. 制定的药师的义务应包括:

（1）合理、公平地分配现有卫生资源。

（2）保证服务对象的安全、健康和最大利益,并以诚相待。

（3）与其他卫生工作人员合作,确保向患者和社会提供可能的最佳卫生保健质量。

（4）鼓励并尊重患者参与决定所用药品的权利。

（5）承认和尊重文化差异、患者信仰和价值,因为其可能影响到患者对治疗的态度。

（6）尊重和保护在提供专业服务中获得信息的保密性，保证患者的个人资料不外泄，除非在患者知情同意或例外的情况下。

（7）行为要符合职业标准和科学原则。

（8）诚实、正直地与其他卫生工作人员协作，包括同行，不做出任何可能损坏职业名誉或破坏公众对本职业信任的事情。

（9）通过继续教育，保证知识和技术的更新。

（10）在提供专业服务和药品时，遵守法律规定、认可的实践条例和标准，仅从知名的来源购买药品，确保药品供应链的完整。

（11）确保经委托的协助人员具备有效、充分地承担该工作的能力。

（12）保证向患者、其他公众和卫生工作人员提供正确、客观的信息，并要保证信息清楚、易懂。

（13）以礼貌、尊重的态度对待寻求服务的人。

（14）在与个人道德信仰发生冲突或药房停业时，保证继续提供专业服务。在发生劳动纠纷时，也要尽力保证人们能继续获得药学相关服务。

三、药学领域中的职业道德要求

（一）药品生产的职业道德要求

药品生产的职业道德要求是指从事药品生产的管理人员、工程技术人员和广大工人在生产和工作中的行为准则和道德规范，是调整药品生产过程中各种利益矛盾的原则和规范的总和。

1. 保证生产，社会效益与经济效益并重　药品生产企业要急患者之所急，想患者之所想，保证药品的生产供应，及时提供社会所需要的药品。

2. 质量第一，自觉遵守规范　药品质量关系到人们生命安全，必须坚持质量第一的原则，在药品生产的全过程中严格实施 GMP，这既是法律责任，也是职业道德的根本要求。

3. 保护环境，保护药品生产者的健康　药品生产过程一般会产生废气、废渣及废液。"三废"的处理既影响药品本身的质量，又直接关系到环境质量，最终关系到人民群众的健康。因此，环境保护是药品生产企业不可推卸的社会责任，保护环境，促进可持续发展，科学合理的处理"三废"。从生产者自身利益来说，保护环境就是保护药品生产者自身的健康，同时又不影响公众的健康安全。

4. 规范包装，如实宣传　药品包装应具备保护药物，便于储存和运输，便于使用等功能。药品包装和所附的说明书中的内容应实事求是，并应印制相应的警示语和忠告语。任何夸大药品疗效或适应证、隐瞒药品不良反应、过度包装或采用劣质包装的行为都是不道德的，也是违法的。

5. 依法促销，诚信推广　药品广告应严格遵守《中华人民共和国广告法》和《药品管理法》及有关法规，并坚持用社会公共道德和药学职业道德规范来约束广告行为。药品促销必须真实合法、促销宣传资料应有科学依据。

（二）药品经营的职业道德要求

药品经营的职业道德是调整药品购进、储存、保管、销售、使用诸方面关系的道德规范。药品经营应遵循自愿、平等、公平、诚实信用的原则。

1. 诚实守信,确保药品质量 药品经营必须把药品质量放在首位,不以假充真,以次充好。不虚高定价。不夸大药品的疗效,不销售过期失效的药品。

2. 依法经营,合理销售 药品经营必须按照批准的范围和方式进行,在药品的购进、储存、销售、运输等环节要严格按照 GSP 进行管理,确保安全有效的药品到达消费者手上。

3. 热情周到,服务客户 销售人员的道德品质对人民群众防治疾病和用药安全有直接影响。销售工作做到认真负责,主动热情,服务周到,实事求是,讲究信誉,依法销售,这是销售工作的道德原则。

4. 指导用药,做好药学服务 药品零售企业应严格自觉地按照药品分类管理的原则,配备好执业药师,耐心向用药者进行用药指导;有条件的可建立私密空间的咨询室或咨询台,甚至为购药者建立药历。同时,收集并记录药品不良反应,建立不良反应报告制度和台账,并按规定上报。

(三)医院药学工作的职业道德要求

1. 合法采购,规范管理 药品采购要按照国家规定从合法的药品生产、经营企业购进合格的药品。坚持以质量为主,价格为辅的原则。对购进的药品应严格验收制度,检查药品合格证、包装、标签和说明书等,确认药品的合法性。满足临床需要,合理储备。

2. 准确调配,耐心指导 在调剂药品时应认真负责,做到准确无误;调剂人员和复核人员要仔细核对签字;发药时要耐心细致地向患者讲清服用方法与注意事项。

3. 精益求精,确保质量 医院自制制剂必须按照《医疗机构制剂注册管理办法》进行注册,取得制剂批准文号后,严格按照《医疗机构制剂配制质量管理规范》配制。自制制剂以自用为原则,不得上市销售。

4. 指导合理用药,维护患者利益 在医院药学服务过程中,要始终以患者为本,维护患者的利益,全心全意地为患者服务。以精湛的专业知识参与临床药学实践,帮助临床医师合理选择药品,指导患者正确用药,对药物的不良反应,特别是新药临床应用要高度关注,把药品在使用中的危害尽可能地降至最低限度,解除患者痛苦,维护患者利益。

(四)药学科研工作的职业道德要求

1. 忠诚事业,献身药学 这是药学科研道德最基本的要求,也是从事药学科研人员在长期的认识、探索过程中形成的一种良好的动机。

2. 实事求是,一丝不苟 在药学研究中,忠于客观事实,坚持实事求是是每个科研工作者必备的思想品质之一。

3. 尊重同仁,团结协作 在药学科研合作中,应尊重他人的研究成果,实事求是地对待合作者的贡献,正确处理与合作者的关系,正确评价他人的科学成果,不能窃为己有。

4. 以德为先,尊重生命 在药学研究中免不了要做人体试验、动物试验,就自然存在着对人体或动物的某种伤害或潜在危险,因此,必须坚持以维护受试者利益为前提,严格遵循人体实验或动物实验的道德规范。

扫一扫，
测一测

复习思考题

1. 什么是药学技术人员？
2. 药品生产企业药师的职责是什么？
3. 药学职业道德原则是什么？
4. 执业药师职业道德准则是什么？
5. 药品经营的职业道德要求有哪些？

（夏大华）

第四章

PPT
04章PPT

药品与药品管理制度

扫一扫,
知重点

 学习要点

药品的概念、分类、质量特性,药品标准的概念及分类;国家基本药物的管理;国家基本医疗保险用药管理;处方药与非处方药的概念与分类管理;药品不良反应的概念、分类、报告与处置;药品召回的概念、分类、责任主体、召回时限。

第一节 药 品

一、药品的概念

(一) 药品的概念

《中华人民共和国药品管理法》(简称《药品管理法》)明文规定:药品是指用于预防、治疗、诊断人的疾病,有目的地调节人的生理功能并规定有适应证、或者功能主治、用法和用量的物质,包括中药材、中药饮片、中成药、化学原料药及其制剂、抗生素、生化药品、放射性药品、血清、疫苗、血液制品和诊断药品等。

(二) 药品概念的含义

1. 药品的使用对象明确 特指人用药品,不包括兽用药与农药。此含义与美国、英国、日本等许多国家的药事法、药品法对药品的定义不同,他们的药品定义包含了人用药与兽用药。

2. 药品的使用目的、方法有严格规定 使用目的是用于预防、治疗、诊断人的疾病,有目的地调节人的生理功能,使用方法是遵循规定的适应证或者功能主治、用法和用量。这就与食品(含保健食品)、毒品区分开来,因为食品、毒品的使用目的和方法显然与药品不同。

3. 药品不单指药物成品或药物制剂,也包括化学原料药和中药材 化学原料药必须经过加工制成某种制剂,大部分中药材亦需加工制成中药饮片方能供临床使用,虽然化学原料药、中药材没有具体规定用于防治疾病的用法和用量,但在我国《药品管理法》中,也将其作为药品管理。

4. 《药品管理法》界定的药品包括诊断药品 诊断药品包括体内使用的诊断药品

和按药品管理的用于血源筛查的体外诊断试剂、采用放射性核素标记的体外诊断试剂。其他更多的体外诊断试剂在我国是按医疗器械进行管理的。

二、药品的分类管理

根据不同的分类原则,药品的分类方法很多,从药品管理的角度可将药品进行如下分类:

(一) 现代药与传统药

根据药品产生的历史和发展趋势可将药品分为现代药与传统药。

1. 现代药 主要是 19 世纪以来发展起来的,且最初是在西方国家发展起来,后传入中国,故又习惯称其为西药。是通过化学技术、生物学技术等现代科学技术手段发现或获得,并在现代医学、药学理论指导下用以预防、治疗、诊断疾病的物质。主要指化学药品、抗生素、生化药品、放射性药品、血清、疫苗、血液制品等。现代药发展很快,已有数万个品种,该类药品化学结构基本清楚,有质量控制标准和方法。

2. 传统药 是人类在与疾病作斗争的漫长历史过程中发现、使用,并在传统医学、药学理论指导下,用以防治疾病的物质。中国传统药称为中药(包括民族药),我国民族药主要有藏药、蒙药、维药、壮药、苗药等,中药是世界传统药中的典型代表。

(二) 处方药与非处方药

根据药品的安全性、有效性原则,依其品种、规格、适应证、剂量及给药途径等的不同,将药品分为处方药和非处方药。处方药和非处方药不是药品本质的属性,而是管理上的界定。

1. 非处方药(OTC) 是指不需要凭执业医师或执业助理医师处方即可自行判断、购买和使用的药品。根据非处方药的安全程度,又分为甲、乙类两种。非处方药的专有标识图案分为红色和绿色,红色标识专用于甲类非处方药品,绿色标识专用于乙类非处方药和用作指南性标志。进入药品流通领域的非处方药,其相应的忠告语由生产企业醒目地印制在药品包装或使用说明书上。具体内容为"请仔细阅读说明书并按说明使用或在药师指导下购买和使用"。

2. 处方药 是指必须凭执业医师或执业助理医师处方才能购买和使用的药品。进入药品流通领域的处方药,其相应的警示语由生产企业醒目地印制在药品包装或使用说明书上。具体内容为"请仔细阅读说明书并在医师指导下使用",此外,它们无OTC 标识。

(三) 新药与仿制药

根据药品注册管理的分类可将药品分为新药、改良型新药、仿制药。

1. 新药 是指未在中国境内外上市销售的药品。

2. 改良型新药 是指对已上市药品改变剂型、改变给药途径、增加新适应证等且具有明显临床优势的药品。

3. 仿制药 是指生产与已上市原研药品或参比药品安全、质量和疗效一致的药品。

(四) 国家基本药物与基本医疗保险药品

1. 国家基本药物 基本药物是适应基本医疗卫生需求,剂型适宜,价格合理,能够保障供应,公众可公平获得的药品。政府举办的基层医疗卫生机构全部配备和使用基本药物,其他各类医疗机构也都必须按规定使用基本药物。国家基本药物目录在保持数量相对稳定的基础上,实行动态管理,原则上3年调整一次。必要时,经国家基本药物工作委员会审核同意,可适时组织调整。

2. 基本医疗保险药品　为了保障职工基本医疗用药,合理控制药品费用,规范基本医疗保险用药范围管理,制定《基本医疗保险药品目录》。纳入《基本医疗保险药品目录》的药品,应遵循临床必需、安全有效、价格合理、使用方便、市场能够保证供应的原则。

《基本医疗保险药品目录》所列药品包括西药、中成药(含民族药)、中药饮片(含民族药)。西药和中成药列基本医疗保险基金准予支付的药品目录,药品名称采用通用名,并标明剂型。中药饮片列基本医疗保险基金不予支付的药品目录,药品名称采用药典名。

《基本医疗保险药品目录》中的西药和中成药在《国家基本药物》的基础上遴选,并分"甲类目录"和"乙类目录"。

(1)"甲类药品目录"的药品:是临床治疗必需,使用广泛,疗效好,同类药品中价格低的药品。"甲类目录"由国家统一制定,各地不得调整。

(2)"乙类药品目录"的药品:是可供临床治疗选择使用,疗效好,同类药品中比"甲类目录"药品价格略高的药品。"乙类目录"由国家制定,各省、自治区、直辖市可根据当地经济水平、医疗需求和用药习惯,适当进行调整,增加和减少的品种数之和不得超过国家制定的"乙类目录"药品总数的15%。

三、药品的质量特性及特殊性

(一)药品的质量特性

药品的质量特性是指药品与能满足预防、治疗、诊断人的疾病,有目的地调节人的生理功能的要求有关的固有特性。药品的质量特性表现在如下几个方面。

1. 安全性　是指药品按规定的适应证、用法和用量使用后,人体产生毒副作用的程度。大多数药品都有不同程度的毒副作用,只有在其有效性大于毒副作用,或可解除、缓解毒副作用的情况下才能使用这种药品。如果某种物质对一些疾病有治疗作用,但对人体有致畸、致癌,甚至致死作用,则不能作为药品使用。

2. 有效性　是指药品按规定的适应证、用法和用量的条件下,能满足预防、治疗、诊断人的疾病,有目的地调节人的生理功能的要求。有效性是药品质量的固有特性,若对防治疾病没有效,则不能称为药品。但必须在一定前提条件下,即有一定适应证、用法用量。我国对药品有效性的表示方法采用"痊愈""显效""有效"来区别,在国际上有的国家采用"完全缓解""部分缓解""稳定"来区别。

3. 稳定性　是指药品在规定的条件下保持其有效性和安全性的能力。这里所指的规定条件是指规定的有效期内,以及生产、储存、运输和使用的条件,药品各项质量控制指标在合格范围。若某些物质具有预防、治疗、诊断疾病的有效性和安全性,但极易变质、不稳定,也不能成为药品。

4. 均一性　是指药品的每一单位(片、支、包、粒、瓶等)产品都符合有效性、安全性的规定。由于人们的用药剂量一般与药品的单位产品有密切关系,特别是有效成分在单位产品中含量很低的药品,若每单位药品含量不均一,就可能造成患者用量不足而失效或用量过大而中毒,甚至导致死亡。所以,均一性是在制药过程中形成的固有特性。

（二）药品的特殊性

药品是以货币交换的形式达到患者手中,它是一种商品,但药品是以治病救人为目的,所以药品是特殊商品。药品的特殊性表现在如下几个方面。

1. 专属性　药品的专属性表现在对症治疗,患什么病用什么药。不像一般商品可以互相替代。药品是直接关系到人民群众身体健康和生命安危的特殊商品,它与医学紧密结合,相辅相成。处方药只有通过医师诊断治疗,凭执业医师或执业助理医师处方销售、购买和使用。非处方药根据病情,按照药品说明书或在药师指导下购买和使用。

2. 两重性　药品的两重性是指药品一方面具有防治疾病的作用,另一方面也具有不良反应。药品管理有方,用之得当,可以达到治病救人的目的;若管理不当,使用不善,则会危害人体健康,甚至危及生命安全。

3. 质量的重要性　由于药品与人们的生命有直接关系,确保药品质量尤为重要。《药品管理法》规定:药品必须符合国家药品标准。也就是说,法定的国家药品标准是保证药品质量和划分药品合格与不合格的唯一依据。此外,药品质量的重要性还反映在国家推行 GAP、GLP、GCP、GMP、GSP 等质量管理制度,以规范药品的研制、生产、流通、使用等环节,实行严格的质量监督管理,确保药品质量。

4. 时限性　人们只有防病治病时才需要用药,但药品生产、经营企业平时应有适当数量的药品储备。有些药品虽然用量少、有效期也短,也必须保证生产和供应和适当储备,以备临床急需。另外,药品都实行了有效期管理(中药材、中药饮片除外),一旦到达效期,即行报废处理。

四、药品标准

（一）药品标准

1. 概念　药品标准,也称药品质量标准,是指对药品的生产工艺、质量指标和检验方法等所作的技术要求和规范,内容包括药品的名称、成分或处方组成;含量及其检验方法;制剂的辅料;允许的杂质及其限量;以及药品的用法、用量;注意事项;贮存方法等。

2. 分类　药品标准分为法定标准和非法定标准两种。法定标准包括《中华人民共和国药典》(简称《中国药典》)在内的国家药品标准,非法定标准有行业标准、企业标准等。法定标准属于强制标准,是药品质量的最低标准,上市流通的任何药品都必须达到这个标准;企业标准只能作为企业的内部控制标准,各项质量标准均不得低于国家药品标准。

3. 药品标准的制定原则　药品标准与药品生产技术和质量管理水平密切相关,药品标准的高低反映了一个国家或者企业的综合实力。一方面,药品标准定得过高,导致企业能力所不及,增加额外成本与负担;另一方面,标准定得太低,易造成药品质量参差不齐流入市场,给用药者带来伤害。药品标准的制定原则包括如下几点。

（1）坚持质量第一,体现"安全有效、技术先进、经济合理"的原则,尽可能与国家标准接轨,起到促进质量提高,择优发展的作用。

（2）充分考虑生产、流通、使用环节对药品质量的影响因素,有针对性地制定检测指标,切实加强对药品内在质量的控制。

（3）根据"准确、灵敏、简便、迅速"的原则选择并规定检测。检验方法,既要考虑现阶段的实际水平和条件,又要体现新技术的应用和发展。

（4）标准规定的各种限量应结合实践,要保证药品在生产、流通和使用环节中的质量。

（二）国家药品标准

1. 概念　国家药品标准是国家对药品质量规格和检验方法所做的技术规定,是药品生产、供应、使用、检验和监督管理部门共同遵循的法定依据。通常,国家药品标准由政府或政府授权的权威机构组织编撰,政府统一颁布。

2. 我国药品标准的分类　国家药品标准包括国家药品监督管理部门颁布的《中国药典》和药品标准,以及经国家药品监督管理部门批准的药品注册标准,其内容一般包含生产工艺/质量指标和检验方法等相关的技术指导原则和规范。

（1）《中国药典》:国家药典委员会编纂,经国家药品监督管理部门批准并颁布。《中国药典》是国家药品标准的核心,是具备法律地位的药品标准,拥有最高的权威性。《中国药典》于1953年出版第一版后,相继于1963年、1977年、分别编纂出版。从1985年起每5年修订颁布新版药典一次,现行版为2015年版《中国药典》,是新中国成立以来第10版药典。2015年版《中国药典》,由原国家食品药品监督管理总局于2015年6月5日正式颁布,于2015年12月1日起执行。2015年版《中国药典》共分为四部出版,一部为中药、二部为化学药品、三部为生物制品、四部为通则与药用辅料。此版《中国药典》收载药品品种共计5608个,满足国家基本药物目录、国家基本医疗保险用药目录的需要。

（2）局颁药品标准:为了促进药品生产,提高药品质量和保证人民群众用药安全,除《中国药典》规定了国家药品标准外,尚有《国家食品药品监督管理总局国家药品标准》(简称《局颁药品标准》),收载了国内已有生产、疗效较好,需要统一标准但尚未载入《中国药典》的品种,以及与药品生产工艺、质量指标和检验方法相关的技术指导原则和规范。《国家食品药品监督管理总局国家药品标准》新药转正标准1～48册、《国家食品药品监督管理总局国家药品标准》国家中成药标准汇编(中成药地方标准升国家标准部分)等。这类标准的性质与《中国药典》相似,也具有法律效力,同样是检验药品质量的法定依据。

（3）中药饮片炮制规范、医疗机构制剂标准:中药饮片必须按照国家规定的药品标准炮制。考虑到各地中药习惯用法不同和医疗机构制剂的特殊性,国家规定中药饮片和医疗机构制剂标准作为省级地方标准允许保留,具有药品标准的法律效力。《药品管理法》规定,中药饮片有国家药品标准的,必须按照国家药品标准炮制;国家药品标准没有规定的,可以按照省级药品监督管理部门制定的炮制规范炮制。省、自治区、直辖市人民政府药品监督管理部门制定的炮制规范应当报国务院药品监督管理部门备案。

第二节　国家基本药物制度

国家基本药物制度是对基本药物目录制定、生产供应、采购配送、合理使用、价格管理、支付报销、质量监管、检测评价等多个环节实施有效管理的制度。与公共卫生、医疗服务、医疗保障制度相衔接。

一、国家基本药物概念

（一）国家基本药物概念

国家基本药物是适应基本医疗卫生需求，剂型适宜，价格合理，能够保障供应，公众可公平获得的药品。

（二）国家基本药物制度

我国政府十分重视基本药物制度的建立。1979 年卫生部组织制定《国家基本药物目录》明确指出"国家基本药物"是我国城乡医疗卫生、防病治病、保健、康复、计划生育等不可缺少的疗效确切、安全可靠、毒副反应清楚、适合国情的首选药物。组织成立了遴选小组，对各省、市、自治区推荐的临床各科用西药 300 多种进行评价，并广泛征求意见。1982 年 1 月 18 日，卫生部会同国家医药管理局，颁布了我国第一个《国家基本药物目录》（西药部分）。1997 年，《中共中央、国务院关于卫生改革与发展的决定》进一步提出"对纳入国家基本药物目录和质优价廉的药品，制定鼓励生产流通的政策"。2006 年，《中共中央关于构建社会主义和谐社会若干重大问题的决定》，再次强调建立国家基本药物制度。2009 年 1 月，《中共中央、国务院关于深化医药卫生体制改革意见》提出初步建立国家基本药物制度，并从目录制定、生产供应、价格、规范使用、报销等方面进行详细规定。2009 年 8 月，卫生部等 9 部委联合发布了"关于印发《关于建立国家基本药物制度的实施意见》和《国家基本药物目录管理办法（暂行）》"的通知进一步明确基本药物及其制度的概念、国家基本药物工作委员会职责和促进国家基本制度推行的相关措施。2015 年 4 月，在评估调研基本药物目录实施情况的基础上，9 部委修订并出台了《国家基本药物目录管理办法》。

二、国家基本药物目录管理

国家基本药物目录是国家基本药物制度的核心和基础。1982 年 1 月 18 日，由卫生部和国家医药管理局颁布了我国第一个《国家基本药物目录》（西药部分）。该目录是在 WHO 的示范目录基础上制定的，共入选 25 类、278 种药物。1982 年以后，我国国家基本药物目录已多次修订（表 4-1）。

表 4-1　《国家基本药物目录》历年修订

发布（调整）时间	化学药品、生物制品	中　药	总　　计
1982 年	278 种	—	278 种
1996 年	699 种	1699 种	2398 种
1998 年	740 种	1333 种	2073 种
2000 年	770 种	1249 种	2019 种
2002 年	759 种	1242 种	2001 种
2004 年	773 种	1260 种	2033 种
2009 年	205 种	102 种	307 种
2012 年	317 种	203 种	520 种

（一）国家基本药物目录的构成

国家基本药物目录中的药品包括化学药品、生物制品、中成药和中药饮片。化学药品和生物制品主要依据临床药理学分类，中成药主要依据功能分类。化学药品和生物制品名称采用中文通用名称和英文国际非专利药名中表达的化学成分的部分，剂型单列；中成药采用药品通用名称。中药饮片未列出具体品种，但规定颁布了国家标准的中药饮片为国家基本药物，国家另有规定的除外。

（二）国家基本药物遴选原则

《国家基本药物目录管理办法》规定基本药物遴选应当按照"防治必需、安全有效、价格合理、使用方便、中西药并重、基本保障、临床首选和基层能够配备"的原则，结合我国用药特点，参照国际经验，合理确定品种（剂型）和数量。

（三）不纳入国家基本药物目录的药品范围

国家基本药物目录中的药品应当是《中国药典》收载的，原国家食品药品监督管理总局、原卫生部公布药品标准的品种。除急救、抢救用药外，独家生产品种纳入国家基本药物目录应当经过单独论证。以下药品不纳入基本药物目录遴选范围：

1. 含有国家濒危野生动植物药材的。
2. 主要用于滋补保健作用，易滥用的。
3. 非临床治疗首选的。
4. 因严重不良反应，国家药品监管部门明确规定暂停生产、销售或使用的。
5. 违背国家法律、法规，或不符合伦理要求的。
6. 国家基本药物工作委员会规定的其他情况。

（四）国家基本药物目录的调整

国家基本药物目录在保持数量相对稳定的基础上，实行动态管理，原则上 3 年调整一次。必要时，经国家基本药物工作委员会审核同意，可适时组织调整。调整的品种和数量应当根据以下因素确定：

1. 我国基本医疗卫生需求和基本医疗保障水平变化。
2. 我国疾病谱变化。
3. 药品不良反应监测评价。
4. 国家基本药物应用情况监测和评估。
5. 已上市药品循证医学、药物经济学评价。
6. 国家基本药物工作委员会规定的其他情况。

第三节　医疗保障制度与基本医疗保险用药管理

一、医疗保障制度

改革开放以来，党中央、国务院陆续做出了一系列重大决策，积极推进基本医疗保险制度改革。1994 年分别在江苏镇江、江西九江开展职工医疗保险改革试点；1998 年开始在全国推行城镇职工基本医疗保险制度改革，实现由公费劳保医疗的单位福利制向社会保险制度的转型；2003 年开展新型农村合作医疗制度试点；2007 年开展城镇居民基本医疗保险试点；2011 年 7 月 1 日施行的《中华人民共和国社会保险法》代表全国人民正式进入全民医保时代,这是社会保障事业发展过程中的一个重要标志事件; 2016 年 1 月,《国务院关于整合城乡居民基本医疗保险制度的意见》明确指出整合城镇居民基本医疗保险和新型农村合作医疗两项制度,建立统一的城乡居民基本医疗保险制度,是推进医药卫生体制改革、实现城乡居民公平享有基本医疗保险权益、促进社会公平正义、增进人民福祉的重大举措,对促进城乡经济社会协调发展、全面建成小康社会具有重要意义。

（一）城镇职工基本医疗保险制度

1. 基本原则　基本医疗保险的水平要与社会主义初级阶段生产力发展水平相适应;城镇所有用人单位及其职工都要参加基本医疗保险,实行属地管理;基本医疗保险费由用人单位和职工双方共同负担;基本医疗保险基金实行社会统筹和个人账户相结合。

2. 覆盖范围　城镇所有用人单位,包括企业、机关、事业单位、社会团体、民办非企业单位及其职工,都要参加基本医疗保险。

3. 缴费办法　基本医疗保险费由用人单位和职工共同缴纳。用人单位缴费率应控制在职工工资总额的 6% 左右,职工缴费率一般为本人工资收入的 2%。随着经济发展,用人单位和职工缴费率可作相应调整。

4. 基本医疗保险基金　城镇职工基本医疗保险要建立基本医疗保险统筹基金和个人账户。基本医疗保险基金由统筹基金和个人账户构成,职工个人缴纳的基本医疗保险费,全部计入个人账户,用人单位缴纳的基本医疗保险费分为两部分,一部分用于建立统筹基金,一部分划入个人账户。

5. 费用支付　统筹基金和个人账户要划定各自的支付范围,分别核算,不得相互挤占。要确定统筹基金的起付标准和最高支付限额,起付标准原则上控制在当地职工年平均工资的 10% 左右,最高支付限额原则上控制在当地职工年平均工资的 4 倍左右。起付标准以下的医疗费用,从个人账户中支付或由个人自付。起付标准以上、最高支付限额以下的医疗费用,主要从统筹基金中支付,个人也要负担一定比例。超过最高支付限额的医疗费用,可以通过商业医疗保险等途径解决。统筹基金的具体起付标准、最高支付限额以及在起付标准以上和最高支付限额以下医疗费用的个人负担比例,由统筹地区根据以收定支、收支平衡的原则确定。

（二）城乡居民基本医疗保险制度

1. 基本原则

（1）统筹规划、协调发展:要把城乡居民医保制度整合纳入全民医保体系发展和深化医改全局,统筹安排,合理规划,突出医保、医疗、医药三医联动,加强基本医保、大病保险、医疗救助、疾病应急救助、商业健康保险等衔接,强化制度的系统性、整体性、协同性。

（2）立足基本、保障公平:要准确定位,科学设计,立足经济社会发展水平、城乡居民负担和基金承受能力,充分考虑并逐步缩小城乡差距、地区差异,保障城乡居民公平享有基本医保待遇,实现城乡居民医保制度可持续发展。

（3）因地制宜、有序推进:要结合实际,全面分析研判,周密制订实施方案,加强整合前后的衔接,确保工作顺畅接续、有序过渡,确保群众基本医保待遇不受影响,确保医保基金安全和制度运行平稳。

（4）创新机制、提升效能：要坚持管办分开，落实政府责任，完善管理运行机制，深入推进支付方式改革，提升医保资金使用效率和经办管理服务效能。充分发挥市场机制作用，调动社会力量参与基本医保经办服务。

2. 统一覆盖范围　城乡居民医保制度覆盖范围包括现有城镇居民医保和新农合所有应参保（合）人员，即覆盖除职工基本医疗保险应参保人员以外的其他所有城乡居民。城乡居民不能同时参加职工基本医疗保险和城乡居民医保，不得重复享受职工基本医疗保险和城乡居民医保待遇。

3. 统一筹资政策　坚持多渠道筹资，继续实行个人缴费与政府补助相结合为主的筹资方式，鼓励集体、单位或其他社会经济组织给予扶持或资助。各地要统筹考虑城乡居民医保与大病保险保障需求，按照基金收支平衡的原则，合理确定城乡统一的筹资标准。

4. 统一保障待遇　遵循保障适度、收支平衡的原则，均衡城乡保障待遇，逐步统一保障范围和支付标准，为参保人员提供公平的基本医疗保障。妥善处理整合前的特殊保障政策，做好过渡与衔接。城乡居民医保基金主要用于支付参保人员发生的住院和门诊医药费用。稳定住院保障水平，政策范围内住院费用支付比例保持在75%左右。进一步完善门诊统筹，逐步提高门诊保障水平。逐步缩小政策范围内支付比例与实际支付比例间的差距。

5. 统一医保目录　统一城乡居民医保药品目录和医疗服务项目目录，明确药品和医疗服务支付范围。各省（区、市）要按照国家基本医保用药管理和基本药物制度有关规定，遵循临床必需、安全有效、价格合理、技术适宜、基金可承受的原则，在现有城镇居民医保和新农合目录的基础上，适当考虑参保人员需求变化进行调整，有增有减、有控有扩，做到种类基本齐全、结构总体合理。完善医保目录管理办法，实行分级管理、动态调整。

6. 统一定点管理　统一城乡居民医保定点机构管理办法，强化定点服务协议管理，建立健全考核评价机制和动态的准入退出机制。对非公立医疗机构与公立医疗机构实行同等的定点管理政策。原则上由统筹地区管理机构负责定点机构的准入、退出和监管，省级管理机构负责制订定点机构的准入原则和管理办法，并重点加强对统筹区域外的省、市级定点医疗机构的指导与监督。

7. 统一基金管理　城乡居民医保执行国家统一的基金财务制度、会计制度和基金预决算管理制度。城乡居民医保基金纳入财政专户，实行"收支两条线"管理。基金独立核算、专户管理，任何单位和个人不得挤占挪用。

二、国家基本医疗保险药品管理

1999年5月，国家劳动和社会保障部等7部委共同制定并发布了《城镇职工基本医疗保险用药范围管理暂行办法》，明确了基本医疗保险用药通过制定《基本医疗保险药品目录》进行管理。2004年9月，国家劳动和社会保障部会同有关部委制定并发布了《国家基本医疗保险、工伤保险药品目录》。2009年11月，人力资源和社会保障部发布了2009年版《国家基本医疗保险、工伤保险和生育保险药品目录》。2017年2月，人力资源和社会保障部发布了《国家基本医疗保险、工伤保险和生育保险药品目录（2017年版）》（简称《药品目录》）。

（一）确定《药品目录》的原则和条件

确定《药品目录》的药品应以"临床必需,安全有效、价格合理、使用方便、市场能够保证供应"为原则,同时也要考虑地区间的经济差异和用药习惯,中西药并重。

1. 纳入《药品目录》的药品,必须具备下列条件之一

（1）《中华人民共和国药典》(现行版)收载的药品。

（2）符合国家药品监督管理部门颁发标准的药品。

（3）国家药品监督管理部门批准正式进口的药品。

2. 不能纳入基本医疗保险用药范围的药品

（1）主要起营养滋补作用的药品。

（2）部分可以入药的动物及动物脏器,干(水)果类。

（3）用中药材和中药饮片泡制的各类酒制剂。

（4）各类药品中的果味制剂、口服泡腾剂。

（5）血液制品、蛋白类制品(特殊适应证与急救、抢救除外)。

（6）劳动保障规定基本医疗保险基金不予支付的其他药品。

（二）《药品目录》的管理

1. 《药品目录》的分类管理　《药品目录》中的西药和中成药在《国家基本药物》的基础上遴选,并分为"甲类目录"和"乙类目录"。"甲类目录"的药品是临床治疗必需,使用广泛,疗效好,同类药品中价格低的药品。"乙类目录"的药品是可供临床治疗选择使用,疗效好,同类药品中比"甲类目录"药品价格略高的药品。

2. 《药品目录》的制定管理　"甲类目录"由国家统一制定,各地不得调整。"乙类目录"由国家制定,各省、自治区、直辖市可根据当地经济水平、医疗需求和用药习惯,适当进行调整,增加和减少的品种数之和不得超过国家制定的"乙类目录"药品总数的15%。

3. 《药品目录》的调整管理　国家《药品目录》原则上每两年调整一次,各省、自治区、直辖市《药品目录》进行相应调整。国家《药品目录》的新药增补工作每年进行一次,各地不得自行进行新药增补。增补进入国家"乙类目录"的药品,各省、自治区、直辖市可根据实际情况,确定是否进入当地的"乙类目录"。

三、定点医疗机构与定点零售药店的管理

（一）定点医疗机构的管理

1. 定点医疗机构概念　是指经统筹地区人力资源和社会保障部门审查,并经社会保险经办机构确定的,为城镇职工基本医疗保险参保人员提供医疗服务的医疗机构。

2. 定点医疗机构审查和确定　方便参保人员就医并便于管理;兼顾专科与综合、中医与西医,注重发挥社区卫生服务机构的作用;促进医疗卫生资源的优化配置,提高医疗卫生资源的利用效率,合理控制医疗服务成本和提高医疗服务质量。

3. 定点医疗机构应具备以下条件

（1）符合区域医疗机构设置规划。

（2）符合医疗机构评审标准。

（3）遵守国家有关医疗服务管理的法律、法规和标准,有健全和完善的医疗服务

管理制度。

（4）严格执行国家、省（自治区、直辖市）物价部门规定的医疗服务和药品的价格政策，经物价部门监督检查合格。

（5）严格执行城镇职工基本医疗保险制度的有关政策规定，建立与基本医疗保险管理相适应的内部管理制度，配备必要的管理人员和设备。

4. 申请成为定点医疗机构需提交的材料

（1）执业许可证副本。

（2）大型医疗仪器设备清单。

（3）上一年度业务收支情况和门诊、住院诊疗服务量（包括门诊诊疗人次、平均每一诊疗人次医疗费、住院人数、出院者平均住院日、平均每一出院者住院医疗费、出院者平均每天住院医疗费等），以及可承担医疗保险服务的能力。

（4）符合医疗机构评审标准的证明材料。

（5）药品监督管理和物价部门监督检查合格的证明材料。

（6）人力资源和社会保障部门规定的其他材料。

5. 对定点医疗机构审理确认与管理 人力资源和社会保障部门根据医疗机构的申请及提供的各项材料对医疗机构进行审查。审查合格的发给定点医疗机构资格证书，并向社会公布，供参保人员选择。

社会保险经办机构要按照基本医疗保险的有关政策规定和与定点医疗机构签订的协议，按时足额与定点医疗机构结算医疗费用。对不符合规定的医疗费用，社会保险经办机构不予支付。

人力资源和社会保障部门要组织卫生计生、物价等有关部门加强对医疗机构服务和管理情况的监督检查。对违反规定的定点医疗机构，人力资源和社会保障部门可视不同情况，责令其限期改正，或通报卫生计生行政部门给予批评，或取消定点资格。

（二）定点零售药店的管理

1. 定点零售药店概念 是指经统筹地区人力资源和社会保障部门审查，并经社会保险经办机构确定的，为城镇职工基本医疗保险参保人员提供处方外配服务的零售药店。处方外配是指参保人员持定点医疗机构处方，在定点零售药店购药的行为。

2. 定点零售药店审查和确定 保证基本医疗保险用药的品种和质量；引入竞争机制，合理控制药品服务成本；方便参保人员就医后购药和便于管理。

3. 定点零售药店应具备以下条件

（1）持有《药品经营许可证》和《营业执照》，经药品监督管理部门年检合格。

（2）遵守《中华人民共和国药品管理法》及有关法规，有健全和完善的药品质量保证制度，能确保供药安全、有效和服务质量。

（3）严格执行国家、省（自治区、直辖市）规定的药品价格政策，经物价部门监督检查合格。

（4）具备及时供应基本医疗保险用药、24 小时提供服务的能力。

（5）能保证营业时间内至少有 1 名药师在岗，营业人员需经地级以上药品监督管理部门培训合格。

（6）严格执行城镇职工基本医疗保险制度有关政策规定,有规范的内部管理制度,配备必要的管理人员和设备。

4. 申请成为定点零售药店需提交的材料

（1）药品经营许可证和营业执照的副本。

（2）药师以上药学技术人员的职称证明材料。

（3）药品经营品种清单及上一年度业务收支情况。

（4）药品监管、物价部门监督检查合格的证明材料。

（5）人力资源和社会保障部门规定的其他材料。

5. 对定点零售药店审理确认与管理　人力资源和社会保障部门根据零售药店的申请及提供的各项材料,对零售药店的定点资格进行审查。统筹地区社会保险经办机构在获得定点资格的零售药店范围内确定定点零售药店,统发定点零售药店标牌,并向社会公布,供参保人员选择购药。

经办机构要与定点零售药店签订包括服务范围、服务内容、服务质量、药费结算办法以及药费审核与控制等内容的协议,明确双方的责任、权利和义务。协议有效期一般为1年。任何一方违反协议,对方均有权解除协议,但须提前通知对方和参保人,并报劳动保障行政部门备案。社会保险经办机构要按照基本医疗保险有关政策规定和与定点零售药店签订的协议,按时足额结算费用。对违反规定的费用,社会保险经办机构不予支付。

人力资源和社会保障部门要组织食品药品、物价等有关部门,加强对定点零售药店处方外配服务和管理的监督检查。要对定点零售药店的资格进行年度审核。对违反规定的定点零售药店,人力资源和社会保障部门可视不同情况,责令其限期改正,或取消其定点资格。

第四节　处方药与非处方药分类管理

实施处方药与非处方药分类管理,不仅是我国药品管理与国际管理模式接轨的具体体现,同时也是我国药品监督管理的一项重大改革。药品分类管理是当今国际行之有效的管理模式,这种分类管理模式是20世纪50～60年代西方国家在接受惨痛教训后,出于对毒性、成瘾性药品的销售、使用进行管理和监控而产生的。但是药品分类管理的意义已不仅仅在毒性药物和成瘾性药物的监管,而是不断发展到指导临床合理用药,杜绝药物滥用的整个领域。这种模式现已被世界上大多数国家所采纳,世界卫生组织（WHO）在20世纪70年代就积极向其各成员国尤其是发展中国家推荐这一管理模式,并于1989年建议各国将此模式作为国家药物政策而立法。我国开展药品分类管理工作较晚,进入实质性操作是在1995年。

1996年4月,受国务院委托,由卫生部、国家医药管理局、国家中医药管理局、总后勤部卫生部、财政部等部局成立了"制定推行处方药与非处方药领导小组"正式提出了药品分类管理的概念。在领导小组统一部署下,国务院各有关部门以及中国药学会分工协作,在药品分类管理生产、流通、广告等政策和处方药审批、遴选等方面进行了富有成效的探索。1997年1月15日印发的《中共中央、国务院关于卫生改革与发展的决定》第 7 部分"加强药品管理,促进医、药协调发展"中提出国家建立和完善处方药与非处方药分类管理制度。

1998 年,国家政府部门机构职能进行调整,卫生部组织制定非处方药工作移交给国家药品监督管理局负责。1999 年 6 月,国家药品监督管理局发布了《处方药与非处方药分类管理办法》(试行),11 月公布了《非处方药专有标识及管理规定》(暂行),12 月印发了《处方药与非处方药流通管理暂行规定》。2001 年修订颁布的《药品管理法》明确规定国家对药品实行处方药和非处方药分类管理。

一、药品分类管理的目的与意义

(一)药品分类管理的目的

药品分类管理是根据药品安全有效、使用方便的原则,依其品种、规格、适应证、剂量及给药途径不同,对药品分别按照处方药和非处方药进行管理,包括建立相应行业法规、部门规章并实施监督管理。我国实行药品分类管理的根本目的是加强处方药管控销售,规范非处方药的管理,保障公众用药安全有效、方便及时。

(二)药品分类管理的意义

我国药品分类管理的意义是保证人民用药安全有效,推动医疗保险制度改革、控制医疗费用,提高人民自我保健意识,促进医药行业与国际接轨。

二、药品分类管理的具体措施

目前,药品分类管理主要依据是《处方药与非处方药分类管理办法》(试行)、《非处方药专有标识及管理规定》(暂行)、《处方药与非处方药流通管理暂行规定》《关于加强药品广告审查监督管理工作的通知》、《关于开展处方药与非处方药转换评价工作的通知》、《关于加强流通领域处方药与非处方药分类管理工作的通知》。此外,2007 年颁布的《药品流通监督管理办法》也作了相关具体规定。

(一)目录管理

1. 非处方药 国家药品监督管理部门负责组织遴选和公布非处方药目录,并对目录中的药品进行监测和评价,根据临床安全信息,对目录中存在的安全隐患或不适宜按非处方药管理的品种进行调整,及时转换为处方药管理。非处方药目录的遴选按照"应用安全、疗效确切、质量稳定、使用方便"的原则,进行审评后公布。

2. 处方药 国家药品监督管理部门目前没有制定处方药目录,但规定了零售药店不得经营的 9 大药品种类和必须凭处方销售的 10 大药品种类。

(1)零售药店不得经营的 9 大药品种类:麻醉药品、一类精神药品、放射性药品、终止妊娠药品、蛋白同化制剂、肽类激素(胰岛素除外)、药品类易制毒化学品、疫苗、我国法律法规规定的其他药品零售企业不得经营的药品。

(2)零售药店必须凭处方销售的 10 大药品种类:二类精神药品、医疗用毒性药品、注射剂、9 大不得经营的药品以外其他按兴奋剂管理的药品、精神障碍治疗药(抗精神病、抗焦虑、抗躁狂、抗抑郁药)、抗病毒药(逆转录酶抑制剂和蛋白酶抑制剂)、肿瘤治疗药、含麻醉药品的复方口服溶液和曲马多制剂、未列入非处方药目录的抗菌药和激素、国家药品监督管理部门公布的其他必须凭处方销售的药品。

知识链接

处方药管理采取双轨制

　　1999年12月，国家药品监督管理局召开了"处方药与非处方药分类管理工作会议"会议明确处方药采取"双轨制"办法管理。

　　何谓"双轨制处方药"呢？即计划分期、分批公布必须凭处方购买的处方药并加强监管，除必须凭处方购买以外的药品，消费者可以持方购买，也可以直接购买。

　　2001年4月1日起，大输液、粉针剂必须凭医生处方销售。

　　2001年10月1日起，小容量注射剂必须凭医生处方销售。

　　2004年7月1日起，未列入非处方药药品目录的各种抗菌药物（包括抗生素、磺胺类、喹诺酮类、抗真菌、抗结核）必须凭医生处方销售。

　　2005年1月1日起，抗肿瘤药、激素类（避孕药除外）处方药必须凭医生处方销售。

　　2005年7月1日起，治疗神经系统疾病、心脑血管疾病、糖尿病及内分泌疾病的处方药，必须凭医生处方销售。

　　2006年1月1日起，国家药品监督管理局公布零售药店不得经营的9大药品种类和必须凭处方销售的10大药品种类。

（二）专有标识管理

1. 非处方药

（1）专有标识图案：非处方药专有标识图案为椭圆形背景下OTC三个英文字母，即 over the counter 的缩写，是国际上对非处方药的习惯称谓。非处方药的专有标识图案分为红色和绿色，红色标识专用于甲类非处方药品，绿色标识专用于乙类非处方药和用作指南性标志。

（2）专有标识坐标比例及色标规定：非处方药专有标识坐标比例有两个标识稿，一个是墨稿，规定了坐标比例，即30X：14X（X为单元单位）；另一个是彩色效果稿，规定了色标，即甲类非处方药为M100Y100（M100表示红色的色值为100，Y100表示黄色的色值为100），两种色值搭配组合成甲类非处方药专有标识颜色。药品生产、经营单位在使用非处方药专有标识时尺寸大小可根据需要自行决定，但坐标比例和色标必须按规定执行。见图4-1。

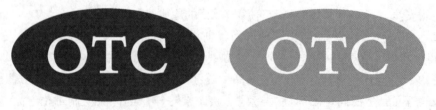

图4-1　非处方药专有标识图
1. 甲类非处方药（红色）　2. 乙类非处方药（绿色）

（3）专有标识印刷：印刷非处方药专有标识时，药品的使用说明书和大包装可以单色印刷，标签和其他包装必须按照规定的色标要求印刷。单色印刷时，非处方药专有标识下方必须标示"甲类"或"乙类"字样。非处方药专有标识应与药品标签、使用说明书、内包装、外包装一体化印刷，其大小可根据实际需要设定，但必须醒目、清晰，并按照国家药品监督管理部门公布的坐标比例使用。非处方药药品标签、使用说明书和每个销售基本单元包装印有中文药品通用名称(商品名称)的一面(侧),其右上角是非处方药专有标识的固定位置。

(4) 专有标识使用范围:非处方药专有标识是用于已列入《国家非处方药目录》,并通过药品监督管理部门审核登记的非处方药药品标签、使用说明书、内包装、外包装的专有标识,也可用作经营非处方药药品的企业指南性标志。药品经营企业在经营活动中将专有标识用作指南性标志时,必须使用绿色标识。

(5) 专有标识使用条件:列入《国家非处方药目录》中的药品,只有经过药品监督管理部门审核登记并取得《非处方药药品审核登记证书》后才能使用。其药品标签、使用说明书、内包装、外包装上必须印有非处方药专有标识。未印有非处方药专有标识的非处方药药品一律不准出厂。

2. 处方药 我国实行特殊管理的药品(麻醉药品、精神药品、医疗用毒性药品、放射性药品)一般属于处方药,其标签和说明书上必须印有规定的标识。

(三)生产、经营管理

1. 生产、批发处方药和非处方药的企业必须首先具备《药品生产许可证》《药品经营许可证》资格,按照有关规定向具有合法经营资格的药品零售企业和医疗机构销售药品,并按有关规定保存销售记录备查。生产企业必须将相应的警示语或忠告语醒目地印制在药品包装或药品说明书上,其相应警示语和忠告语为"请仔细阅读说明书并在医师指导下使用""请仔细阅读说明书并按说明使用或在药师指导下购买和使用"。药品生产、批发企业不得以任何方式直接向患者推荐、销售处方药。

2. 销售处方药和非处方药的零售药店必须首先具备《药品经营许可证》资格,必须配备执业药师或相应药学技术人员,必须从具有《药品生产许可证》《药品经营许可证》的生产企业、批发企业购进药品。处方药与非处方药应当分柜摆放。不得采用有奖销售、附赠药品或礼品销售等销售方式。处方药不得开架自选销售,必须凭执业医师或执业助理医师的处方销售、购买和使用,处方留存 2 年备查。

3. 禁止普通商业企业销售处方药。

(四)广告管理

处方药可以在原卫计委和原国家食品药品监督管理总局共同指定的医学、药学专业刊物上做广告,但不得在大众传播媒介发布广告或者以其他方式进行以公众为对象的广告宣传。不得以赠送医学、药学专业刊物等形式向公众发布处方药广告。

仅宣传非处方药药品名称(含药品通用名、商品名)的,或者处方药在指定的医学药学专业刊物上仅宣传药品名称(含药品通用名、商品名)的,无需审查。宣传除药品名称以外的内容必须申请药品广告批准文号。

第五节　药品不良反应报告和监测管理

"反应停事件"发生后,世界各国开始重视和研究药品不良反应。1963 年,WHO建议在世界范围内建立药品不良反应监测系统,并于 1968 年建立了国际药品监测合作中心。我国 1985 年实施的《药品管理法》规定,对已批准生产的药品应当组织调查,对疗效不确定、不良反应大或者其他原因危害人民健康的药品,应当撤销其批准文号。1986年原卫生部在北京、上海指定10家医院开展药品不良反应监测报告试点，1989年又进一步扩大试点单位。1989年，原卫生部成立了中国药品不良反应监测中心，并在北京、天津等8个省市建立了地区性监测中心。1998年我国成为WHO国际药品监测合作计划的正式成员国。

为了加强药品不良反应监测的管理，保障人体用药安全有效，国家药品监督管理局和卫生部于1999年11月颁布实施了《药品不良反应监测管理办法（试行）》，使我国药品不良反应监测工作步入法制化轨道。近年来，随着药品不良反应监测工作的不断推进，该办法已于2004年、2011年经历两次修订和完善。新修订的《药品不良反应报告和监测管理办法》将更加有力地推动我国药品不良反应监测工作持续发展。2015年7月，原国家食品药品监督管理总局发布《药品不良反应报告和监测检查指南（试行）》适用于食品药品监督管理部门开展对药品生产企业不良反应报告和监测的检查。

一、药品不良反应报告和监测的目的与意义

药品不良反应报告和监测是药品质量监督管理的一项重要内容。建立健全药品不良反应报告与监测工作体系，其目的是推动药品不良反应报告和监测工作发展，落实药品安全监管责任，保障公众用药安全，防止历史上药害事件的重演。通过药品不良反应监测机构对大量的不良反应信息的整理和分析，为评价、整顿、淘汰药品提供重要的科学依据；通过不断修改药品标签和说明书，为临床用药提供信息，促进合理用药，提高药物治疗水平和医疗质量。

二、药品不良反应的概念与分类

（一）药品不良反应的概念

1. 世界卫生组织药品不良反应的概念　药品不良反应的概念是指在预防、诊断和治疗疾病或改变生理功能过程中，正常使用药物剂量时发生的一种有害且非预期的反应。

2. 我国药品不良反应的相关概念

（1）药品不良反应：是指合格药品在正常用法用量下出现的与用药目的无关的或意外的有害反应。

（2）新的药品不良反应：是指药品说明书中未载明的不良反应。说明书中已有描述，但不良反应发生的性质、程度、后果或者频率与说明书描述不一致或者更严重的，按照新的药品不良反应处理。

（3）药品严重不良反应：是指因使用药品引起以下损害情形之一的反应。

1）导致死亡。

2）危及生命。

3）致癌、致畸、致出生缺陷。

4）导致显著的或者永久的人体伤残或者器官功能的损伤。

5）导致住院或者住院时间延长。

6）导致其他重要医学事件，如不进行治疗可能出现上述所列情况的。

（4）药品群体不良事件：是指同一药品在使用过程中，在相对集中的时间、区域

内,对一定数量人群的身体健康或者生命安全造成损害或者威胁,需要予以紧急处置的事件。

（5）药品不良反应报告和监测:是指药品不良反应的发现、报告、评价和控制的过程。

（二）药品不良反应的分类

目前,药品不良反应分类方法有多种,这里仅介绍药理学的分类方法,这种分类方法是根据药品不良反应与药理作用的关系将药品不良反应分为 A 型、B 型、C 型。见表 4-2。

表 4-2　药品不良反应的分类

分　类	发生原因	特　点	表　现
A 型药品不良反应（量变型异常）	药物的药理作用增强所致	可以预测,与计量有关,停药或减量后症状很快减轻或消失,发生率高、死亡率低	副作用、毒性反应、后遗效应、继续反应等
B 型药品不良反应（质变型异常）	与正常药理作用完全无关的一种异常反应	很难预测,常规毒理学筛选不能发现,发生率低、死亡率高	特异质遗传素质反应、药物过量反应等
C 型药品不良反应（迟现性不良反应）	A 型和 B 型反应之外的异常反应,机制不清,尚在探讨之中	一般长期用药后出现,潜伏期长,没有明确的实际关系,难以预测	致癌、致畸、致突变

三、药品不良反应报告与监测管理

原国家食品药品监督管理总局主管全国药品不良反应报告和监测工作,地方各级药品监督管理部门主管本行政区域内的药品不良反应报告和监测工作。各级卫生行政部门负责本行政区域内医疗机构与实施药品不良反应报告制度有关的管理工作。地方各级药品监督管理部门应当建立健全药品不良反应监测机构,负责本行政区域内药品不良反应报告和监测的技术工作。

（一）药品不良反应监测机构与职责

1. 监管机构及其职责

（1）国家药品监督管理部门负责全国药品不良反应报告和监测的管理工作,并履行以下主要职责:

1）与卫生行政部门共同制定药品不良反应报告和监测的管理规定和政策,并监督实施。

2）与卫生行政部门联合组织开展全国范围内影响较大并造成严重后果的药品群体不良事件的调查和处理,并发布相关信息。

3）对已确认发生严重药品不良反应或者药品群体不良事件的药品依法采取紧急控制措施,作出行政处理决定,并向社会公布。

4）通报全国药品不良反应报告和监测情况。

5）组织检查药品生产、经营企业的药品不良反应报告和监测工作的开展情况,并与卫生行政部门联合组织检查医疗机构的药品不良反应报告和监测工作的开展情况。

（2）省、自治区、直辖市药品监督管理部门负责本行政区域内药品不良反应报告和监测的管理工作，并履行以下主要职责：

1）根据本办法与同级卫生行政部门共同制定本行政区域内药品不良反应报告和监测的管理规定，并监督实施。

2）与同级卫生行政部门联合组织开展本行政区域内发生的影响较大的药品群体不良事件的调查和处理，并发布相关信息。

3）对已确认发生严重药品不良反应或者药品群体不良事件的药品依法采取紧急控制措施，作出行政处理决定，并向社会公布。

4）通报本行政区域内药品不良反应报告和监测情况。

5）组织检查本行政区域内药品生产、经营企业的药品不良反应报告和监测工作的开展情况，并与同级卫生行政部门联合组织检查本行政区域内医疗机构的药品不良反应报告和监测工作的开展情况。

6）组织开展本行政区域内药品不良反应报告和监测的宣传、培训工作。

（3）设区的市级、县级药品监督管理部门负责本行政区域内药品不良反应报告和监测的管理工作；与同级卫生行政部门联合组织开展本行政区域内发生的药品群体不良事件的调查，并采取必要控制措施；组织开展本行政区域内药品不良反应报告和监测的宣传、培训工作。

（4）县级以上卫生行政部门应当加强对医疗机构临床用药的监督管理，在职责范围内依法对已确认的严重药品不良反应或者药品群体不良事件采取相关的紧急控制措施。

2. 监测机构及其职责

（1）国家药品不良反应监测中心负责全国药品不良反应报告和监测的技术工作，并履行以下主要职责：

1）承担国家药品不良反应报告和监测资料的收集、评价、反馈和上报，以及全国药品不良反应监测信息网络的建设和维护。

2）制定药品不良反应报告和监测的技术标准和规范，对地方各级药品不良反应监测机构进行技术指导。

3）组织开展严重药品不良反应的调查和评价，协助有关部门开展药品群体不良事件的调查。

4）发布药品不良反应警示信息。

5）承担药品不良反应报告和监测的宣传、培训、研究和国际交流工作。

（2）省级药品不良反应监测机构负责本行政区域内的药品不良反应报告和监测的技术工作，并履行以下主要职责：

1）承担本行政区域内药品不良反应报告和监测资料的收集、评价、反馈和上报，以及药品不良反应监测信息网络的维护和管理。

2）对设区的市级、县级药品不良反应监测机构进行技术指导。

3）组织开展本行政区域内严重药品不良反应的调查和评价，协助有关部门开展药品群体不良事件的调查。

4）组织开展本行政区域内药品不良反应报告和监测的宣传、培训工作。

（3）设区的市级、县级药品不良反应监测机构负责本行政区域内药品不良反应报告和监测资料的收集、核实、评价、反馈和上报；开展本行政区域内严重药品不良反应的调查和评价；协助有关部门开展药品群体不良事件的调查；承担药品不良反应报告和监测的宣传、培训等工作。

（二）药品不良反应报告机构与职责

药品生产、经营企业和医疗机构应当建立药品不良反应报告和监测管理制度。药品生产企业应当设立专门机构并配备专职人员，药品经营企业和医疗机构应当设立或者指定机构并配备专（兼）职人员，承担本单位的药品不良反应报告和监测工作。

（三）药品不良反应报告与处置

根据《药品不良反应报告和监测管理办法》规定："国家实行药品不良反应报告制度。药品生产企业（包括进口药品的境外制药厂商）、药品经营企业、医疗机构应当按照规定报告所发现的药品不良反应。国家鼓励公民、法人和其他组织报告药品不良反应"。

1. 基本要求　药品生产、经营企业和医疗机构获知或者发现可能与用药有关的不良反应，应当通过国家药品不良反应监测信息网络报告；不具备在线报告条件的，应当通过纸质报表上报所在地药品不良反应监测机构，由所在地药品不良反应监测机构代为在线报告。报告内容应当真实、完整、准确。配合药品监督管理部门、卫生行政部门和药品不良反应监测机构对药品不良反应或者群体不良事件的调查，并提供调查所需的资料。建立并保存药品不良反应报告和监测档案。

2. 个例药品不良反应的报告与处置

（1）药品生产、经营企业和医疗机构的要求：应当主动收集药品不良反应，获知或者发现药品不良反应后应当详细记录、分析和处理，填写《药品不良反应/事件报告表》并报告；发现或者获知新的、严重的药品不良反应应当在15日内报告，其中死亡病例须立即报告；其他药品不良反应应当在30日内报告。有随访信息的，应当及时报告。

药品生产企业应当对获知的死亡病例进行调查，详细了解死亡病例的基本信息、药品使用情况、不良反应发生及诊治情况等，并在15日内完成调查报告，报药品生产企业所在地的省级药品不良反应监测机构。

新药监测期内的国产药品应当报告该药品的所有不良反应；其他国产药品，报告新的和严重的不良反应。进口药品自首次获准进口之日起5年内，报告该进口药品的所有不良反应；满5年的，报告新的和严重的不良反应。

（2）个人的要求：个人发现新的或者严重的药品不良反应，可以向经治医师报告，也可以向药品生产、经营企业或者当地的药品不良反应监测机构报告，必要时提供相关的病历资料。

（3）监测机构的要求：设区的市级、县级药品不良反应监测机构应当对收到的药品不良反应报告的真实性、完整性和准确性进行审核。严重药品不良反应报告的审核和评价应当自收到报告之日起3个工作日内完成，其他报告的审核和评价应当在15个工作日内完成。对死亡病例应当进行调查，详细了解死亡病例的基本信息、药品使用情况、不良反应发生及诊治情况等，自收到报告之日起15个工作日内完成调查报告，报同级药品监督管理部门和卫生计生行政部门，以及上一级药品不良反应监测机构。

省级药品不良反应监测机构应当在收到下一级药品不良反应监测机构提交的严重药品不良反应评价意见之日起 7 个工作日内完成评价工作。对死亡病例,事件发生地和药品生产企业所在地的省级药品不良反应监测机构均应当及时根据调查报告进行分析、评价,必要时进行现场调查,并将评价结果报省级药品监督管理部门和卫生行政部门以及国家药品不良反应监测中心。

国家药品不良反应监测中心应当及时对死亡病例进行分析、评价,并将评价结果报国家药品监督管理局和国家卫生健康委员会。

3. 药品群体不良事件的报告与处置

(1) 药品生产、经营企业和医疗机构的要求:药品生产、经营企业和医疗机构获知或者发现药品群体不良事件后,应当立即通过电话或者传真等方式报所在地的县级药品监督管理部门、卫生行政部门和药品不良反应监测机构,必要时可以越级报告;同时填写《药品群体不良事件基本信息表》,对每一病例还应当及时填写《药品不良反应/事件报告表》,通过国家药品不良反应监测信息网络报告。

药品生产企业获知药品群体不良事件后应当立即开展调查,详细了解药品群体不良事件的发生、药品使用、患者诊治以及药品生产、储存、流通、既往类似不良事件等情况,在 7 日内完成调查报告,报所在地省级药品监督管理部门和药品不良反应监测机构;同时迅速开展自查,分析事件发生的原因,必要时应当暂停生产、销售、使用和召回相关药品,并报所在地省级药品监督管理部门。

药品经营企业发现药品群体不良事件应当立即告知药品生产企业,同时迅速开展自查,必要时应当暂停药品的销售,并协助药品生产企业采取相关控制措施。

医疗机构发现药品群体不良事件后应当积极救治患者,迅速开展临床调查,分析事件发生的原因,必要时可采取暂停药品的使用等紧急措施。

(2) 监管部门的要求:设区的市级、县级药品监督管理部门获知药品群体不良事件后,应当立即与同级卫生行政部门联合组织开展现场调查,并及时将调查结果逐级报至省级药品监督管理部门和卫生行政部门。

省级药品监督管理部门与同级卫生行政部门联合对设区的市级、县级的调查进行督促、指导,对药品群体不良事件进行分析、评价,对本行政区域内发生的影响较大的药品群体不良事件,还应当组织现场调查、评价,调查结果应当及时报国家药品监督管理部门和国家卫生健康委员会。对全国范围内影响较大并造成严重后果的药品群体不良事件,国家药品监督管理部门应当与国家卫生健康委员会联合开展相关调查工作。

4. 境外发生的严重药品不良反应的报告与处置

(1) 药品生产企业的要求:进口药品和国产药品在境外发生的严重药品不良反应(包括自发报告系统收集的、上市后临床研究发现的、文献报道的),药品生产企业应当填写《境外发生的药品不良反应/事件报告表》,自获知之日起 30 日内报送国家药品不良反应监测中心。国家药品不良反应监测中心要求提供原始报表及相关信息的,药品生产企业应当在 5 日内提交。进口药品和国产药品在境外因药品不良反应被暂停销售、使用或者撤市的,药品生产企业应当在获知后 24 小时内书面报告国家药品监督管理部门和国家药品不良反应监测中心。

（2）监测机构的要求：国家药品不良反应监测中心应当对收到的药品不良反应报告进行分析、评价，每半年向国家药品监督管理部门和国家卫生健康委员会报告，发现提示药品可能存在安全隐患的信息应当及时报告。

5. 定期安全性更新报告

（1）药品生产企业的要求：应当对本企业生产药品的不良反应报告和监测资料进行定期汇总分析，汇总国内外安全性信息，进行风险和效益评估，撰写定期安全性更新报告。设立新药监测期的国产药品，应当自取得批准证明文件之日起每满 1 年提交一次定期安全性更新报告，直至首次再注册，之后每 5 年报告一次；其他国产药品，每 5 年报告一次。首次进口的药品，自取得进口药品批准证明文件之日起每满 1 年提交一次定期安全性更新报告，直至首次再注册，之后每 5 年报告一次。

国产药品的定期安全性更新报告向药品生产企业所在地省级药品不良反应监测机构提交。进口药品（包括进口分包装药品）的定期安全性更新报告向国家药品不良反应监测中心提交。

（2）监测机构的要求：应当对收到的定期安全性更新报告进行汇总、分析和评价，于每年 4 月 1 日前将上一年度定期安全性更新报告统计情况和分析评价结果报省级药品监督管理部门和国家药品不良反应监测中心。国家药品不良反应监测中心应当对收到的定期安全性更新报告进行汇总、分析和评价，于每年 7 月 1 日前将上一年度国产药品和进口药品的定期安全性更新报告统计情况和分析评价结果报国家药品监督管理部门和国家卫生健康委员会。

（四）药品重点监测

1. 药品生产企业的要求　应当经常考察本企业生产药品的安全性，对新药监测期内的药品和首次进口 5 年内的药品，应当开展重点监测，并按要求对监测数据进行汇总、分析、评价和报告；对本企业生产的其他药品，应当根据安全性情况主动开展重点监测。

2. 监管部门的要求　省级以上药品监督管理部门根据药品临床使用和不良反应监测情况，可以要求药品生产企业对特定药品进行重点监测；必要时，也可以直接组织药品不良反应监测机构、医疗机构和科研单位开展药品重点监测。

3. 监测机构的要求　省级以上药品不良反应监测机构负责对药品生产企业开展的重点监测进行监督、检查，并对监测报告进行技术评价。

（五）评价与控制

1. 药品生产企业、经营企业和医疗机构的要求

（1）药品生产企业应当对收集到的药品不良反应报告和监测资料进行分析、评价，并主动开展药品安全性研究。对已确认发生严重不良反应的药品，应当通过各种有效途径将药品不良反应、合理用药信息及时告知医务人员、患者和公众；采取修改标签和说明书，暂停生产、销售、使用和召回等措施，减少和防止药品不良反应的重复发生。对不良反应大的药品，应当主动申请注销其批准证明文件。

（2）药品经营企业和医疗机构应当对收集到的药品不良反应报告和监测资料进行分析和评价，并采取有效措施减少和防止药品不良反应的重复发生。

2. 监测机构的要求　省级药品不良反应监测机构应当每季度对收到的药品不良反应报告进行综合分析，提取需要关注的安全性信息，并进行评价，提出风险管理建

议,及时报省级药品监督管理部门、卫生行政部门和国家药品不良反应监测中心。国家药品不良反应监测中心应当每季度对收到的严重药品不良反应报告进行综合分析,提取需要关注的安全性信息,并进行评价,提出风险管理建议,及时报国家药品监督管理部门和国家卫生健康委员会。

3. **监管部门的要求**　省级药品监督管理部门根据分析评价结果,可以采取暂停生产、销售、使用和召回药品等措施,并监督检查,同时将采取的措施通报同级卫生行政部门。国家药品监督管理部门根据药品分析评价结果,可以要求企业开展药品安全性、有效性相关研究。必要时,应当采取责令修改药品说明书,暂停生产、销售、使用和召回药品等措施,对不良反应大的药品,应当撤销药品批准证明文件,并将有关措施及时通报国家卫生健康委员会。

（六）信息管理

1. **监测机构的要求**　各级药品不良反应监测机构应当对收到的药品不良反应报告和监测资料进行统计和分析,并以适当形式反馈。国家药品不良反应监测中心应当根据对药品不良反应报告和监测资料的综合分析和评价结果,及时发布药品不良反应警示信息。

2. **监管部门的要求**　省级以上药品监督管理部门应当定期发布药品不良反应报告和监测情况。

（七）法律责任

1. **药品生产企业**　有下列情形之一的,由所在地药品监督管理部门给予警告,责令限期改正,可以并处五千元以上三万元以下的罚款:①未按照规定建立药品不良反应报告和监测管理制度,或者无专门机构、专职人员负责本单位药品不良反应报告和监测工作的;②未建立和保存药品不良反应监测档案的;③未按照要求开展药品不良反应或者群体不良事件报告、调查、评价和处理的;④未按照要求提交定期安全性更新报告的;⑤未按照要求开展重点监测的;⑥不配合严重药品不良反应或者群体不良事件相关调查工作的;⑦其他违反本办法规定的。

药品生产企业有前款规定第④项、第⑤项情形之一的,按照《药品注册管理办法》的规定对相应药品不予再注册。

2. **药品经营企业**　有下列情形之一的,由所在地药品监督管理部门给予警告,责令限期改正;逾期不改的,处三万元以下的罚款:①无专职或者兼职人员负责本单位药品不良反应监测工作的;②未按照要求开展药品不良反应或者群体不良事件报告、调查、评价和处理的;③不配合严重药品不良反应或者群体不良事件相关调查工作的。

3. **医疗机构**　由所在地卫生行政部门给予警告,责令限期改正;逾期不改的,处三万元以下的罚款。情节严重并造成严重后果的,由所在地卫生行政部门对相关责任人给予行政处分:①无专职或者兼职人员负责本单位药品不良反应监测工作的;②未按照要求开展药品不良反应或者群体不良事件报告、调查、评价和处理的;③不配合严重药品不良反应或者群体不良事件相关调查工作的。

药品监督管理部门发现医疗机构有前款规定行为之一的,应当移交同级卫生行政部门处理。卫生行政部门对医疗机构作出行政处罚决定的,应当及时通报同级药品监督管理部门。

4. 各级药品监督管理部门、卫生行政部门和药品不良反应监测机构及其有关工作人员在药品不良反应报告和监测管理工作中违反本办法,造成严重后果的,依照有关规定给予行政处分。

5. 药品生产、经营企业和医疗机构违反相关规定,给药品使用者造成损害的,依法承担赔偿责任。

第六节　药品召回管理

药品是关系带人民身体健康和生命安全的特殊商品。从我国近年发生的"欣弗""齐二药""甲氨蝶呤"等药品安全事件之后,人们更加关注药品安全问题,建立药品召回制度的呼声也日益强烈。为加强药品安全监管,保障公众用药安全,2007 年 12 月 10 日,原国家食品药品监督管理局颁布《药品召回管理办法》正式施行,这标志着我国药品召回制度正式建立。

一、药品召回的概念与分类

(一) 药品召回的概念

药品召回,是指药品生产企业(包括进口药品的境外制药厂商)按照规定的程序收回已上市销售的存在安全隐患的药品。其中安全隐患是指由于研发、生产等原因可能使药品具有的危及人体健康和生命安全的不合理危险。已经确认假药劣药的,不适用召回程序。

(二) 药品召回的分类

1. 药品召回的类型　根据药品召回的主体不同,药品召回分为:

(1) 主动召回:药品生产企业应当对收集的信息进行分析,对可能存在安全隐患的药品进行调查评估,发现药品存在安全隐患的,应当决定召回。

(2) 责令召回:药品监督管理部门经过调查评估,认为存在安全隐患,药品生产企业应当召回药品而未主动召回的,应当责令药品生产企业召回药品。必要时,药品监督管理部门可以要求药品生产企业、经营企业和使用单位立即停止销售和使用该药品。

2. 药品召回的等级　根据药品安全隐患的严重程度,药品召回分为:

(1) 一级召回:使用该药品可能引起严重健康危害的。

(2) 二级召回:使用该药品可能引起暂时的或者可逆的健康危害的。

(3) 三级召回:使用该药品一般不会引起健康危害,但由于其他原因需要收回的。

二、主动召回与责令召回

(一) 主动召回

1. 召回责任主体　药品生产企业是药品召回的责任主体。

2. 主动召回情形　药品生产企业发现药品存在安全隐患,应采取主动召回,根据《药品召回管理办法》,药品生产企业应当对收集的信息进行分析,对可能存在安全隐患的药品进行调查评估。进口药品的境外制药厂商在境外实施药品召回的,应当及时报告国家药品监督管理部门;在境内进行召回的,由进口单位按照本办法的规定负责具体实施。

3. 调查评估报告内容

（1）召回药品的具体情况,包括名称、批次等基本信息。

（2）实施召回的原因。

（3）调查评估结果。

（4）召回分级。

4. 召回计划内容

（1）药品生产销售情况及拟召回的数量。

（2）召回措施的具体内容,包括实施的组织、范围和时限等。

（3）召回信息的公布途径与范围。

（4）召回的预期效果。

（5）药品召回后的处理措施。

（6）联系人的姓名及联系方式。

5. 召回评价 药品生产企业在召回完成后,应当对召回效果进行评价,向所在地省、自治区、直辖市药品监督管理部门提交药品召回总结报告。省、自治区、直辖市药品监督管理部门应当自收到总结报告之日起 10 日内对报告进行审查,并对召回效果进行评价,必要时组织专家进行审查和评价。审查和评价结论应当以书面形式通知药品生产企业。经过审查和评价,认为召回不彻底或者需要采取更为有效的措施的,药品监督管理部门应当要求药品生产企业重新召回或者扩大召回范围。

6. 召回级别及时限规定 见表4-3。

表4-3 药品召回级别及时限规定

时限规定 \ 分级	一级召回	二级召回	三级召回
通知停止销售和使用时限	24 小时内	48 小时	72 小时
向所在地省级药品监管 部门提交报告和计划时限	1 日内	3 日内	7 日内
报告药品召回进展时限	每日	每3 日	每7 日
省级药品监管部门收到总结报告进行审查时限	10 日内		

（二）责令召回

1. 药品监督管理部门的要求 药品监督管理部门作出责令召回决定后,应当将责令召回通知书送达药品生产企业。通知书包括以下内容:

（1）召回药品的具体情况,包括名称、批次等基本信息。

（2）实施召回的原因。

（3）调查评估结果。

（4）召回要求,包括范围和时限等。

药品监督管理部门应当按照规定对药品生产企业提交的药品召回总结报告进行审查,并对召回效果进行评价。经过审查和评价,认为召回不彻底或者需要采取更为有效的措施的,药品监督管理部门可以要求药品生产企业重新召回或者扩大召回范围。

2. 药品生产企业的要求　药品生产企业在收到责令召回通知书后,应当按照规定通知药品经营企业和使用单位,制定、提交召回计划,并组织实施。药品生产企业应当按照规定向药品监督管理部门报告药品召回的相关情况,进行召回药品的后续处理。

三、法律责任

(一) 药品生产企业违法的法律责任

1. 药品监督管理部门确认药品生产企业因违反法律、法规、规章规定造成上市药品存在安全隐患,依法应当给予行政处罚,但该企业已经采取召回措施主动消除或者减轻危害后果的,依照《行政处罚法》的规定从轻或者减轻处罚;违法行为轻微并及时纠正,没有造成危害后果的,不予处罚。药品生产企业召回药品的,不免除其依法应当承担的其他法律责任。

2. 药品生产企业发现药品存在安全隐患而不主动召回药品的,责令召回药品,并处应召回药品货值金额 3 倍的罚款;造成严重后果的,由原发证部门撤销药品批准证明文件,直至吊销《药品生产许可证》。

3. 药品监督管理部门责令召回,药品生产企业拒绝召回药品的,处应召回药品货值金额 3 倍的罚款;造成严重后果的,由原发证部门撤销药品批准证明文件,直至吊销《药品生产许可证》。

4. 药品生产企业在作出药品召回决定后,未在规定时间内通知药品经营企业、使用单位停止销售和使用需召回药品的,予以警告,责令限期改正,并处 3 万元以下罚款。

5. 药品生产企业未按照药品监督管理部门要求采取改正措施或者召回药品的,予以警告,责令限期改正,并处 3 万元以下罚款。

6. 药品生产企业未对召回药品的处理详细记录、未向药品生产企业所在地省、自治区、直辖市药品监督管理部门报告、未对必须销毁的药品在药品监督管理部门监督下销毁,予以警告,责令限期改正,并处 3 万元以下罚款。

7. 药品生产企业有下列情形之一的,予以警告,责令限期改正;逾期未改正的,处 2 万元以下罚款:

(1) 未按本办法规定建立药品召回制度、药品质量保证体系与药品不良反应监测系统的。

(2) 拒绝协助药品监督管理部门开展调查的。

(3) 未按照本办法规定提交药品召回的调查评估报告和召回计划、药品召回进展情况和总结报告的。

(4) 变更召回计划,未报药品监督管理部门备案的。

(二) 药品经营企业和使用单位违法的法律责任

1. 药品经营企业、使用单位发现其经营、使用的药品存在安全隐患的,未立即停止销售或者使用该药品,未通知药品生产企业或者供货商,未向药品监督管理部门报告。责令停止销售和使用,并处 1000 元以上 5 万元以下罚款;造成严重后果的,由原发证部门吊销《药品经营许可证》或者其他许可证。

2. 药品经营企业、使用单位拒绝配合药品生产企业或者药品监督管理部门开展有关药品安全隐患调查、拒绝协助药品生产企业召回药品的,予以警告,责令改正,可以并处 2 万元以下罚款。

（三）药品监督管理部门及其工作人员违法的法律责任

药品监督管理部门及其工作人员不履行职责或者滥用职权的,按照有关法律、法规规定予以处理。

扫一扫,
测一测

复习思考题

1. 什么是药品？药品的分类管理有哪些？
2. 简述基本药物的含义及国家基本药物目录遴选原则。
3. 简述药品分类管理的意义。
4. 药品监督管理部门根据药品不良反应的评价结果可采取哪些控制措施？
5. 我国药品召回的含义是什么？如何分类和分级？

（贺盛亮）

第五章

《药品管理法》与《中医药法》

 学习要点

《药品管理法》的立法目的、适用范围,我国发展药品的方针与政策;开办药品生产企业、药品经营企业的程序,《药品生产许可证》《药品经营许可证》的变更;医疗机构配制制剂的审批程序;《药品管理法》及《药品管理法实施条例》中关于药品生产、药品经营及医疗机构制剂的主要管理规定;假、劣药的界定;药品包装管理、药品价格和广告管理;违反《药品管理法》及《药品管理法实施条例》应承担的法律责任;《中医药法》主要内容。

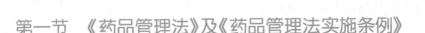

第一节 《药品管理法》及《药品管理法实施条例》

《中华人民共和国药品管理法》(简称《药品管理法》)是我国第一部全面的、综合性药品法律,现行版本为 2015 年 4 月 24 日修正版。《中华人民共和国药品管理法实施条例》(简称《药品管理法实施条例》)是《药品管理法》的配套法规,《药品管理法实施条例》是对《药品管理法》的补充、完善、细化,增加了可操作性规定,现行版为 2016 年 2 月 6 日修订修正版。两个法体例一致,均分为 10 章(总则;药品生产企业管理;药品经营企业管理;医疗机构的药剂管理;药品管理;药品包装的管理;药品价格和广告的管理;药品监督;法律责任;附则)。《药品管理法》共 104 条,《药品管理法实施条例》共 80 条。

一、总则

总则是一部法律总的原则和基本制度。总则内容,《药品管理法》共 6 条,《药品管理法实施条例》共 2 条。其内容包括《药品管理法》的立法宗旨以及适用范围;国家发展药品的方针政策;我国药品管理体制;药品检验机构的设置和职责。

(一) 立法宗旨

《药品管理法》的立法宗旨是加强药品监督管理,保证药品质量,保障人体用药安全,维护人民身体健康和用药的合法权益。

(二) 适用范围

1. 地域范围 《药品管理法》适用的地域范围是指"在中华人民共和国境内",即我国的边境范围内,而不是有的法律规定的中华人民共和国"领域内"。中国香港、中国澳门特别行政区按照其基本法规规定办理。

2. 对象范围 《药品管理法》适用的对象范围是指从事药品研制、生产、经营、使用和监督管理的单位或者个人。值得注意的是"药品的使用单位或者个人",这里仅指医疗机构给患者使用药品的活动以及具有药品监督管理的责任者,不包括使用药品的患者。

(三)国家发展药品的方针政策

1. 国家发展现代药和传统药,充分发挥其在预防、医疗和保健中的作用 现代药和传统药都是我国医药事业的重要组成部分,在疾病的预防、治疗和保健中发挥着重要作用,努力发展现代药和传统药,坚持中西药并重,将对保障人民身体健康,满足人们对健康水平日益增长的需求,促进经济发展发挥重要的作用。

2. 国家保护野生药材资源,鼓励培育中药材 保护、开发和合理利用中药材资源,是促进我国中医药事业持续发展的重要方面,严厉打击破坏野生药材资源的行为,采用家种(养)和人工培育的中药材替代一些野生药材。

3. 国家鼓励研究和创制新药,保护公民、法人和其他组织研究、开发新药的合法权益 研究开发新药是发展药品的主要途径,是防治疾病,保护人民健康的基本需求。我国是一个制药大国,但不是制药强国,与发达国家的新药开发能力相比存在较大差距,特别是自主研发新的化学药、生物药方面更有差距。加入世界贸易组织(WTO)后,中国药品的研制必须从仿制走向创新,在自主知识产权的新药研发方面必须加大投入,才能在竞争中立于不败之地。

(四)药品监督管理体制

国务院药品监督管理部门主管全国药品监督管理工作。国务院有关部门在各自的职责范围内负责与药品有关的监督管理工作。国务院药品监督管理部门是国家药品监督管理局,国务院有关部门主要指:国家卫生健康委员会、国家中医药管理局、国家工商行政管理局、国家发展与改革委员会、人力资源和社会保障部等。

省、自治区、直辖市人民政府药品监督管理部门负责本行政区域内的药品监督管理工作。省、自治区、直辖市人民政府有关部门在各自的职责范围内负责与药品有关的监督管理工作。

(五)药品检验机构的设置和职责

药品监督管理部门设置或者确定的药品检验机构,承担依法实施药品审批和药品质量监督检查所需的药品检验工作。省、自治区、直辖市人民政府药品监督管理部门可以在本行政区域内设置药品检验机构。地方药品检验机构的设置规划由省、自治区、直辖市人民政府药品监督管理部门提出,报省、自治区、直辖市人民政府批准。

二、药品生产企业管理

药品生产企业管理内容,《药品管理法》共7条(7~13条),《药品管理法实施条例》共8条(3~10条)。主要规定了开办药品生产企业的程序及条件;《药品生产许可证》的换发、缴销以及变更;药品生产应遵守的规定。

(一)开办药品生产企业的程序

《药品管理法》第7条规定:开办药品生产企业,须经企业所在地省、自治区、直辖市人民政府药品监督管理部门批准并发给《药品生产许可证》。无《药品生产许可证》的,不得生产药品。《药品管理法实施条例》第3条作了补充规定:省、自治区、直辖市人民政府药品监督管理部门应当自收到申请之日起30个工作日内,依据《药品管理法》第8条规定的开办条件组织验收;验收合格的,发给《药品生产许可证》。具体见图5-1。

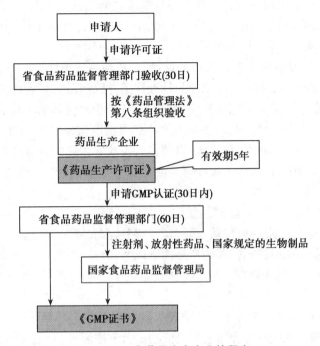

图5-1 开办药品生产企业的程序

（二）开办药品生产企业的条件

《药品管理法》第8条规定了开办药品生产企业必须具备4个条件:

1. 人员条件 具有依法经过资格认定的药学技术人员、工程技术人员及相应的技术工人。

2. 硬件 具有与其药品生产相适应的厂房、设施和卫生环境。

3. 质量管理条件 具有能对所生产药品进行质量管理和质量检验的机构、人员以及必要的仪器设备。

4. 软件 具有保证药品质量的规章制度。

省级药品监督管理部门审批开办药品生产企业,除了严格按照上述条件,还应符合国家制定的药品行业发展规划和产业政策,防止重复建设。

（三）《药品生产许可证》的换证、缴销以及变更

1. 《药品生产许可证》的换证 《药品生产许可证》有效期为5年。有效期届满,需要继续生产药品的,持证企业应当在许可证有效期届满前6个月,按照国务院药品监督管理部门的规定申请换发《药品生产许可证》。

2. 《药品生产许可证》的缴销 药品生产企业终止生产药品或者关闭的,《药品生产许可证》由原发证部门缴销。

3. 《药品生产许可证》的变更 药品生产企业变更《药品生产许可证》许可事项

的,应当在许可事项发生变更 30 日前,向原发证机关申请《药品生产许可证》变更登记;未经批准,不得变更许可事项。原发证机关应当自收到申请之日起 15 个工作日内作出决定。

(四)药品生产应遵守的规定

1. 药品生产企业必须按 GMP 要求组织生产 《药品管理法》第 9 条规定药品生产企业必须按照国务院药品监督管理部门依据本法制定的《药品生产质量管理规范》组织生产。《药品管理法实施条例》第 5、6 条对 GMP 认证行政主体及认证权限,认证时限等内容作了规定。(详见本教材第 11 章"药品生产管理")

2. 药品生产应遵循的依据及生产记录规定 《药品管理法》第 10 条规定:①除中药饮片的炮制外,药品必须按照国家药品标准和国务院药品监督管理部门批准的生产工艺进行生产,生产记录必须完整准确。药品生产企业改变影响药品质量的生产工艺的,必须报原批准部门审核批准。②中药饮片必须按照国家药品标准炮制;国家药品标准没有规定的,必须按照省、自治区、直辖市人民政府药品监督管理部门制定的炮制规范炮制。省、自治区、直辖市人民政府药品监督管理部门制定的炮制规范应当报国务院药品监督管理部门备案。

3. 生产药品所需的原料、辅料的规定 《药品管理法实施条例》第 9 条规定药品生产企业生产药品所使用的原料药,必须具有国务院药品监督管理部门核发的药品批准文号或者进口药品注册证书、医药产品注册证书;但是,未实施批准文号管理的中药材、中药饮片除外。《药品管理法》第 11 条规定生产药品所需的原料、辅料,必须符合药用要求。

4. 药品生产检验的规定 《药品管理法》第 12 条规定药品生产企业必须对其生产的药品进行质量检验;不符合国家药品标准或者不按照省、自治区、直辖市人民政府药品监督管理部门制定的中药饮片炮制规范炮制的,不得出厂。

 案例分析

"欣弗事件"

案情介绍:2006 年 6 月安徽 HY 生物药业有限公司生产的克林霉素磷酸酯葡萄糖注射液(欣弗)引发多起不良反应事件,共涉及全国 10 多个省市 10 余人死亡。原国家食品药品监督管理局会同安徽省食品药品监督管理局对安徽 HY 生物药业有限公司进行现场检查。经查,该公司 2006 年 6 月至 7 月生产的克林霉素磷酸酯葡萄糖注射液未按批准的工艺参数灭菌,降低灭菌温度,缩短灭菌时间,增加灭菌柜装载量,影响了灭菌效果(按照批准的工艺,该药品应当经过 105℃、30 分钟的灭菌过程。但安徽 HY 却擅自将灭菌温度降低到 100～104℃ 不等,将灭菌时间缩短到 1 到 4 分钟不等,明显违反规定。)经中国药品生物制品检定所对相关样品进行检验,结果表明,无菌检查和热原检查不符合规定。

分析讨论:该药品生产企业违反了哪些规定?对企业的违法行为该如何定性?企业及相关责任人员应承担怎样的法律责任?

5. 药品委托生产的规定

(1)接受委托生产的审批:《药品管理法》第 13 条规定经省、自治区、直辖市人民政府药品监督管理部门批准,药品生产企业可以接受委托生产药品。

（2）接受委托生产药品生产企业的条件：《药品管理法实施条例》第10条第1款规定接受委托生产药品的，受托方必须是持有与其受托生产的药品相适应的《药品生产质量管理规范》认证证书的药品生产企业。

（3）不得委托生产的药品：《药品管理法实施条例》第10条第2款规定疫苗、血液制品和国务院药品监督管理部门规定的其他药品，不得委托生产。

三、药品经营企业管理

药品经营企业管理的内容，《药品管理法》共8条（14～21条），《药品管理法实施条例》共9条（11～19条）。主要规定了开办药品经营企业的程序及条件；《药品经营许可证》的换发、缴销以及变更；药品经营应遵守的规定。

（一）开办药品经营企业的程序

《药品管理法》第14条规定：开办药品批发企业，须经企业所在地省、自治区、直辖市人民政府药品监督管理部门批准并发给《药品经营许可证》；开办药品零售企业，须经企业所在地县级以上地方药品监督管理部门批准并发给《药品经营许可证》。无《药品经营许可证》的，不得经营药品。《药品管理法实施条例》第11、12条作了更细致的补充规定。具体见图5-2。

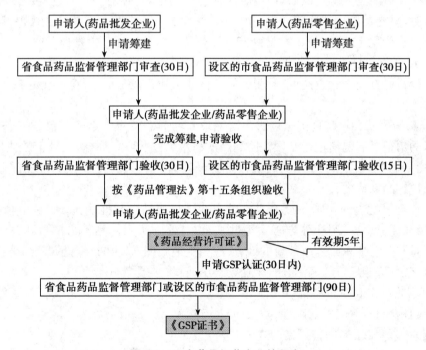

图5-2 开办药品经营企业的程序

（二）开办药品经营企业的条件

《药品管理法》第15条规定了开办药品生产企业必须具备四个条件：

1. **人员条件** 具有依法经过资格认定的药学技术人员。

2. **硬件** 具有与所经营药品相适应的营业场所、设备、仓储设施、卫生环境。

3. **质量管理条件** 具有与所经营药品相适应的质量管理机构或者人员。

4. **软件** 具有保证所经营药品质量的规章制度。

（三）《药品经营许可证》的换证、缴销以及变更

1. **《药品经营许可证》的换证** 《药品经营许可证》有效期为 5 年。有效期届满，需要继续经营药品的，持证企业应当在许可证有效期届满前 6 个月，按照国务院药品监督管理部门的规定申请换发《药品经营许可证》。

2. **《药品经营许可证》的缴销** 药品经营企业终止经营药品或者关闭的，《药品经营许可证》由原发证机关缴销。

3. **《药品经营许可证》的变更** 《药品经营许可证》的变更分为许可事项变更与登记事项变更。许可事项变更是指经营方式、经营范围、注册地址、仓库地址（包括增减仓库）、企业法定代表人或负责人以及质量负责人的变更。许可事项变更以外情况的变更称为登记事项的变更。药品经营企业变更《药品经营许可证》许可事项的，应当在许可事项发生变更 30 日前，向原发证机关申请《药品经营许可证》变更登记；未经批准，不得变更许可事项。原发证机关应当自收到企业申请之日起 15 个工作日内作出决定。

（四）药品经营应遵守的规定

1. **药品经营企业必须按 GSP 要求组织经营** 《药品管理法》第 16 条规定药品经营企业必须按照国务院药品监督管理部门依据本法制定的《药品经营质量管理规范》组织经营。《药品管理法实施条例》第 13 条对 GSP 认证行政主体及认证权限、认证时限等内容作了规定。（详见本教材第 12 章"药品经营及流通监督管理"）

2. **购进药品必须建立并执行进货检查验收制度** 药品经营企业购进药品，必须建立并执行进货检查验收制度，验明药品合格证明和其他标识；不符合规定要求的，不得购进。

3. **购销药品必须有真实完整的购销记录** 药品经营企业购销药品，必须有真实完整的购销记录。购销记录必须注明药品的通用名称、剂型、规格、批号、有效期、生产厂商、购（销）货单位、购（销）货数量、购销价格、购（销）货日期及国务院药品监督管理部门规定的其他内容。

4. **销售药品"三必须"** ①药品经营企业销售药品必须准确无误，并正确说明用法、用量和注意事项；调配处方必须经过核对，对处方所列药品不得擅自更改或者代用。②对有配伍禁忌或者超剂量的处方，应当拒绝调配；必要时，经处方医师更正或者重新签字，方可调配。③药品经营企业销售中药材，必须标明产地。

5. **必须制定和执行药品保管制度** 药品经营企业必须制定和执行药品保管制度，采取必要的冷藏、防冻、防潮、防虫、防鼠等措施，保证药品质量。

6. **城乡集贸市场销售药品的规定**

（1）城乡集市贸易市场出售中药材的规定：城乡集市贸易市场可以出售中药材，国务院另有规定的除外。国务院规定除外的情形包括：①罂粟壳；②28 种毒性中药材；③国家重点保护的 42 种野生药材物种；④实施批准文号管理的中药材。

（2）药品零售企业在城乡集市贸易市场设点销售药品的规定：城乡集市贸易市场不得出售中药材以外的药品，但持有《药品经营许可证》的药品零售企业在规定的范围内可以在城乡集市贸易市场设点出售中药材以外的药品。具体办法由国务院规定。

（3）交通不便的边远地区城乡集市贸易市场销售药品的规定：交通不便的边远地区城乡集市贸易市场没有药品零售企业的，当地药品零售企业经所在地县（市）药品监督管理机构批准并到工商行政管理部门办理登记注册后，可以在该城乡集市贸易市场内设点并在批准经营的药品范围内销售非处方药。

四、医疗机构的药剂管理

医疗机构的药剂管理内容，《药品管理法》共7条（22～28条），《药品管理法实施条例》共8条（20～27条）。主要规定了医疗机构配制制剂的审批；《医疗机构制剂许可证》的换发、缴销以及变更；医疗机构制剂管理规定。

（一）医疗机构配制制剂的行政许可

《药品管理法》第23条规定：医疗机构配制制剂，须经所在地省、自治区、直辖市人民政府卫生行政部门审核同意，由省、自治区、直辖市人民政府药品监督管理部门批准，发给《医疗机构制剂许可证》。无《医疗机构制剂许可证》的，不得配制制剂。具体见图5-3。

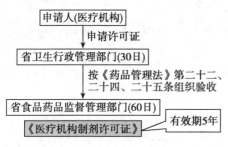

图5-3 医疗机构配制制剂行政许可流程

（二）医疗机构配制制剂的条件

《药品管理法》第22、24、25条规定了医疗机构配制制剂的条件：

1. 人员条件 《药品管理法》第22条规定医疗机构必须配备依法经过资格认定的药学技术人员。非药学技术人员不得直接从事药剂技术工作。

2. 软件 《药品管理法》第24条规定医疗机构配制制剂，必须具有能够保证制剂质量的设施、管理制度、检验仪器和卫生条件。

3. 医疗机构制剂品种要求 《药品管理法》第25条规定医疗机构配制的制剂，应当是本单位临床需要而市场上没有供应的品种，并须经所在地省、自治区、直辖市人民政府药品监督管理部门批准后方可配制。

（三）医疗机构药品的管理规定

1. 医疗机构制剂的使用管理规定 《药品管理法》第25条规定医疗机构配制的制剂必须按照规定进行质量检验；合格的，凭医师处方在本医疗机构使用。特殊情况下，经国务院或者省、自治区、直辖市人民政府的药品监督管理部门批准，医疗机构配制的制剂可以在指定的医疗机构之间调剂使用。医疗机构配制的制剂，不得在市场销售。

2. 医疗机构购进药品的管理 《药品管理法》第26条规定医疗机构购进药品，必须建立并执行进货检查验收制度，验明药品合格证明和其他标识；不符合规定要求的，不得购进和使用。《药品管理法实施条例》第26条规定医疗机构购进药品，必须有真实、完整的药品购进记录。药品购进记录必须注明药品的通用名称、剂型、规格、批号、有效期、生产厂商、供货单位、购货数量、购进价格、购货日期以及国务院药品监督管理部门规定的其他内容。

3. 医疗机构调配处方管理规定 《药品管理法》第27条规定医疗机构的药剂人

员调配处方,必须经过核对,对处方所列药品不得擅自更改或者代用。对有配伍禁忌或者超剂量的处方,应当拒绝调配;必要时,经处方医师更正或者重新签字,方可调配。

4. 医疗机构药品保管管理规定 《药品管理法》第 28 条规定医疗机构必须制定和执行药品保管制度,采取必要的冷藏、防冻、防潮、防虫、防鼠等措施,保证药品质量。

5. 医疗机构配备药品的限制 《药品管理法实施条例》第 27 条规定:①医疗机构向患者提供的药品应当与诊疗范围相适应,并凭执业医师或者执业助理医师的处方调配。②计划生育技术服务机构采购和向患者提供药品,其范围应当与经批准的服务范围相一致,并凭执业医师或者执业助理医师的处方调配。③个人设置的门诊部、诊所等医疗机构不得配备常用药品和急救药品以外的其他药品。常用药品和急救药品的范围和品种,由所在地的省、自治区、直辖市人民政府卫生行政部门会同同级人民政府药品监督管理部门规定。

五、药品管理

药品管理的内容,《药品管理法》共 23 条(29 ~ 51 条),《药品管理法实施条例》共 15 条(28 ~ 42 条)。其内容主要包括:药品注册管理规定;药品标准管理;药品进、出口管理;制定检验机构检验的管理规定;药品的再评价与淘汰;特殊管理药品的管理;药品管理制度;假、劣药的界定等。

(一) 新药与已有国家标准药品的注册管理规定

1. 药物的临床前研究与临床研究管理规定

(1) 药物的临床研究审批管理规定:《药品管理法》第 29 条规定:研制新药,必须按照国务院药品监督管理部门的规定如实报送研制方法、质量指标、药理及毒理试验结果等有关资料和样品,经国务院药品监督管理部门批准后,方可进行临床试验。《药品管理法实施条例》第 30 条规定:药物临床试验申请经国务院药品监督管理部门批准后,申报人应当在经依法认定的具有药物临床试验资格的机构中选择承担药物临床试验的机构,并将该临床试验机构报国务院药品监督管理部门和国务院卫生行政部门备案。

(2) 必须执行 GLP、GCP:《药品管理法》第 30 条、《药品管理法实施条例》第 28 条规定:药物的非临床安全性评价研究机构和临床试验机构必须分别执行药物非临床研究质量管理规范、药物临床试验质量管理规范。

2. 药品生产上市的审批规定 《药品管理法》第 31 条规定:生产新药或者已有国家标准的药品的,须经国务院药品监督管理部门批准,并发给药品批准文号;但是,生产没有实施批准文号管理的中药材和中药饮片除外。实施批准文号管理的中药材、中药饮片品种目录由国务院药品监督管理部门会同国务院中医药管理部门制定。《药品管理法实施条例》第 31 条,作了更详细的补充规定。

(二) 药品标准管理规定

药品必须符合国家药品标准。国务院药品监督管理部门颁布的《中华人民共和国药典》和药品标准为国家药品标准。中药饮片必须按照国家药品标准炮制;国家药品标准没有规定的,必须按照省、自治区、直辖市人民政府药品监督管理部门制定的炮制规范炮制。

（三）药品进、出口管理

1. 进口药品的条件　《药品管理法实施条例》第 35 条规定：申请进口的药品，应当是在生产国家或者地区获得上市许可的药品；未在生产国家或者地区获得上市许可的，经国务院药品监督管理部门确认该药品品种安全、有效而且临床需要的，可以依照《药品管理法》及本条例的规定批准进口。

2. 进口药品的审批　药品进口，须经国务院药品监督管理部门组织审查，经审查确认符合质量标准、安全有效的，方可批准进口，并发给进口药品注册证书。国外企业生产的药品取得《进口药品注册证》方可进口，中国香港、中国澳门和中国台湾地区企业生产的药品取得《医药产品注册证》后，方可在内地销售。

3. 进口药品流程　①进口药品到岸后，进口单位应当持《进口药品注册证》或者《医药产品注册证》以及产地证明原件、购货合同副本、装箱单、运单、货运发票、出厂检验报告书、说明书等材料，向口岸所在地药品监督管理部门备案。②口岸所在地药品监督管理部门经审查，提交的材料符合要求的，发给《进口药品通关单》。③进口单位凭《进口药品通关单》向海关办理报关验放手续。④口岸所在地药品监督管理部门应当通知药品检验机构对进口药品逐批进行抽查检验。

4. 指定检验机构检验的规定　国务院药品监督管理部门对下列药品在销售前或者进口时，指定药品检验机构进行检验；检验不合格的，不得销售或者进口：①国务院药品监督管理部门规定的生物制品；②首次在中国销售的药品；③国务院规定的其他药品。

5. 麻醉药品和精神药品进、出口管理规定　进口、出口麻醉药品和国家规定范围内的精神药品，必须持有国务院药品监督管理部门发给的《进口准许证》《出口准许证》。

（四）药品的再评价与淘汰

《药品管理法》第 42 条规定：国务院药品监督管理部门对已经批准生产或者进口的药品，应当组织调查；对疗效不确切、不良反应大或者其他原因危害人体健康的药品，应当撤销批准文号或者进口药品注册证书。

（五）特殊管理药品的管理

《药品管理法》第 35 条规定国家对麻醉药品、精神药品、医疗用毒性药品、放射性药品，实行特殊管理。详见本教材第 7 章"特殊管理药品的管理"。

（六）药品管理制度

1. 中药品种保护制度：《药品管理法》第 36 条规定国家实行中药品种保护制度。详见本教材第 8 章"中药管理"。

2. 处方药与非处方药分类管理制度：《药品管理法》第 36 条规定国家对药品实行处方药与非处方药分类管理制度。详见本教材第 4 章"药品与药品管理制度"。

3. 药品储备制度：《药品管理法》第 43 条规定国家实行药品储备制度。国内发生重大灾情、疫情及其他突发事件时，国务院规定的部门可以紧急调用企业药品。

（七）禁止生产（包括配制）、销售假、劣药。

1. 假药的界定：有下列情形之一的，为假药：①药品所含成分与国家药品标准规定的成分不符的；②以非药品冒充药品或者以他种药品冒充此种药品的。有下列情形之一的药品，按假药论处：①国务院药品监督管理部门规定禁止使用的；②依照本法必须批准而未经批准生产、进口,或者依照本法必须检验而未经检验即销售的;③变质的;④被污染的;⑤使用依照本法必须取得批准文号而未取得批准文号的原料药生产的;⑥所标明的适应证或者功能主治超出规定范围的。

2. 劣药的界定:药品成分的含量不符合国家药品标准的,为劣药。有下列情形之一的药品,按劣药论处:①未标明有效期或者更改有效期的;②不注明或者更改生产批号的;③超过有效期的;④直接接触药品的包装材料和容器未经批准的;⑤擅自添加着色剂、防腐剂、香料、矫味剂及辅料的;⑥其他不符合药品标准规定的。

六、药品包装的管理

药品包装的管理,《药品管理法》共 3 条(52 ~ 54 条),《药品管理法实施条例》共 4 条(43 ~ 46 条)。其内容主要包括:药包材的管理规定;药品包装管理规定;药品标签和说明书管理规定。

(一)直接接触药品的包装材料和容器管理规定

直接接触药品的包装材料和容器也称为药包材或内包材。《药品管理法》第 52 条规定直接接触药品的包装材料和容器,必须符合药用要求,符合保障人体健康、安全的标准,并由药品监督管理部门在审批药品时一并审批。药品生产企业不得使用未经批准的直接接触药品的包装材料和容器。

(二)药品包装管理规定

1. 包装应遵循的原则 《药品管理法》第 53 条规定药品包装必须适合药品质量的要求,方便储存、运输和医疗使用。发运中药材必须有包装。在每件包装上,必须注明品名、产地、日期、调出单位,并附有质量合格的标志。

2. 中药饮片包装管理规定 《药品管理法实施条例》第 44 条规定生产中药饮片,应当选用与药品性质相适应的包装材料和容器;包装不符合规定的中药饮片,不得销售。中药饮片包装必须印有或者贴有标签。

(三)标签和说明书管理规定

1. 标签和说明书应注明的内容 《药品管理法》第 54 条规定标签或者说明书上必须注明药品的通用名称、成分、规格、生产企业、批准文号、产品批号、生产日期、有效期、适应证或者功能主治、用法、用量、禁忌、不良反应和注意事项。

2. 专有标志管理规定 《药品管理法》第 55 条规定麻醉药品、精神药品、医疗用毒性药品、放射性药品、外用药品和非处方药的标签,必须印有规定的标志。

3. 中药饮片标签管理规定 《药品管理法实施条例》第 44 条规定中药饮片的标签必须注明品名、规格、产地、生产企业、产品批号、生产日期,实施批准文号管理的中药饮片还必须注明药品批准文号。

七、药品价格和广告的管理

药品价格和广告的管理,《药品管理法》共 8 条(55 ~ 62 条),《药品管理法实施条例》共 4 条(47 ~ 50 条)。其内容主要包括:药品定价的主要形式及价格管理规定;药品广告管理规定。

(一)药品价格管理规定

1. 药品价格管理形式 药品价格以市场调节价为主,市场调节价指由经营者自主制定,通过市场竞争形成的价格。依法实行市场调节价的药品,药品的生产企业、经营企业和医疗机构应当按照公平、合理和诚实信用、质价相符的原则制定价格,为用药者提供价格合理的药品。

2. 提供药品价格信息的义务性规定 《药品管理法》第56条规定:药品的生产企业、经营企业、医疗机构应当依法向政府价格主管部门提供其药品的实际购销价格和购销数量等资料。《药品管理法》第57条规定:医疗机构应当向患者提供所用药品的价格清单;医疗保险定点医疗机构还应当按照规定的办法如实公布其常用药品的价格,加强合理用药的管理。

3. 禁止给予、收受回扣的规定 《药品管理法》第58条规定:①禁止药品的生产企业、经营企业和医疗机构在药品购销中账外暗中给予、收受回扣或者其他利益。②禁止药品的生产企业、经营企业或者其代理人以任何名义给予使用其药品的医疗机构的负责人、药品采购人员、医师等有关人员以财物或者其他利益。③禁止医疗机构的负责人、药品采购人员、医师等有关人员以任何名义收受药品的生产企业、经营企业或者其代理人给予的财物或者其他利益。

（二）药品广告管理

1. 药品广告的审批 《药品管理法》第59条第1款规定:药品广告须经企业所在地省、自治区、直辖市人民政府药品监督管理部门批准,并发给药品广告批准文号;未取得药品广告批准文号的,不得发布。

2. 药品广告的监管 《药品管理法》第61条规定:省、自治区、直辖市人民政府药品监督管理部门应当对其批准的药品广告进行检查,对于违反本法和《中华人民共和国广告法》的广告,应当向广告监督管理机关通报并提出处理建议,广告监督管理机关应当依法作出处理。

3. 药品广告内容的限制 《药品管理法》第60条规定:药品广告的内容必须真实、合法,以国务院药品监督管理部门批准的说明书为准,不得含有虚假的内容。药品广告不得含有不科学的表示功效的断言或者保证;不得利用国家机关、医药科研单位、学术机构或者专家、学者、医师、患者的名义和形象作证明。非药品广告不得有涉及药品的宣传。

4. 处方药广告的限制 《药品管理法》第59条第2款规定:处方药可以在国务院卫生行政部门和国务院药品监督管理部门共同指定的医学、药学专业刊物上介绍,但不得在大众传播媒介发布广告或者以其他方式进行以公众为对象的广告宣传。

八、药品监督

药品监督,《药品管理法》共9条(63～71条),《药品管理法实施条例》共7条(51～57条)。其内容主要包括:药品监督检查;药品质量监督检验;跟踪检查;对药品监督管理部门和药品检验机构的禁止性规定;关于药品行政收费的规定等。

药品监督是指药品监督管理的行政主体,依照法定职权,对行政相对方是否遵守法律法规、行政命令、决定和措施采取的监督检查活动。

（一）药品监督检查

1. 药品监督检查的行政主体和行政相对方 规定药品监督管理部门(行政主体)有权按照法律、行政法规的规定对报经其审批的药品研制和药品的生产、经营以及医

疗机构使用药品的事项(行政相对方)进行监督检查,有关单位和个人不得拒绝和隐瞒。(《药品管理法》第63条)

2. 质量抽查检验 药品监督管理部门根据监督检查的需要,可以对药品质量进行抽查检验。抽查检验应当由两名以上药品监督检查人员按照规定抽样,并不得收取任何费用。被抽检方应当提供抽检样品,不得拒绝。药品被抽检单位没有正当理由,拒绝抽查检验的,国务院药品监督管理部门和被抽检单位所在地省、自治区、直辖市人民政府药品监督管理部门可以宣布停止该单位拒绝抽检的药品上市销售和使用。(《药品管理法》第64条;《药品管理法实施条例》第52条)

3. 质量公告 国务院和省、自治区、直辖市人民政府的药品监督管理部门应当定期公告药品质量抽查检验的结果。药品质量公告应当包括抽验药品的品名、检品来源、生产企业、生产批号、药品规格、检验机构、检验依据、检验结果、不合格项目等内容。药品质量公告不当的,发布部门应当自确认公告不当之日起5日内,在原公告范围内予以更正。(《药品管理法》第65条;《药品管理法实施条例》第54条)

4. 复验申请 当事人对药品检验机构的检验结果有异议的,可以自收到药品检验结果之日起7日内向原药品检验机构或者上一级药品监督管理部门设置或者确定的药品检验机构申请复验,也可以直接向国务院药品监督管理部门设置或者确定的药品检验机构申请复验。受理复验的药品检验机构必须在国务院药品监督管理部门规定的时间内作出复验结论。(《药品管理法》第66条)

5. 跟踪检查 药品监督管理部门应当按照规定,依据《药品生产质量管理规范》《药品经营质量管理规范》,对经其认证合格的药品生产企业、药品经营企业进行认证后的跟踪检查。(《药品管理法》第67条)

(二) 对药品监督管理部门和药品检验机构的禁止性规定

1. 反不正当竞争 地方人民政府和药品监督管理部门不得以要求实施药品检验、审批等手段限制或者排斥非本地区药品生产企业依照本法规定生产的药品进入本地区。(《药品管理法》第68条)

2. 不得参与药品生产经营活动 ①药品监督管理部门及其设置的药品检验机构和确定的专业从事药品检验的机构不得参与药品生产经营活动,不得以其名义推荐或者监制、监销药品。②药品监督管理部门及其设置的药品检验机构和确定的专业从事药品检验的机构的工作人员不得参与药品生产经营活动。(《药品管理法》第69条)

(三) 实行药品不良反应报告制度

国家实行药品不良反应报告制度。药品生产企业、药品经营企业和医疗机构必须经常考察本单位所生产、经营、使用的药品质量、疗效和反应。发现可能与用药有关的严重不良反应,必须及时向当地省、自治区、直辖市人民政府药品监督管理部门和卫生行政部门报告。具体办法由国务院药品监督管理部门会同国务院卫生行政部门制定。

对已确认发生严重不良反应的药品,国务院或者省、自治区、直辖市人民政府的药品监督管理部门可以采取停止生产、销售、使用的紧急控制措施,并应当在5日内组织鉴定,自鉴定结论作出之日起15日内依法作出行政处理决定。

(四) 药品行政收费的规定

1. 药品抽查检验收费规定 药品抽查检验不得收取任何费用。

2. 复验检验费用规定 当事人对药品检验结果有异议,申请复验的,应当按照国务院有关部门或者省、自治区、直辖市人民政府有关部门的规定,向复验机构预先支付药品检验费用。复验结论与原检验结论不一致的,复验检验费用由原药品检验机构承担。

3. 其他费用规定　依据《药品管理法》和本条例的规定核发证书、进行药品注册、药品认证和实施药品审批检验及其强制性检验,可以收取费用。具体收费标准由国务院财政部门、国务院价格主管部门制定。

九、法律责任

法律责任,《药品管理法》共 28 条(72 ~ 99 条),《药品管理法实施条例》共 19 条(58 ~ 76 条)。其内容主要包括:违反有关许可证、药品批准证明文件的规定的违法行为应承担的法律责任;生产、销售假、劣药应承担的法律责任;行政主体违法行为应承担的法律责任等。

法律责任是指违法者对自己违法行为必须承担的责任。根据违法的性质和危害不同,可以将法律责任分为民事责任、行政责任、刑事责任和违宪责任四种。

(一) 违反有关许可证、药品批准证明文件的规定的违法行为应承担的法律责任

1. 无证生产、经营药品应承担的法律责任　《药品管理法》第 72 条规定"未取得《药品生产许可证》《药品经营许可证》或者《医疗机构制剂许可证》生产药品、经营药品的,依法予以取缔,没收违法生产、销售的药品和违法所得,并处违法生产、销售的药品(包括已售出的和未售出的药品,下同)货值金额 2 倍以上 5 倍以下的罚款;构成犯罪的,依法追究刑事责任。"

2. 参照《药品管理法》第 72 条规定承担法律责任的情形　①药品的生产企业、经营企业或者医疗机构违反《药品管理法》第三十四条的规定,从无《药品生产许可证》《药品经营许可证》的企业购进药品的;②未经批准,在未经批准的医疗机构擅自使用其他医疗机构配制的制剂的;③个人设置的门诊部、诊所等医疗机构向患者提供的药品超出规定的范围和品种的;④未经批准,擅自在城乡集市贸易市场设点销售药品或者在城乡集市贸易市场设点销售的药品超出批准经营的药品范围的。

3. 伪造、变造、买卖、出租、出借许可证或者药品批准证明文件应承担的法律责任　《药品管理法》第 81 条规定"伪造、变造、买卖、出租、出借许可证或者药品批准证明文件的,没收违法所得,并处违法所得 1 倍以上 3 倍以下的罚款;没有违法所得的,处 2 万元以上 10 万元以下的罚款;情节严重的,并吊销卖方、出租方、出借方的《药品生产许可证》《药品经营许可证》《医疗机构制剂许可证》或者撤销药品批准证明文件;构成犯罪的,依法追究刑事责任。"

4. 提供虚假的证明、文件资料、样品或者采取其他欺骗手段取得许可证或者药品批准证明文件应承担的法律责任　《药品管理法》第 82 条规定"违反本法规定,提供虚假的证明、文件资料、样品或者采取其他欺骗手段取得《药品生产许可证》《药品经营许可证》《医疗机构制剂许可证》或者药品批准证明文件的,吊销《药品生产许可证》《药品经营许可证》《医疗机构制剂许可证》或者撤销药品批准证明文件,5 年内不受理其申请,并处 1 万元以上 3 万元以下的罚款。"

(二) 生产、销售假、劣药应承担的法律责任

1. 生产、销售假药应承担的法律责任　《药品管理法》第 73 条规定生产、销售假

药的,没收违法生产、销售的药品和违法所得,并处违法生产、销售药品货值金额 2 倍以上 5 倍以下的罚款;有药品批准证明文件的予以撤销,并责令停产、停业整顿;情节严重的,吊销《药品生产许可证》《药品经营许可证》或者《医疗机构制剂许可证》;构成犯罪的,依法追究刑事责任。

2. 生产、销售劣药应承担的法律责任 《药品管理法》第 74 条规定生产、销售劣药的,没收违法生产、销售的药品和违法所得,并处违法生产、销售药品货值金额 1 倍以上 3 倍以下的罚款;情节严重的,责令停产、停业整顿或者撤销药品批准证明文件、吊销《药品生产许可证》《药品经营许可证》或者《医疗机构制剂许可证》;构成犯罪的,依法追究刑事责任。

3. 生产、销售假、劣药情节严重的直接主管人员和责任人员应承担的法律责任 《药品管理法》第 75 条规定从事生产、销售假药及生产、销售劣药情节严重的企业或者其他单位,其直接负责的主管人员和其他直接责任人员 10 年内不得从事药品生产、经营活动。

（三）行政主体违反药品管理法应承担的法律责任

1. 药品监督管理机构行政许可违法行为应承担的法律责任 《药品管理法》第 93 条规定药品监督管理部门违反本法规定,有下列行为之一的,由其上级主管机关或者监察机关责令收回违法发给的证书、撤销药品批准证明文件,对直接负责的主管人员和其他直接责任人员依法给予行政处分;构成犯罪的,依法追究刑事责任:①违法颁发 GMP、GSP 证书;②违法颁发《药品生产许可证》《药品经营许可证》或者《医疗机构制剂许可证》;③违法颁发进口药品注册证书;④违法颁发临床试验批件、新药证书、药品批准文号。

2. 药品检验机构出具虚假检验报告应承担的法律责任 《药品管理法》第 86 条规定药品检验机构出具虚假检验报告,构成犯罪的,依法追究刑事责任;不构成犯罪的,责令改正,给予警告,对单位并处 3 万元以上 5 万元以下的罚款;对直接负责的主管人员和其他直接责任人员依法给予降级、撤职、开除的处分,并处 3 万元以下的罚款;有违法所得的,没收违法所得;情节严重的,撤销其检验资格。药品检验机构出具的检验结果不实,造成损失的,应当承担相应的赔偿责任。

3. 药品监督检验中违法收取检验费用应承担的法律责任 《药品管理法》第 95 条规定药品监督管理部门或者其设置、确定的药品检验机构在药品监督检验中违法收取检验费用的,由政府有关部门责令退还,对直接负责的主管人员和其他直接责任人员依《药品管理法》第 93 条规定法给予行政处分。对违法收取检验费用情节严重的药品检验机构,撤销其检验资格。

4. 泄露未披露试验数据应承担的法律责任 《药品管理法实施条例》第 67 条规定药品监督管理部门及其工作人员违反规定,泄露生产者、销售者为获得生产、销售含有新型化学成分药品许可而提交的未披露试验数据或者其他数据,造成申请人损失的,由药品监督管理部门依法承担赔偿责任;药品监督管理部门赔偿损失后,应当责令故意或者有重大过失的工作人员承担部分或者全部赔偿费用,并对直接责任人员依法给予行政处分。

5. 广告审查违法行为应承担的法律责任 《药品管理法》第 91 条第 2 款规定药品监督管理部门对药品广告不依法履行审查职责,批准发布的广告有虚假或者其他违反法律、行政法规的内容的,对直接负责的主管人员和其他直接责任人员依法给予行政处分;构成犯罪的,依法追究刑事责任。

(四)违反药品管理法其他有关规定应承担的法律责任

1. 未按规定执行 GMP、GSP、GLP、GCP 应承担的法律责任 《药品管理法》第 78 条规定未按规定执行 GMP、GSP、GLP、GCP,给予警告,责令限期改正;逾期不改正的,责令停产、停业整顿,并处 5 千元以上 2 万元以下的罚款;情节严重的,吊销《药品生产许可证》《药品经营许可证》和药物临床试验机构的资格。

2. 药品购销活动中行贿、受贿违法行为应承担的法律责任

(1)药品购销活动中行贿违法行为应承担的法律责任:由工商行政管理部门处 1 万元以上 20 万元以下的罚款,有违法所得的,予以没收;情节严重的,由工商行政管理部门吊销药品生产企业、药品经营企业的营业执照,并通知药品监督管理部门,由药品监督管理部门吊销其《药品生产许可证》《药品经营许可证》;构成犯罪的,依法追究刑事责任。

(2)药品购销活动中受贿违法行为应承担的法律责任:给予行政处分,没收违法所得;对违法行为情节严重的执业医师,由卫生行政部门吊销其执业证书;构成犯罪的,依法追究刑事责任。

3. 药品标识不符合规定应承担的法律责任 药品标识不符合《药品管理法》第 54 条规定的,除依法应当按照假药、劣药论处外,责令改正,给予警告;情节严重的,撤销该药品的批准证明文件。

(五)行政执法权限和行政处罚的有关规定

1. 行政执法权的限制 《药品管理法实施条例》第 74 条规定药品监督管理部门设置的派出机构,有权作出《药品管理法》和本条例规定的警告、罚款、没收违法生产、销售的药品和违法所得的行政处罚。

2. 行政处罚的部分免除 《药品管理法实施条例》第 75 条规定药品经营企业、医疗机构未违反《药品管理法》和本条例的有关规定,并有充分证据证明其不知道所销售或者使用的药品是假药、劣药的,应当没收其销售或者使用的假药、劣药和违法所得;但是,可以免除其他行政处罚。

3. 从重处罚的情形 《药品管理法实施条例》第 73 条规定违反《药品管理法》和本条例的规定,有下列行为之一的,由药品监督管理部门在《药品管理法》和本条例规定的处罚幅度内从重处罚:①以麻醉药品、精神药品、医疗用毒性药品、放射性药品冒充其他药品,或者以其他药品冒充上述药品的;②生产、销售以孕产妇、婴幼儿及儿童为主要使用对象的假药、劣药的;③生产、销售的生物制品、血液制品属于假药、劣药的;④生产、销售、使用假药、劣药,造成人员伤害后果的;⑤生产、销售、使用假药、劣药,经处理后重犯的;⑥拒绝、逃避监督检查,或者伪造、销毁、隐匿有关证据材料的,或者擅自动用查封、扣押物品的。

十、附则

附则是法律的重要组成部分,是附在法律最后部分的说明性及补充性条款。附则,《药品管理法》共 5 条(100 ~ 104 条),《药品管理法实施条例》共 4 条(77 ~ 80 条)。其内容主要包括:用语含义;制定相关管理办法的授权性规定;施行时间。

（一）用语含义

1. 药品　指用于预防、治疗、诊断人的疾病,有目的地调节人的生理功能并规定有适应证或者功能主治、用法和用量的物质,包括中药材、中药饮片、中成药、化学原料药及其制剂、抗生素、生化药品、放射性药品、血清、疫苗、血液制品和诊断药品等。

2. 辅料　指生产药品和调配处方时所用的赋形剂和附加剂。

3. 药品生产企业　指生产药品的专营企业或者兼营企业。

4. 药品经营企业　指经营药品的专营企业或者兼营企业

5. 药品合格证明和其他标识　指药品生产批准证明文件、药品检验报告书、药品的包装、标签和说明书。

6. 新药　指未曾在中国境内上市销售的药品。

7. 处方药　指凭执业医师和执业助理医师处方方可购买、调配和使用的药品。

8. 非处方药　指由国务院药品监督管理部门公布的,不需要凭执业医师和执业助理医师处方,消费者可以自行判断、购买和使用的药品。

9. 医疗机构制剂　指医疗机构根据本单位临床需要经批准而配制、自用的固定处方制剂。

10. 药品认证　指药品监督管理部门对药品研制、生产、经营、使用单位实施相应质量管理规范进行检查、评价并决定是否发给相应认证证书的过程。

11. 药品经营方式　指药品批发和药品零售。

12. 药品经营范围　指经药品监督管理部门核准经营药品的品种类别。

13. 药品批发企业　指将购进的药品销售给药品生产企业、药品经营企业、医疗机构的药品经营企业。

14. 药品零售企业　指将购进的药品直接销售给消费者的药品经营企业。

（二）制定相关管理办法的授权性规定

1. 中药材的种植、采集和饲养的管理办法,由国务院另行制定。

2. 国家对预防性生物制品的流通实行特殊管理。具体办法由国务院制定。

3. 中国人民解放军执行本法的具体办法,由国务院、中央军事委员会依据本法制定。

（三）施行时间

1.《药品管理法》自 2001 年 12 月 1 日起施行。

2.《药品管理法实施条例》自 2002 年 9 月 15 日起施行。

第二节　《中医药法》

中医药是中华民族的瑰宝,是当之无愧的国粹。2016 年 12 月 25 日,第 12 届全国人大常委会第 25 次会议通过《中华人民共和国中医药法》(简称《中医药法》),自 2017 年 7 月 1 日起施行。这是中医药领域的第一部法律,充分体现了党和国家对中医药工作的高度重视。中医药法的制定和施行,是推进全面依法治国战略在中医药领域的重要成果,是中医药领域具有里程碑意义的一件大事,开辟了依法扶持促进保障中医药事业发展的新局面,必将对保护人民健康、发展中医药事业产生深远影响。

《中医药法》共分为 9 章 63 条。章目录为:总则;中医药服务;中药保护与发展;

中医药人才培养;中医药科学研究;中医药传承与文化传播;保障措施;法律责任;附则。

一、总则

总则,《中医药法》共10条(1～10条)。其内容主要包括:立法目的;中医药管理体制;中医药的定义、发展中医药的方针与政策等。

(一)立法目的

1. 继承和弘扬中医药 中医药是中华民族在与疾病长期斗争的过程中积累的宝贵财富,随着社会的深入发展,人口老龄化进程加快,健康服务业蓬勃发展,人民群众对中医药服务的需求越来越旺盛,迫切需要继承和弘扬好中医药,充分发挥中医药在深化医药卫生体制改革中的作用,造福人类健康。(《中医药法》第1条)

2. 保障和促进中医药事业发展,保护人民健康 中医药在常见病、多发病、慢性病及疑难病症、重大传染病防治中的作用得到国际社会广泛认可,中医药的国际影响力不断加强。随着经济社会快速发展,中医药事业发展面临一些新的问题和挑战,主要表现为:①中医药服务能力不足;②现行医师管理、诊所管理和药品管理制度不能完全适应中医药特点和发展需要;③中医药人才匮乏;④野生中药材资源破坏严重,人工种植养殖中药材不规范;⑤中医药科学研究能力不足。为解决当前存在的突出问题,发展中医药事业,离不开法治的保障。

(二)中医药的定义

中医药是包括汉族和少数民族医药在内的我国各民族医药的统称。少数民族医药是我国中医药的重要组成部分,包括藏医药、蒙医药、维吾尔医药、傣医药等少数民族的医药。(《中医药法》第2条)

(三)中医药的地位、发展方针

1. 中医药在我国医疗卫生事业中的重要地位 中医药事业是我国医药卫生事业的重要组成部分。国家大力发展中医药事业,实行中西医并重的方针,建立符合中医药特点的管理制度,充分发挥中医药在我国医药卫生事业中的作用。(《中医药法》第3条第1款)

2. 发展中医药事业的方针 发展中医药事业应当遵循中医药发展规律,坚持继承和创新相结合,保持和发挥中医药特色和优势,运用现代科学技术,促进中医药理论和实践的发展。(《中医药法》第3条第2款)

3. 促进中西医结合的原则 国家鼓励中医西医相互学习,相互补充,协调发展,发挥各自优势,促进中西医结合。(《中医药法》第3条第3款)

(四)关于政府发展中医药事业责任的规定

县级以上人民政府应当将中医药事业纳入国民经济和社会发展规划,建立健全中医药管理体系,统筹推进中医药事业发展。(《中医药法》第4条)

(五)中医药管理体制

国务院中医药主管部门负责全国的中医药管理工作。国务院其他有关部门在各自职责范围内负责与中医药管理有关的工作。县级以上地方人民政府中医药主管部门负责本行政区域的中医药管理工作。县级以上地方人民政府其他有关部门在各自职责范围内负责与中医药管理有关的工作。(《中医药法》第5条)

（六）国家发展中医药的政策

1. 中医药服务体系建设　加强中医药服务体系建设和支持社会力量投资中医药事业。（《中医药法》第 6 条）

2. 中医药人才培养　发展中医药教育，建立适应中医药事业发展需要、规模适宜、结构合理、形式多样的中医药教育体系，培养中医药人才。（《中医药法》第 7 条）

3. 中医药研究　支持中医药科学研究和技术开发，鼓励中医药科学技术创新，推广应用中医药科学技术成果，保护中医药知识产权，提高中医药科学技术水平。（《中医药法》第 8 条）

4. 中医药文化交流　支持中医药对外交流与合作，促进中医药的国际传播和应用。（《中医药法》第 9 条）

5. 突出贡献激励制度　对在中医药事业中做出突出贡献的组织和个人，按照国家有关规定给予表彰、奖励。（《中医药法》第 10 条）

二、中医药服务

中医药服务，《中医药法》共 10 条（11～20 条）。其内容主要包括：中医医疗机构的设置；中医医师资格管理规定；中医药专业技术人员的配备、中医药服务的提供；中医医疗广告的审批；中医药服务的监督检查等。

（一）中医医疗机构的设置

医疗机构是从事疾病诊断、治疗活动，经登记取得医疗机构执业许可证的机构。中医医疗机构包括中医类医院（包括中医医院、中西医结合医院、民族医医院）、中医类门诊部（包括中医门诊部、中西医结合门诊部、民族医门诊部）、中医类诊所（包括中医诊所、中西医结合诊所、民族医诊所）等。截至 2015 年底，全国共有中医类医院（包括中医、中西医结合、民族医医院）3966 所，中医类医院床位 82 万张，中医类执业（助理）医师 45.2 万人，2014 年中医类医院总诊疗人次 5.5 亿。（《中医药法》第 11～14 条）

1. 医疗机构的设置规划、合并、撤销　县级以上人民政府应当将中医医疗机构建设纳入医疗机构设置规划，举办规模适宜的中医医疗机构，扶持有中医药特色和优势的医疗机构发展。合并、撤销政府举办的中医医疗机构或者改变其中医医疗性质，应当征求上一级人民政府中医药主管部门的意见。

2. 中医药科室的设置　政府举办的综合医院、妇幼保健机构和有条件的专科医院、社区卫生服务中心、乡镇卫生院，应当设置中医药科室。

3. 社会力量举办中医医疗机构的政策扶持　国家支持社会力量举办中医医疗机构。社会力量举办的中医医疗机构在准入、执业、基本医疗保险、科研教学、医务人员职称评定等方面享有与政府举办的中医医疗机构同等的权利。

4. 医疗机构设置的行政许可

（1）中医医疗机构的审批：举办中医医疗机构应当按照国家有关医疗机构管理的规定办理审批手续，并遵守医疗机构管理的有关规定。根据《医疗机构管理条例》及其实施细则的规定，举办中医医疗机构必须经县级以上地方人民政府卫生行政部门审查批准，取得《医疗机构执业许可证》。

（2）中医诊所的行政许可：举办中医诊所的，将诊所的名称、地址、诊疗范围、人员配备情况等报所在地县级人民政府中医药主管部门备案后即可开展执业活动。

（二）中医医师资格管理规定

1. 中医医师资格管理原则性规定　从事中医医疗活动的人员应当依照《中华人民共和国执业医师法》的规定,通过中医医师资格考试取得中医医师资格,并进行执业注册。中医医师资格考试的内容应当体现中医药特点。（《中医药法》第 15 条第 1款）

2. 中医医师资格管理规定特别规定　以师承方式学习中医或者经多年实践,医术确有专长的人员,由至少两名中医医师推荐,经省、自治区、直辖市人民政府中医药主管部门组织实践技能和效果考核合格后,即可取得中医医师资格;按照考核内容进行执业注册后,即可在注册的执业范围内,以个人开业的方式或者在医疗机构内从事中医医疗活动。国务院中医药主管部门应当根据中医药技术方法的安全风险拟订本款规定人员的分类考核办法,报国务院卫生行政部门审核、发布。（《中医药法》第 15条第 2 款）

（三）中医药专业技术人员的配备、中医药服务的提供

中医医疗机构配备医务人员应当以中医药专业技术人员为主,主要提供中医药服务。开展中医药服务,应当以中医药理论为指导,运用中医药技术方法,并符合国务院中医药主管部门制定的中医药服务基本要求。（《中医药法》第 16、17 条）

（四）中医医疗广告的审批

医疗机构发布中医医疗广告,应当经所在地省、自治区、直辖市人民政府中医药主管部门审查批准;未经审查批准,不得发布。发布的中医医疗广告内容应当与经审查批准的内容相符合,并符合《中华人民共和国广告法》的有关规定。（《中医药法》第19 条）

（五）中医药服务的监督检查

县级以上人民政府中医药主管部门应当加强对中医药服务的监督检查,并将下列事项作为监督检查的重点:①中医医疗机构、中医医师是否超出规定的范围开展医疗活动;②开展中医药服务是否符合国务院中医药主管部门制定的中医药服务基本要求;③中医医疗广告发布行为是否符合本法的规定。中医药主管部门依法开展监督检查,有关单位和个人应当予以配合,不得拒绝或者阻挠。（《中医药法》第 20 条）

三、中药保护与发展

中药保护与发展,《中医药法》共 12 条(21~32 条)。其内容主要包括:中药材生产流通全过程监管规定;中药饮片炮制、使用管理规定;中药新药研制与生产管理规定;中药新药研制与生产管理规定;医疗机构中药制剂管理规定等。

（一）中药材生产流通全过程监管规定

1. 总要求　国家制定中药材种植养殖、采集、贮存和初加工的技术规范、标准,加强对中药材生产流通全过程的质量监督管理,保障中药材质量安全。（《中医药法》第21 条）

2. 农业投入品管理规定　国家鼓励发展中药材规范化种植养殖,严格管理农药、肥料等农业投入品的使用,禁止在中药材种植过程中使用剧毒、高毒农药,支持中药材良种繁育,提高中药材质量。（《中医药法》第 22 条）

3. 道地中药材的保护 国家建立道地中药材评价体系,支持道地中药材品种选育,扶持道地中药材生产基地建设,加强道地中药材生产基地生态环境保护,鼓励采取地理标志产品保护等措施保护道地中药材。(《中医药法》第 23 条)

 知识链接

道 地 药 材

道地中药材指经过中医临床长期应用优选出来的,产在特定地域,与其他地区所产同种中药材相比,品质和疗效更好,且质量稳定,具有较高知名度的中药材。其具有以下特点:①品种优良。优良品种是指在一定区域范围内表现出品质好、有效成分含量高等优良特性的品种。②有适宜的生长环境与采收时间。我国土地辽阔,地形错综复杂,气候条件多种多样。不同地区的地形、土壤、气候等条件,形成了不同的道地药材。如内蒙古的黄芪、甘肃的当归、青海的大黄、四川的黄连等。另外,生长年限和采收时间也是道地药材的一个重要指标,与药材外观性状、有效成分的积累有密切的关系,道地药材都有严格的生长年限和采收时间,没有达到一定年限的药材不可药用。③具有在中医理论指导下良好的疗效。中药治病是在中医理论的指导下进行的,古代医药学家通过尝百草,通过临床辨证施治,知晓了哪些药材疗效好,哪些药材疗效差,久而久之就形成了药材的道地性,并获得了公众的认可。

4. 中药材质量监测以及中药材流通追溯体系的建设 国务院药品监督管理部门应当组织并加强对中药材质量的监测,定期向社会公布监测结果。(《中医药法》第 24 条)

5. 药用野生动植物资源的保护(《中医药法》第 25 条)

(1) 对药用野生动植物资源实行动态监测和定期普查。

(2) 建立药用野生动植物种质基因库。

(3) 鼓励发展人工种植养殖,依法开展珍贵、濒危药用野生动植物保护、繁育及其相关研究。

6. 中医医师和乡村医生自种、自采地产中药材及使用的规定 在村医疗机构执业的中医医师、具备中药材知识和识别能力的乡村医生,按照国家有关规定可以自种、自采地产中药材并在其执业活动中使用。(《中医药法》第 26 条)

(二)中药饮片炮制、使用管理规定

1. 国家保护中药饮片传统炮制技术和工艺,支持应用传统工艺炮制中药饮片,鼓励运用现代科学技术开展中药饮片炮制技术研究。(《中医药法》第 27 条)

2. 对市场上没有供应的中药饮片,医疗机构可以根据本医疗机构医师处方的需要,在本医疗机构内炮制、使用。(《中医药法》第 28 条)

(三)中药新药研制与生产管理规定

1. 国家鼓励和支持中药新药的研制和生产。(《中医药法》第 29 条第 1 款)

2. 传统中成药的生产 国家保护传统中药加工技术和工艺,支持传统剂型中成药的生产,鼓励运用现代科学技术研究开发传统中成药。传统的剂型包括汤、丸、散、膏、丹等,是根据外观、制作方法及服用方法划分的不同的方剂类型。(《中医药法》第 29 条第 2 款)

（四）来源于古代经典名方的中药复方制剂的管理

生产符合国家规定条件的来源于古代经典名方的中药复方制剂,在申请药品批准文号时,可以仅提供非临床安全性研究资料。(《中医药法》第 30 条)

（五）医疗机构中药制剂管理规定

1. 医疗机构中药制剂配制与研制管理规定 国家鼓励医疗机构根据本医疗机构临床用药需要配制和使用中药制剂,支持应用传统工艺配制中药制剂,支持以中药制剂为基础研制中药新药。(《中医药法》第 31 条第 1 款)

2. 医疗机构中药制剂配制行政许可 医疗机构配制中药制剂,应当依照《中华人民共和国药品管理法》的规定取得《医疗机构制剂许可证》,或者委托取得药品生产许可证的药品生产企业、取得医疗机构制剂许可证的其他医疗机构配制中药制剂。委托配制中药制剂,应当向委托方所在地省、自治区、直辖市人民政府药品监督管理部门备案。(《中医药法》第 31 条第 2 款)

3. 医疗机构制剂批准文号的批准制与备案制 《药品管理法》第 25、33 条,《中医药法》第 32 条规定医疗机构配制的中药制剂品种,应当依法取得制剂批准文号。但是,仅应用传统工艺配制的中药制剂品种,向医疗机构所在地省、自治区、直辖市人民政府药品监督管理部门备案后即可配制,不需要取得制剂批准文号。

四、中医药人才培养

中医药人才培养,《中医药法》共 5 条(33～37 条)。其内容主要包括:中医药人才培养原则;国家发展中医教育的方针政策等。

（一）中医药人才培养原则

1. 中医药教育应当遵循中医药人才成长规律总要求 《国务院关于扶持和促进中医药事业发展的若干意见》指出,"中医药院校教育应坚持以中医药专业为主体,按照中医药人才成长规律施教,强化中医药基础理论教学和基本实践技能培养"。

2. 中医药教育应以中医药内容为主,体现中医药文化特色。

3. 中医药教育应注重中医药经典理论和中医药临床实践相结合。

4. 中医药教育应注重现代教育方式和传统教育方式相结合 中医药现代教育方式指中医药院校教育,中医药传统教育方式指中医药师承教育。中医药教育应坚持院校教育与师承教育相结合的教育方式,两者并重,在政策保障、经费投入、组织管理等方面统筹发展。(《中医药法》第 33 条)

（二）国家发展中医药院校教育

国家完善中医药学校教育体系,支持专门实施中医药教育的高等学校、中等职业学校和其他教育机构的发展。中医药学校教育的培养目标、修业年限、教学形式、教学内容、教学评价及学术水平评价标准等,应当体现中医药学科特色,符合中医药学科发展规律。(《中医药法》第 34 条)

（三）国家发展中医药师承教育

国家发展中医药师承教育,支持有丰富临床经验和技术专长的中医医师、中药专业技术人员在执业、业务活动中带徒授业,传授中医药理论和技术方法,培养中医药专业技术人员。(《中医药法》第 35 条)

（四）国家发展中西医结合教育

国家发展中西医结合教育，培养高层次的中西医结合人才。据《中医药法》释义相关统计资料显示，全国已有 40 多所医学院校创办中西医结合专业，有中西医结合医学硕士点 90 多个、博士点 30 多个，培养了一大批中西医结合专业人才。（《中医药法》第 36 条第 2 款）

（五）中医药继续教育管理规定

1. 国家加强对中医医师和城乡基层中医药专业技术人员的培养和培训。（《中医药法》第 36 条第 1 款）

2. 县级以上地方人民政府中医药主管部门应当组织开展中医药继续教育，加强对医务人员，特别是城乡基层医务人员中医药基本知识和技能的培训。（《中医药法》第 37 条）

五、中医药科学研究

中医药科学研究，《中医药法》共 4 条（38～41 条）。其内容主要包括：中医药科学研究主体、方法和任务；国家支持中医药传承和鼓励中医药文献、秘方等捐献；建立和完善中医药科学创新体系、评价体系和管理体制；中医药重点研究领域等。

（一）中医药科学研究主体、方法和任务

国家鼓励科研机构、高等学校、医疗机构和药品生产企业等，运用现代科学技术和传统中医药研究方法，开展中医药科学研究，加强中西医结合研究，促进中医药理论和技术方法的继承和创新。（《中医药法》第 38 条）

（二）国家支持中医药传承和鼓励中医药文献、秘方等捐献

1. 国家采取措施支持对中医药古籍文献、著名中医药专家的学术思想和诊疗经验以及民间中医药技术方法的整理、研究和利用。（《中医药法》第 39 条第 1 款）

2. 国家鼓励组织和个人捐献有科学研究和临床应用价值的中医药文献、秘方、验方、诊疗方法和技术。（《中医药法》第 39 条第 2 款）

（三）建立和完善中医药科学创新体系、评价体系和管理体制

1. 建立和完善符合中医药特点的科学技术创新体系。

2. 建立和完善符合中医药特点的科学评价体系。

（1）针对不同创新主体和创新领域，改进科研评价机制。

（2）完善中医药科研人才评价和激励机制。

（3）建立符合中医药特点的疗效评价体系。

（4）组织科学研究，积极参与推进中药审评标准和评价体系改革。

3. 建立和完善符合中医药特点的管理体制。（《中医药法》第 40 条）

（四）中医药重点研究领域

国家采取措施，加强对中医药基础理论和辨证论治方法，常见病、多发病、慢性病和重大疑难疾病、重大传染病的中医药防治，以及其他对中医药理论和实践发展有重大促进作用的项目的科学研究。（《中医药法》第 41 条）

六、中医药传承与文化传播

中医药传承与文化传播，《中医药法》共 5 条（42～46 条）。其内容主要包括：中

医药学术传承管理规定;中医药传统知识的保护管理规定;中医养生保健服务发展政策;中医药文化宣传管理规定。

（一）开展中医药学术传承

1. 省级以上中医药主管部门的职责 对具有重要学术价值的中医药理论和技术方法,省级以上人民政府中医药主管部门应当组织遴选本行政区域内的中医药学术传承项目和传承人,并为传承活动提供必要的条件。

2. 中医药学术传承人的义务 传承人应当开展传承活动,培养后继人才,收集整理并妥善保存相关的学术资料。

3. 处理好与非物质文化遗产法的衔接关系 属于非物质文化遗产代表性项目的,依照《中华人民共和国非物质文化遗产法》的有关规定开展传承活动。(《中医药法》第42条)

（二）中医药传统知识的保护

中医药传统知识是在中华民族发展繁衍过程中,基于中华民族长期实践积累、世代传承并持续发展、具有现实或潜在商业价值的医药卫生知识,包括中医药理论知识、中药方剂、诊疗技术以及与中医药传统知识有关的药材资源、中药材加工炮制技术、中医药特有标志符号等。

1. 国家建立中医药传统知识保护数据库、保护名录和保护制度。(《中医药法》第43条第1款)

2. 中医药传统知识持有人对其持有的中医药传统知识享有传承使用的权利,对他人获取、利用其持有的中医药传统知识享有知情同意和利益分享等权利。(《中医药法》第43条第2款)

3. 国家对经依法认定属于国家秘密的传统中药处方组成和生产工艺实行特殊保护。(《中医药法》第43条第3款)

（三）中医养生保健服务发展政策

国家发展中医养生保健服务,支持社会力量举办规范的中医养生保健机构。中医养生保健服务规范、标准由国务院中医药主管部门制定。(《中医药法》第44条)

（四）中医药文化宣传管理规定

1. 县级以上人民政府应当加强中医药文化宣传,普及中医药知识,鼓励组织和个人创作中医药文化和科普作品。(《中医药法》第45条)

2. 开展中医药文化宣传和知识普及活动,应当遵守国家有关规定。任何组织或者个人不得对中医药作虚假、夸大宣传,不得冒用中医药名义牟取不正当利益。(《中医药法》第45条第1款)

3. 广播、电视、报刊、互联网等媒体开展中医药知识宣传,应当聘请中医药专业技术人员进行。(《中医药法》第45条第2款)

七、保障措施

保障措施,《中医药法》共12条(47～58条)。其内容主要包括:政府及相关管理部门在财政预算、基本医疗保险支付、价格管理等方面的政策支持;国家加强中医药标准体系建设,规范中医药有关的评审、评估、鉴定活动的管理规定;少数民族医药政策支持。

（一）财政预算政策支持

县级以上人民政府应当为中医药事业发展提供政策支持和条件保障,将中医药事业发展经费纳入本级财政预算。(《中医药法》第47条第1款)

（二）基本医疗保险支付政策支持

1. 县级以上人民政府及其有关部门制定基本医疗保险支付政策、药物政策等医药卫生政策,应当有中医药主管部门参加,注重发挥中医药的优势,支持提供和利用中医药服务。(《中医药法》第47条第2款)

2. 县级以上地方人民政府有关部门应当按照国家规定,将符合条件的中医医疗机构纳入基本医疗保险定点医疗机构范围。(《中医药法》第49条)

3. 县级以上地方人民政府有关部门应当按照国家规定,将符合条件的中医诊疗项目、中药饮片、中成药和医疗机构中药制剂纳入基本医疗保险基金支付范围。(《中医药法》第49条)

（三）价格管理政策支持

县级以上人民政府及其有关部门应当按照法定价格管理权限,合理确定中医医疗服务的收费项目和标准,体现中医医疗服务成本和专业技术价值。(《中医药法》第48条)

（四）中医药国际标准体系建设

国家加强中医药标准体系建设,国务院有关部门依据职责制定或者修订中医药国家标准、行业标准,并在其网站上公布,供公众免费查阅。(《中医药法》第50条)

（五）规范中医药评审、评估、鉴定活动

开展法律、行政法规规定的与中医药有关的评审、评估、鉴定活动,应当成立中医药评审、评估、鉴定的专门组织,或者有中医药专家参加。(《中医药法》第51条)

（六）少数民族医药政策

国家采取措施,加大对少数民族医药传承创新、应用发展和人才培养的扶持力度,加强少数民族医疗机构和医师队伍建设,促进和规范少数民族医药事业发展。(《中医药法》第52条)

八、法律责任

第八章"法律责任"《中医药法》共7条(53～59条)。其内容主要包括:行政主体和行政相对方违反本法规定应承担的行政责任;违反本法规定应承担的民事责任和刑事责任衔接性规定。

（一）行政主体违法行为应承担的行政责任

县级以上人民政府中医药主管部门及其他有关部门未履行本法规定的职责的,由本级人民政府或者上级人民政府有关部门责令改正;情节严重的,对直接负责的主管人员和其他直接责任人员,依法给予处分。(《中医药法》第53条)

处分依据为公务员法和《行政机关公务员处分条例》等法律法规,包括警告、记过、记大过、降级、撤职、开除。公务员受处分的期间为:①警告,6个月;②记过,12个月;③记大过,18个月;④降级、撤职,24个月。行政机关公务员在受处分期间不得晋升职务和级别,其中,受记过、记大过、降级、撤职处分的,不得晋升工资档次;受撤职处分的,应当按照规定降低级别。公务员受开除处分的,自处分决定生效之日起,解除其与单位的人事关系,不得再担任公务员职务。

（二）行政相对方违反本法有关规定应当承担的行政责任（表 5-1）

表 5-1　行政相对方违反本法有关规定应当承担的行政责任

违法行为（行政相对方）	行政责任	条款
中医诊所超出备案范围开展医疗活动的	由所在地县级人民政府中医药主管部门责令改正,没收违法所得,并处 1 万元以上 3 万元以下罚款;情节严重的,责令停止执业活动。	《中医药法》第 54 条
经考核取得医师资格的中医医师超出注册的执业范围从事医疗活动的	由县级以上人民政府中医药主管部门责令暂停 6 个月以上 1 年以下执业活动,并处 1 万元以上 3 万元以下罚款;情节严重的,吊销执业证书。	《中医药法》第 55 条
违反本法规定,举办中医诊所、炮制中药饮片、委托配制中药制剂应当备案而未备案,或者备案时提供虚假材料的	由中医药主管部门和药品监督管理部门按照各自职责分工责令改正,没收违法所得,并处 3 万元以下罚款,向社会公告相关信息;拒不改正的,责令停止执业活动或者责令停止炮制中药饮片、委托配制中药制剂活动,其直接责任人员 5 年内不得从事中医药相关活动	《中医药法》第 56 条第 1 款
医疗机构应用传统工艺配制中药制剂未依照本法规定备案,或者未按照备案材料载明的要求配制中药制剂的	按生产假药给予处罚	《中医药法》第 56 条第 2 款;《药品管理法》第 73 条
发布的中医医疗广告内容与经审查批准的内容不相符的	由原审查部门撤销该广告的审查批准文件,1 年内不受理该医疗机构的广告审查申请	《中医药法》第 57 条第 1 款
在中药材种植过程中使用剧毒、高毒农药的	依照有关法律、法规规定给予处罚;情节严重的,可以由公安机关对其直接负责的主管人员和其他直接责任人员处 5 日以上 15 日以下拘留	《中医药法》第 58 条

（三）违反本法规定应承担的民事责任和刑事责任衔接性规定

违反本法规定,造成人身、财产损害的,依法承担民事责任;构成犯罪的,依法追究刑事责任。（《中医药法》第 59 条）

九、附则

附则,《中医药法》共 4 条（60 ~ 63 条）。其内容主要包括:中医药管理法律适用问题的衔接性规定;民族自治地方医药事业发展办法;盲人医疗按摩人员的规定;《中医药法》施行的时间。

（一）中医药管理法律适用问题的衔接性规定

1. 中医药的管理　本法未作规定的,适用《中华人民共和国执业医师法》《中华人民共和国药品管理法》等相关法律、行政法规的规定。（《中医药法》第 60 条第 1 款）

2. 军队的中医药管理　由军队卫生主管部门依照本法和军队有关规定组织实施。（《中医药法》第 60 条第 2 款）

（二）民族自治地方医药事业发展办法

民族自治地方可以根据《中华人民共和国民族区域自治法》和本法的有关规定，结合实际，制定促进和规范本地方少数民族医药事业发展的办法。（《中医药法》第 61 条）

（三）盲人医疗按摩人员的规定

盲人按照国家有关规定取得盲人医疗按摩人员资格的，可以以个人开业的方式或者在医疗机构内提供医疗按摩服务。（《中医药法》第 62 条）

（四）施行时间

本法自 2017 年 7 月 1 日起施行。（《中医药法》第 63 条）

扫一扫，
测一测

复习思考题

1. 什么是假药、劣药？哪些情形按假药、劣药论处？
2. 生产、销售假药、劣药应当承担什么法律责任？
3. 未取得"许可证"生产、经营药品应当承担什么法律责任？
4. 违反《药品管理法》《药品管理法实施条例》规定应从重处罚的情形有哪些？
5. 《药品管理法》《中医药法》规定医疗机构配制的中药制剂品种，应当依法取得制剂批准文号，但是什么情况可以不需取得制剂批准文号，直接备案即可配制？医疗机构配制中药制剂依照本法规定必须备案而未备案应承担怎样的法律责任？

（刘叶飞）

第六章

药品注册管理

 学习要点

> 药品注册、国家药品编码的相关概念;药品批准文号的格式;国家药品编码的构成;新药的定义与注册分类,药物临床研究的分期及最低病例数要求;进口药品注册、非处方药的申报、药品补充申请与再注册管理有关规定。

第一节 药品注册的基本概念

一、药品注册

药品注册,是指国家药品监督管理部门根据药品注册申请人的申请,依照法定程序,对拟上市销售药品的安全性、有效性、质量可控性等进行系统评价,并决定是否同意其申请的审批过程。

二、药品注册申请

药品注册申请包括新药申请、仿制药申请、进口药品申请及其补充申请和再注册申请。

1. 新药申请 是指未曾在中国境内上市销售的药品的注册申请。

对已上市药品改变剂型、改变给药途径、增加新适应证的药品注册按照新药申请的程序申报。

2. 仿制药申请 是指生产国家药品监督管理部门已批准上市的已有国家标准的药品的注册申请;但是生物制品按照新药申请的程序申报。

3. 进口药品申请 是指境外生产的药品在中国境内上市销售的注册申请。

4. 进口药品分包装申请 是指药品已在境外完成最终制剂生产过程,在境内由大包装规格改为小包装规格,或者对已完成内包装的药品进行外包装、放置说明书、粘贴标签等。

5. 补充申请 是指新药申请、仿制药申请或者进口药品申请经批准后,改变、增加或者取消原批准事项或者内容的注册申请。

6. 再注册申请 是指药品批准证明文件有效期满后申请人拟继续生产或者进口

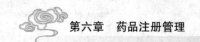

该药品的注册申请。

三、药品注册申请人

药品注册申请人,是指提出药品注册申请并承担相应法律责任的机构。

境内申请人应当是在中国境内合法登记并能独立承担民事责任的机构,境外申请人应当是境外合法制药厂商。境外申请人办理进口药品注册,应当由其驻中国境内的办事机构或者由其委托的中国境内代理机构办理。

四、药品注册检验

药品注册检验,包括样品检验和药品标准复核。

样品检验,是指药品检验所按照申请人申报或者国家药品监督管理局核定的药品标准对样品进行的检验。

药品标准复核,是指药品检验所对申报的药品标准中检验方法的可行性、科学性、设定的项目和指标能否控制药品质量等进行的实验室检验和审核工作。

药品注册检验由中国食品药品检定研究院或者省、自治区、直辖市药品检验所承担。进口药品的注册检验由中国食品药品检定研究院组织实施。

下列药品的注册检验由中国食品药品检定研究院或者国家药品监督管理部门指定的药检所承担:

1. 未在国内上市销售的从植物、动物、矿物等物质中提取的有效成分及其制剂,新发现的药材及其制剂。

2. 未在国内外获准上市的化学原料药及其制剂、生物制品。

3. 生物制品、放射性药品。

4. 国家药品监督管理部门规定的其他药品。

获准进入特殊审批程序的药品,药品检验所应当优先安排样品检验和药品标准复核。

申请人应当提供药品注册检验所需要的有关资料、报送样品或者配合抽取检验用样品、提供检验用标准物质。报送或者抽取的样品量应当为检验用量的 3 倍;生物制品的注册检验还应当提供相应批次的制造检定记录。

药品检验所进行新药标准复核时,除进行样品检验外,还应当根据药物的研究数据、国内外同类产品的药品标准和国家有关要求,对药物的药品标准、检验项目等提出复核意见。

五、药品注册标准

药品注册标准,是指国家药品监督管理部门批准给申请人特定药品的标准,生产该药品的药品生产企业必须执行该注册标准。

药品注册标准不得低于中国药典的规定,其项目及其检验方法的设定,应当符合中国药典的基本要求、国家药品监督管理部门发布的技术指导原则及国家药品标准编写原则。

六、药品标准物质

药品标准物质是指供药品标准中物理和化学测试及生物方法试验用,具有确定特性量值,用于校准设备、评价测量方法或者给供试药品赋值的物质,包括标准品、对照品、对照药材、参考品。

中国食品药品检定研究院负责标定国家药品标准物质。

中国食品药品检定研究院可以组织有关的省、自治区、直辖市药品检验所、药品研究机构或者药品生产企业协作标定国家药品标准物质。

七、药品批准文号

《药品管理法》规定:生产新药或者已有国家标准的药品的,须经国务院药品监督管理部门批准,并发给药品批准文号;药品生产企业在取得药品批准文号后,方可生产该药品。未经批准而生产的药品以假药论处。因此,药品批准文号是药品生产企业在生产药品前报请国家药品监督管理部门批准后获得的身份证明,是药品生产合法性的标志。由于历史的原因,2002年以前,已上市药品的批准文号的格式不尽相同,不利于进行统一管理和监督。为了加强药品批准文号管理,2002年1月28日国家药品监督管理局发布了《关于做好统一换发药品批准文号工作的通知》,进一步规范了药品批准文号格式。

药品批准文号格式:国药准(试)字+1位字母+8位数字。

化学药品使用字母"H",中药使用字母"Z",生物制品使用字母"S",进口分包装药品使用字母"J",体外化学诊断试剂使用字母"T",药用辅料使用字母"F"。

2001年12月31日以前的批准的药品,批准文号数字第1、2位为原批准文号的来源代码,其中"10"代表原卫生部批准的药品,"19""20"代表2002年1月1日以前国家药品监督管理局批准的药品,其他使用各省行政区划代码前两位的(药品批准文号采用的中华人民共和国行政区划代码,见表6-1),为原各省级卫生行政部门批准的药品。第3、4位为换发批准文号之年公元年号的后两位数字,但来源于卫生部和国家药品监督管理局的批准文号仍使用原文号年号的后两位数字。数字第5至8位为顺序号。

表6-1　药品批准文号采用的中华人民共和国行政区划代码

代码	省(自治区、直辖市)	代码	省(自治区、直辖市)	代码	省(自治区、直辖市)
110000	北京市	340000	安徽省	510000	四川省
120000	天津市	350000	福建省	520000	贵州省
130000	河北省	360000	江西省	530000	云南省
140000	山西省	370000	山东省	540000	西藏自治区
150000	内蒙古自治区	410000	河南省	610000	陕西省
210000	辽宁省	420000	湖北省	620000	甘肃省
220000	吉林省	430000	湖南省	630000	青海省
230000	黑龙江省	440000	广东省	640000	宁夏回族自治区
310000	上海市	450000	广西壮族自治区	650000	新疆维吾尔自治区
320000	江苏省	460000	海南省		
330000	浙江省	500000	重庆市		

如批准文号"国药准字 H2202＊＊＊＊"中,"H"代表化学药品,"22"代表吉林省,"02"代表 2002 年换发的批准文号,"＊＊＊＊"为顺序号,说明本药品原为吉林省卫生行政部门批准的药品,并于 2002 年换发的批准文号。而批准文号"国药准字 H1091＊＊＊＊",说明本药品批准文号原为卫生部于 1991 年批准核发的。

2002 年 1 月 1 日后批准的药品,批准文号格式为:国药准(试)字 H(Z、S、J)+4 位年号+4 位顺序号。如:国药准字 Z2006＊＊＊＊。

《进口药品注册证》证号的格式为:H(Z、S)+4 位年号+4 位顺序号;《医药产品注册证》证号的格式为:H(Z、S)C+4 位年号+4 位顺序号,其中 H 代表化学药品,Z 代表中药,S 代表生物制品。对于境内分包装用大包装规格的注册证,其证号在原注册证号前加字母 B。

新药证书号的格式为:国药证字 H(Z、S)+4 位年号+4 位顺序号,其中 H 代表化学药品,Z 代表中药,S 代表生物制品。

八、国家药品编码

国家药品编码,是指在药品研制、生产、经营、使用和监督管理中由计算机使用的表示特定信息的编码标识。国家药品编码以数字或数字与字母组合形式表现。

《药品注册管理办法》规定:国家药品监督管理部门对批准上市的药品实行编码管理。2009 年 6 月 11 日 SFDA 发布了《关于实施国家药品编码管理的通知》,通知对国家药品编码的编制、发布及变更、管理等做了相应规定。

（一）国家药品编码适用范围

国家药品编码适用于药品研究、生产、经营、使用和监督管理等各个领域以及电子政务、电子商务的信息化建设、信息处理和信息交换。

（二）国家药品编码的编制

国家药品编码遵循科学性、实用性、规范性、完整性与可操作性的原则,同时兼顾扩展性与可维护性。

1. 国家药品编码　包括本位码、监管码和分类码。本位码用于国家药品注册信息管理,在药品包装上不体现。药品首次注册登记时赋予本位码,是国家批准注册药品唯一的身份标识。监管码用于药品监控追溯系统,直接体现于药品包装(大、中、小)上可供识读器识读并反映相关产品信息的编码。分类码用于医保、药品临床研究、药品供应及药品分类管理等,在药品包装上不体现。

2. 本位码编制规则

（1）国家药品编码本位码共 14 位,由药品国别码、药品类别码、药品本体码和校验码依次连接组成,不留空格,其结构如图 6-1。

（2）国家药品编码本位码国别码为"86",代表在我国境内生产、销售的所有药品;类别码为"9",代表药品;本体码的前 5 位为药品企业标识,根据《企业法人营业执照》《药品生产许可证》,遵循一照一证的原则,按照流水

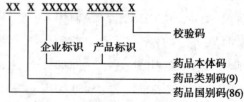

示例：86900001000019

图 6-1　国家药品编码本位码结构

的方式编制;本体码的后 5 位为药品产品标识,是指前 5 位确定的企业所拥有的所有药品产品。药品产品标识根据药品批准文号,依据药品名称、剂型、规格,遵循一物一码的原则,按照流水的方式编制。

(3) 校验码是国家药品编码本位码中的最后一个字符,通过特定的数学公式来检验国家药品编码本位码中前 13 位数字的正确性。

(三) 国家药品编码的管理、发布及变更

国家药品监督管理部门成立国家药品编码编制工作领导小组,领导小组下设办公室,办公室设在国家局信息中心。办公室负责国家药品编码日常管理工作。

国家药品编码本位码由国家局统一编制赋码,药品在生产上市注册申请获得审批通过的同时获得国家药品编码,在生产、经营、使用和监督管理过程中使用。

药品注册信息发生变更时,国家药品编码本位码进行相应变更;药品批准证明文件被注销时,国家药品编码同时被注销。药品编码变更、注销后,原有国家药品编码不得再被使用。本位码变更的相关信息在国家局政府网站上统一发布。

第二节 药品注册管理机构和技术审评机构

我国药品注册管理机构按照工作性质可分为管理机构和技术审评机构,主要包括:国家药品监督管理局、药品审评中心、国家药典委员会、中国食品药品检定研究院及各省、自治区、直辖市药品监督管理局、食品药品检验院。

一、药品注册管理机构

(一) 国家药品监督管理局(原国家食品药品监督管理总局)

主管全国药品注册工作,负责对药物临床试验、药品生产和进口进行审批。国家药品监督管理局药品化妆品注册管理司(中药民族药监管司)具体负责药品注册管理事务。

(二) 省、自治区、直辖市药品监督管理局

省、自治区、直辖市药品监督管理局药品注册处具体负责药品注册的工作。其主要职责是:负责监督实施国家药品标准;负责国家药品监督管理局委托的药品、直接接触药品的包装材料及容器、药用辅料注册和中药保护品种的初审工作;按权限负责药品注册工作;负责医疗机构制剂审批;拟定地方中药饮片炮制规范并监督实施。监督实施药物非临床研究、药物临床试验质量管理规范。

二、药品注册技术审评机构

(一) 国家药品监督管理局(原国家食品药品监督管理总局)药品审评中心

药品审评中心(简称药审中心)是国家药品监督管理局药品注册技术审评机构,为药品注册提供技术支持;按照国家药品监督管理局颁布的药品注册管理有关规章,负责组织对药品注册申请进行技术审评。

(二) 国家药典委员会

国家药典委员会负责编制《中华人民共和国药典》及其增补本;组织制定和修订药品标准以及直接接触药品的包装材料和容器、药用辅料的药用要求与标准;负责药

品试行标准转为正式标准的技术审核工作等。

（三）中国食品药品检定研究院

中国食品药品检定研究院承担药品、医疗器械的注册审批检验及其技术复核工作，承担保健食品、化妆品审批所需的检验检测工作，负责进口药品注册检验及其质量标准复核工作；承担或组织药品、医疗器械检验检测的复验及技术检定工作；负责药品、医疗器械国家标准物质的研究、制备、标定、分发和管理工作；承担药品、医疗器械和餐饮服务食品安全相关标准、技术规范及要求、检测方法制修订的技术复核与验证工作，承担保健食品、化妆品技术规范、技术要求及检测方法的制修订工作；承担药用辅料、直接接触药品的包装材料及容器的注册检验、监督检验、委托检验、复验及技术检定工作，以及承担相关国家标准制修订的技术复核与验证工作；负责生产用菌毒种、细胞株的检定工作，承担医用标准菌毒种、细胞株的收集、鉴定、保存、分发和管理工作等。

第三节 新药注册管理

一、新药的定义及注册分类

（一）新药的定义

《药品管理法实施条例》第83条规定："新药，是指未曾在中国境内上市销售的药品"。对已上市药品改变剂型、改变给药途径、增加新适应证的药品注册按照新药申请的程序申报。

（二）药品注册分类

我国对申请注册的药品实行分类审批，中药天然药物、化学药品及生物制品各有不同的注册分类规定。见表6-2～表6-4。

表6-2 中药天然药物注册分类

注册分类	分类说明
1	未在国内上市销售的从植物、动物、矿物等物质中提取的有效成分及其制剂。
2	新发现的药材及其制剂。
3	新的中药材代用品。
4	药材新的药用部位及其制剂。
5	未在国内上市销售的从植物、动物、矿物等物质中提取的有效部位及其制剂。
6	未在国内上市销售的中药、天然药物复方制剂。
7	改变国内已上市销售中药、天然药物给药途径的制剂。
8	改变国内已上市销售中药、天然药物剂型的制剂。
9	仿制药。

说明：以上注册分类中，注册分类1~6的品种为新药，注册分类7、8按新药申请程序申报。注册分类6包括三种情形：①中药复方制剂；②天然药物复方制剂；③中药、天然药物和化学药品组成的复方制剂。

表 6-3 化学药物注册分类

注册分类	分类说明	包含的情形
1	境内外均未上市的创新药	含有新的结构明确的、具有药理作用的化合物,且具有临床价值的原料药及其制剂。
2	境内外均未上市的改良型新药	2.1 含有用拆分或者合成等方法制得的已知活性成分的光学异构体,或者对已知活性成分成酯,或者对已知活性成分成盐(包括含有氢键或配位键的盐),或者改变已知盐类活性成分的酸根、碱基或金属元素,或者形成其他非共价键衍生物(如络合物、螯合物或包合物),且具有明显临床优势的原料药及其制剂。 2.2 含有已知活性成分的新剂型(包括新的给药系统)、新处方工艺、新给药途径,且具有明显临床优势的制剂。 2.3 含有已知活性成分的新复方制剂,且具有明显临床优势。 2.4 含有已知活性成分的新适应证的制剂。
3	仿制境外上市但境内未上市原研药品的药品	具有与原研药品相同的活性成分、剂型、规格、适应证、给药途径和用法用量的原料药及其制剂。
4	仿制境内已上市原研药品的药品	具有与原研药品相同的活性成分、剂型、规格、适应证、给药途径和用法用量的原料药及其制剂。
5	境外上市的药品申请在境内上市	5.1 境外上市的原研药品(包括原料药及其制剂)申请在境内上市。 5.2 境外上市的非原研药品(包括原料药及其制剂)申请在境内上市。

表 6-4 生物制品注册分类

治疗用生物制品注册分类	预防用生物制品注册分类
1. 未在国内外上市销售的生物制品。 2. 单克隆抗体。 3. 基因治疗、体细胞治疗及其制品。 4. 变态反应原制品。 5. 由人的、动物的组织或者体液提取的,或者通过发酵制备的具有生物活性的多组分制品。 6. 由已上市销售生物制品组成新的复方制品。 7. 已在国外上市销售但尚未在国内上市销售的生物制品。 8. 含未经批准菌种制备的微生态制品。 9. 与已上市销售制品结构不完全相同且国内外均未上市销售的制品(包括氨基酸位点突变、缺失,因表达系统不同而产生、消除或者改变翻译后修饰,对产物进行化学修饰等)。 10. 与已上市销售制品制备方法不同的制品(例如采用不同表达体系、宿主细胞等)。 11. 首次采用 DNA 重组技术制备的制品(例如以重组技术替代合成技术、生物组织提取或者发酵技术等)。 12. 国内外尚未上市销售的由非注射途径改为注射途径给药,或者由局部用药改为全身给药的制品。 13. 改变已上市销售制品的剂型但不改变给药途径的生物制品。 14. 改变给药途径的生物制品(不包括上述12项)。 15. 已有国家药品标准的生物制品。	1. 未在国内外上市销售的疫苗。 2. DNA 疫苗。 3. 已上市销售疫苗变更新的佐剂,偶合疫苗变更新的载体。 4. 由非纯化或全细胞(细菌、病毒等)疫苗改为纯化或者组分疫苗。 5. 采用未经国内批准的菌毒种生产的疫苗(流感疫苗、钩端螺旋体疫苗等除外)。 6. 已在国外上市销售但未在国内上市销售的疫苗。 7. 采用国内已上市销售的疫苗制备的结合疫苗或者联合疫苗。 8. 与已上市销售疫苗保护性抗原谱不同的重组疫苗。 9. 更换其他已批准表达体系或者已批准细胞基质生产的疫苗;采用新工艺制备并且实验室研究资料证明产品安全性和有效性明显提高的疫苗。 10. 改变灭活剂(方法)或者脱毒剂(方法)的疫苗。 11. 改变给药途径的疫苗。 12. 改变国内已上市销售疫苗的剂型,但不改变给药途径的疫苗。 13. 改变免疫剂量或者免疫程序的疫苗。 14. 扩大使用人群(增加年龄组)的疫苗。 15. 已有国家药品标准的疫苗。

二、新药注册申报资料项目

申请药品注册须按照《药品注册管理办法》附件1(中药、天然药物注册分类及申报资料要求)、附件2(化学药品注册分类及申报资料要求)、附件3(生物制品注册分类及申报资料要求)的要求报送申报资料。申报资料项目主要包含四部分:综述资料、药学研究资料、药理毒理研究资料、临床试验资料。

（一）中药、天然药物注册申报资料项目

第一部分　综述资料

1. 药品名称。

2. 证明性文件。

3. 立题目的与依据。

4. 对主要研究结果的总结及评价。

5. 药品说明书样稿、起草说明及最新参考文献。

6. 包装、标签设计样稿。

第二部分　药学研究资料

7. 药学研究资料综述。

8. 药材来源及鉴定依据。

9. 药材生态环境、生长特征、形态描述、栽培或培植(培育)技术、产地加工和炮制方法等。

10. 药材标准草案及起草说明,并提供药品标准物质及有关资料。

11. 提供植物、矿物标本,植物标本应当包括花、果实、种子等。

12. 生产工艺的研究资料、工艺验证资料及文献资料,辅料来源及质量标准。

13. 化学成分研究的试验资料及文献资料。

14. 质量研究工作的试验资料及文献资料。

15. 药品标准草案及起草说明,并提供药品标准物质及有关资料。

16. 样品检验报告书。

17. 药物稳定性研究的试验资料及文献资料。

18. 直接接触药品的包装材料和容器的选择依据及质量标准。

第三部分　药理毒理研究资料

19. 药理毒理研究资料综述。

20. 主要药效学试验资料及文献资料。

21. 一般药理研究的试验资料及文献资料。

22. 急性毒性试验资料及文献资料。

23. 长期毒性试验资料及文献资料。

24. 过敏性(局部、全身和光敏毒性)、溶血性和局部(血管、皮肤、黏膜、肌肉等)刺激性、依赖性等主要与局部、全身给药相关的特殊安全性试验资料和文献资料。

25. 遗传毒性试验资料及文献资料。

26. 生殖毒性试验资料及文献资料。

27. 致癌试验资料及文献资料。

28. 动物药代动力学试验资料及文献资料。

第四部分　临床试验资料

29. 临床试验资料综述。

30. 临床试验计划与方案。

31. 临床研究者手册。

32. 知情同意书样稿、伦理委员会批准件。

33. 临床试验报告。

中药、天然药物不同注册分类需报送的资料项目和要求各不相同,见表6-5

表6-5　中药、天然药物申报资料项目表

资料分类	资料项目	注册分类及资料项目要求										
		1	2	3	4	5	6			7	8	9
							6.1	6.2	6.3			
综述资料	1	+	+	+	+	+	+	+	+	+	+	−
	2	+	+	+	+	+	+	+	+	+	+	+
	3	+	+	+	+	+	+	+	+	+	+	+
	4	+	+	+	+	+	+	+	+	+	+	+
	5	+	+	+	+	+	+	+	+	+	+	+
	6	+	+	+	+	+	+	+	+	+	+	+
药学资料	7	+	+	+	+	+	+	+	+	+	+	+
	8	+	+	+	+	+	+	+	+	+	+	+
	9	−	+	+	−	▲	▲	▲	▲	−	−	−
	10	−	+	+	+	▲	▲	▲	▲	−	−	−
	11					▲	▲	▲	▲			
	12	+	+	+	+	+	+	+	+	+	+	+
	13	+	+	+	±	+	+	+	+	+	+	−
药学资料	14	+	+	±	+	+	+	±	±	±	±	−
	15	+	+	+	+	+	+	+	+	+	+	+
	16	+	+	+	+	+	+	+	+	+	+	+
	17	+	+	+	+	+	+	+	+	+	+	+
	18	+	+	+		+	+	+	+	+	+	+

续表

资料分类	资料项目	注册分类及资料项目要求										
		1	2	3	4	5	6			7	8	9
							6.1	6.2	6.3			
药理毒理资料	19	+	+	*	+	+	+	+	+	+	±	−
	20	+	+	*	+	+	±	+	+	+	±	−
	21	+	+	*	+	+	±	+	+	−	−	−
	22	+	+	*	+	+	+	+	+	+	±	−
	23	+	+	±	+	+	+	+	+	+	±	−
	24	*	*	*	*	*	*	*	*	*	*	*
	25	+	+	▲	+	*	*	*	*	*	−	−
	26	+	+	*	+	*	*	*	*	*	−	−
	27	*	*	*	*	*	*	*	*	*	−	−
	28	+	−	*	−	−	−	−	−	−	−	−
临床资料	29	+	+	+	+	+	+	+	+	+	+	+
	30	+	+	+	+	+	+	+	+	+	*	−
	31	+	+	+	+	+	+	+	+	+	*	−
	32	+	+	+	+	+	+	+	+	+	*	−
	33	+	+	+	+	+	+	+	+	+	*	−

说明：1.“+”指必须报送的资料。
　　　2.“−”指可以免报的资料。
　　　3.“±”指可以用文献综述代替试验研究或按规定可减免试验研究的资料。
　　　4.“▲”具有法定标准的中药材、天然药物可以不提供，否则必须提供资料。
　　　5.“*”按照申报资料项目说明和申报资料具体要求。

　　（二）化学药品注册申报资料项目

第一部分　概要

1. 药品名称。

2. 证明性文件。

（1）注册分类1、2、3类证明性文件。

（2）注册分类5.1类证明性文件。

3. 立题目的与依据。

4. 自评估报告。

5. 上市许可人信息。

6. 原研药品信息。

7. 药品说明书、起草说明及相关参考文献。

8. 包装、标签设计样稿。

第二部分　主要研究信息汇总表

9. 药学研究信息汇总表。

10. 非临床研究信息汇总表。

11. 临床研究信息汇总表。

第三部分 药学研究资料

12. 原料药(3.2.S)(注:括号内为通用技术文件格式的编号,简称 CTD,以下同)。

(1) 基本信息(3.2.S.1)。

(2) 生产信息(3.2.S.2)。

(3) 特性鉴定(3.2.S.3)。

(4) 原料药的质量控制(3.2.S.4)。

(5) 对照品(3.2.S.5)。

(6) 包装材料和容器(3.2.S.6)。

(7) 稳定性(3.2.S.7)。

13. 制剂(3.2.P)

(1) 剂型及产品组成(3.2.P.1)。

(2) 产品开发(3.2.P.2)。

(3) 生产(3.2.P.3)。

(4) 原辅料的控制(3.2.P.4)。

(5) 制剂的质量控制(3.2.P.5)。

(6) 对照品(3.2.P.6)。

(7) 稳定性(3.2.P.7)。

第四部分 非临床研究资料

14. 非临床研究资料综述。

15. 主要药效学试验资料及文献资料。

16. 安全药理学的试验资料及文献资料。

17. 单次给药毒性试验资料及文献资料。

18. 重复给药毒性试验资料及文献资料。

19. 遗传毒性试验资料及文献资料。

20. 生殖毒性试验资料及文献资料。

21. 致癌试验资料及文献资料。

22. 依赖性试验资料及文献资料。

23. 过敏性(局部、全身和光敏毒性)、溶血性和局部(血管、皮肤、黏膜、肌肉等)刺激性等特殊安全性试验资料及文献资料。

24. 其他安全性试验资料及文献资料。

25. 非临床药代动力学试验资料及文献资料。

26. 复方制剂中多种成分药效、毒性、药代动力学相互影响的试验资料及文献资料。

第五部分 临床试验资料

27. 临床试验综述资料。

28. 临床试验计划及研究方案。

29. 数据管理计划、统计分析计划。

30. 临床研究者手册。

31. 知情同意书样稿、伦理委员会批准件;科学委员会审查报告。

32. 临床试验报告。

33. 临床试验数据库电子文件(原始数据库、衍生的分析数据库及其变量说明文件)。

34. 数据管理报告、统计分析报告。

知识链接

通用技术文件

通用技术文件(Common Technical Document,简称 CTD)是国际公认的文件编写格式,原国家食品药品监督管理局自 2011 年制定《化学药药学资料 CTD 格式电子文档标准(试行)》和《药品注册申报资料的体例与整理规范》起,化学药中仿制药的药学部分和生物等效性部分采用 CTD 格式。2016 年《关于发布化学药品新注册分类申报资料要求(试行)的通告》发布,申报资料的药学部分全面采用 CTD 格式,同时"注册分类 4、5.2 类"的生物等效性研究部分同样要求 CTD 格式文档。

三、药物的临床前研究

为申请药品注册而进行的药物临床前研究主要包括以下内容:

(一) 文献研究

包括药品名称及其命名依据、立题目的与依据。

化学药品药品名称:包括通用名、化学名、英文名、汉语拼音名,并注明其化学结构式、分子量、分子式等。中药、天然药物名称包括中文名、汉语拼音名。

列入国家药品标准的药品名称为药品通用名称。药品通用名称应科学、明确、简短;词干已确定的译名应尽量采用,使同类药品能体现系统性;应避免采用可能给患者以暗示的有关药理学、解剖学、生理学、病理学或治疗学的药品名称,并不得用代号命名。药品的通用名及其专用词干的英文及中文译名均不得作为商品名或用以组成商品名,不得用于商标注册。药品的英文名应尽量采用世界卫生组织编订的国际非专利药名(简称 INN)。

立题目的与依据:化学药品包括国内外有关该品研发、上市销售现状及相关文献资料或者生产、使用情况,制剂研究合理性和临床使用必需性的综述。中药材、天然药物应当提供有关古、现代文献资料综述。中药、天然药物制剂应当提供处方来源和选题依据,国内外研究现状或生产、使用情况的综述,以及对该品种创新性、可行性、剂型的合理性和临床使用的必要性等的分析,包括和已有国家标准的同类品种的比较。中药还应提供有关传统医药的理论依据及古籍文献资料综述等。

(二) 药学研究

包括药物的合成工艺、提取方法、理化性质及纯度、剂型选择、处方筛选、制备工艺、检验方法、质量指标、稳定性研究等。中药制剂还包括原药材的来源、加工及炮制等的研究;生物制品还包括菌毒种、细胞株、生物组织等起始原材料的来源、质量标准、保存条件、生物学特征、遗传稳定性及免疫学的研究等。

（三）药理毒理研究（亦称安全性评价研究）

包括主要药效学、一般药理学、急性毒性、长期毒性、过敏性、溶血性和局部刺激性、致突变、生殖毒性、致癌、依赖性等试验。

安全性评价研究必须执行《药物非临床研究质量管理规范》（简称 GLP）。我国现行 GLP 于 2017 年 7 月 27 日发布，2017 年 9 月 1 日起施行。

药物研究机构应当具有与试验研究项目相适应的人员、场地、设备、仪器和管理制度，并保证所有试验数据和资料的真实性；所用实验动物、试剂和原材料应当符合国家有关规定和要求。

四、药物的临床研究

药品的临床试验是指任何在人体（患者或健康志愿者）进行的药品系统性研究，以证实或揭示试验用药品的作用及不良反应等，目的是确定试验用药品的疗效与安全性。药物的临床研究包括临床试验和生物等效性试验，必须经过国家药品监督管理部门批准，且必须执行《药物临床试验质量管理规范》（简称 GCP）。我国现行 GCP 于 2003 年 8 月 6 日发布，2003 年 9 月 1 日起施行。

（一）临床试验分期

临床试验可分为四期，即Ⅰ、Ⅱ、Ⅲ、Ⅳ期。

Ⅰ期临床试验：初步的临床药理学及人体安全性评价试验。观察人体对于新药的耐受程度和药代动力学，为制定给药方案提供依据。

Ⅱ期临床试验：治疗作用初步评价阶段。其目的是初步评价药物对目标适应证患者的治疗作用和安全性，也包括为Ⅲ期临床试验研究设计和给药剂量方案的确定提供依据。此阶段的研究设计可以根据具体的研究目的，采用多种形式，包括随机盲法对照临床试验。

Ⅲ期临床试验：治疗作用确证阶段。其目的是进一步验证药物对目标适应证患者的治疗作用和安全性，评价利益与风险关系，最终为药物注册申请的审查提供充分的依据。试验一般应为具有足够样本量的随机盲法对照试验。

Ⅳ期临床试验：新药上市后应用研究阶段。其目的是考察在广泛使用条件下的药物的疗效和不良反应，评价在普通或者特殊人群中使用的利益与风险关系以及改进给药剂量等。

生物等效性试验，是指用生物利用度研究的方法，以药代动力学参数为指标，比较同一种药物的相同或者不同剂型的制剂，在相同的试验条件下，其活性成分吸收程度和速度有无统计学差异的人体试验。

（二）临床试验的最低病例数要求（以化学药品为例）

1. 属于注册分类 1 和 2 的，临床试验最低病例数（试验组）要求：

（1）Ⅰ期为 20 至 30 例，Ⅱ期为 100 例，Ⅲ期为 300 例，Ⅳ期为 2000 例。

（2）避孕药的Ⅰ期临床试验最低病例数为 20 至 30 例；Ⅱ期临床试验应当完成至少 100 对 6 个月经周期的随机对照试验；Ⅲ期临床试验完成至少 1000 例 12 个月经周期的开放试验；Ⅳ期临床试验应当充分考虑该类药品的可变因素，完成足够样本量的研究工作。

2. 属于注册分类 3 和 4 的,应当进行人体药代动力学研究和至少 100 对随机对照临床试验。多个适应证的,每个主要适应证的病例数不少于 60 对。避孕药应当进行人体药代动力学研究和至少 500 例 12 个月经周期的开放试验。

属于下列两种情况的,可以免予进行人体药代动力学研究:

（1）局部用药,且仅发挥局部治疗作用的制剂。

（2）不吸收的口服制剂。

3. 属于注册分类 5 的,临床试验按照下列原则进行:

（1）口服固体制剂应当进行生物等效性试验,一般为 18 至 24 例。

（2）难以进行生物等效性试验的口服固体制剂及其他非口服固体制剂,应当进行临床试验,临床试验的病例数至少为 100 对。

（3）缓释、控释制剂应当进行单次和多次给药的人体药代动力学的对比研究和必要的治疗学相关的临床试验,临床试验的病例数至少为 100 对。

（4）注射剂应当进行必要的临床试验。需要进行临床试验的,单一活性成分注射剂,临床试验的病例数至少为 100 对;多组分注射剂,临床试验的病例数至少为 300 例(试验药);脂质体、微球、微乳等注射剂,应根据注册分类 1 和 2 的要求进行临床试验。

4. 对于注册分类 6 中的口服固体制剂,应当进行生物等效性试验,一般为 18 ~ 24 例。需要用工艺和标准控制药品质量的,应当进行临床试验,临床试验的病例数至少为 100 对。

罕见病、特殊病种等情况,要求减少临床试验病例数或者免做临床试验的,应当在申请临床试验时提出,并经国家药品监督管理局批准。

五、新药的申报与审批

（一）新药的申报与审批程序

新药的申报与审批分为两个阶段:临床研究的申报审批和生产的申报审批。基本程序如下:

1. 注册申请人完成临床前研究后,填写《药品注册申请表》,向所在省级药品监督管理部门报送有关资料,省局初审(主要对申报资料进行形式审查),并组织对药物研制情况及条件进行现场核查;抽取检验用样品,并向药品检验所发出注册检验通知。

2. 省级药品监督管理部门将审查意见、现场核查报告以及申请人的申报资料送交国家药品监督管理局药品审评中心,并通知申请人。

3. 国家药品监督管理局组织对所有申报资料进行技术审评,符合要求的发给《药物临床试验批件》。

4. 申请人完成药物临床试验后,填写《药品注册申请表》,向所在地省级药品监督管理部门报送申请生产的申报资料,省局对申报资料初审,组织对临床试验情况及有关原始资料进行现场核查,并抽取 3 批样品,向药检所发出标准复核的通知。

5. 省局将审查意见、药品注册研制现场核查报告及申报资料送交国家药品监督管理局药品审评中心,并通知申请人。

6. 药品审评中心对于新药、生物制品的注册申请,经审评符合规定的,通知申请人申请生产现场检查,同时告知国家药品监督管理局药品认证管理中心。申请人自收到生产现场检查通知之日起 6 个月内向国家药品监督管理局药品认证管理中心提出生产现场检查的申请。

7. 国家药品监督管理局药品认证管理中心在收到生产现场检查的申请后,组织对样品批量生产过程等进行现场检查,同时抽取 1 批样品,送药品检验所(曾进行该药品标准复核)检验。将生产现场检查报告送交国家药品监督管理局药品审评中心。

8. 国家药品监督管理局药品审评中心依据技术审评意见、样品生产现场检查报告和样品检验结果,形成综合意见,连同有关资料报送国家药品监督管理局药。国家药品监督管理局依据综合意见,作出审批决定。符合规定的,发给新药证书,申请人已持有《药品生产许可证》并具备生产条件的,同时发给药品批准文号。

(二)新药审批的有关规定

1. 特殊审批　国家药品监督管理局对下列申请可以实行特殊审批:

(1)未在国内上市销售的从植物、动物、矿物等物质中提取的有效成分及其制剂,新发现的药材及其制剂。

(2)未在国内外获准上市的化学原料药及其制剂、生物制品。

(3)治疗艾滋病、恶性肿瘤、罕见病等疾病且具有明显临床治疗优势的新药。

(4)治疗尚无有效治疗手段的疾病的新药。

符合前款规定的药品,申请人在药品注册过程中可以提出特殊审批的申请,由国家药品监督管理局药品审评中心组织专家会议讨论确定是否实行特殊审批。2009 年 1 月 7 日 SFDA 发布并施行了《新药注册特殊审批管理规定》。

2. 联合研制的新药申报　多个单位联合研制的新药,应当由其中的一个单位申请注册,其他单位不得重复申请;需要联合申请的,应当共同署名作为该新药的申请人。新药申请获得批准后每个品种,包括同一品种的不同规格,只能由一个单位生产。

3. 申报资料的一般要求　申报资料按《药品注册管理办法》附件规定的资料顺序编号,按编号分别装订,申报资料首页为申报资料目录;申报资料应使用 A4 纸打印或复印,内容完整、规范、清楚,不得涂改,数据真实、可靠;应同时提交规定的电子文本,电子版资料与纸质资料应相同;《药品注册申请表》从国家药品监督管理局网站(http://cnda.cfda.gov.cn/)下载,按要求填写后打印并保存,用于提交的申请表电子文件与书面申请表的数据核对码必须一致,并一并提交;外文资料应翻译成中文。

六、新药监测期的管理

国家药品监督管理局根据保护公众健康的要求,可以对批准生产的新药品种设立监测期,对其上市后的安全性继续进行考察。监测期内的新药,国家药品监督管理局不批准其他企业生产、改变剂型和进口。监测期自新药批准生产之日起计算,最长不得超过 5 年。新药监测期期限见表 6-6。

(一)监测期内新药的管理

药品生产企业应当考察处于监测期内的新药的生产工艺、质量、稳定性、疗效及不良反应等情况,并每年向所在地省、自治区、直辖市药品监督管理部门报告。

药品生产、经营、使用及检验、监督单位发现新药存在严重质量问题、严重或者非预期的不良反应时,应当及时向省、自治区、直辖市药品监督管理部门报告。省、自治区、直辖市药品监督管理部门收到报告后应当立即组织调查,并报告国家药品监督管理局。

表6-6 新药监测期期限表

监测期	中药、天然药物 (注册分类)	化学药品 (注册分类)	治疗用生物制品 (注册分类)	预防用生物制品 (注册分类)
5年	1	1.1、1.2、1.3	1	1
4年	2、4、5、6.1、6.2、6.3	1.4、1.5、2、3.1	2~12	2~8
3年	7、8	3.2、3.3、4、5	14	9~11

注:除以上情形的新药不设立监测期

(二)其他相关规定

1. 药品生产企业对设立监测期的新药从获准生产之日起2年内未组织生产的,国家药品监督管理局药可以批准其他药品生产企业提出的生产该新药的申请,并重新对该新药进行监测。

2. 新药进入监测期之日起,国家药品监督管理局药已经批准其他申请人进行药物临床试验的,可以按照药品注册申报与审批程序继续办理该申请,符合规定的,国家药品监督管理局药批准该新药的生产或者进口,并对境内药品生产企业生产的该新药一并进行监测。

3. 新药进入监测期之日起,不再受理其他申请人的同品种注册申请。已经受理但尚未批准进行药物临床试验的其他申请人同品种申请予以退回;新药监测期满后,申请人可以提出仿制药申请或者进口药品申请。

七、药品技术转让

为促进新药研发成果转化和生产技术合理流动,鼓励产业结构调整和产品结构优化,规范药品技术转让注册行为,保证药品的安全、有效和质量可控,根据《药品注册管理办法》,原SFDA制定了《药品技术转让注册管理规定》,并于2009年8月19日发布施行。本规定共五章26条,并包含附件:药品技术转让申报资料要求及其说明。

药品技术转让,是指药品技术的所有者按照《药品技术转让注册管理规定》的要求,将药品生产技术转让给受让方药品生产企业,由受让方药品生产企业申请药品注册的过程。

药品技术转让分为新药技术转让和药品生产技术转让。

(一)新药技术转让注册申报的条件

属于下列情形之一的,可以在新药监测期届满前提出新药技术转让的注册申请:

1. 持有《新药证书》的。

2. 持有《新药证书》并取得药品批准文号的。

新药技术转让的转让方与受让方应当签订转让合同。新药技术转让方应当为《新药证书》的所有署名单位及持有药品批准文号的药品生产企业。

(二)药品生产技术转让注册申报的条件

属于下列情形之一的,可以申请药品生产技术转让:

1. 持有《新药证书》或持有《新药证书》并取得药品批准文号,其新药监测期已届满的。

持有《新药证书》或持有《新药证书》并取得药品批准文号的制剂,不设监测期的。

仅持有《新药证书》、尚未进入新药监测期的制剂或持有《新药证书》不设监测期的原料药,自《新药证书》核发之日起,按照《药品注册管理办法》附件六相应制剂的注册分类所设立的监测期已届满的。

2. 未取得《新药证书》的品种,转让方与受让方应当均为符合法定条件的药品生产企业,其中一方持有另一方50%以上股权或股份,或者双方均为同一药品生产企业控股50%以上的子公司。

3. 已获得《进口药品注册证》的品种,其生产技术可以由原进口药品注册申请人转让给境内药品生产企业。

(三)药品技术转让注册申请的相关规定

1. 药品技术转让的受让方应当为药品生产企业,其受让的品种剂型应当与《药品生产许可证》中载明的生产范围一致。

2. 药品技术转让时,转让方应当将转让品种所有规格一次性转让给同一个受让方。

3. 麻醉药品、第一类精神药品、第二类精神药品原料药和药品类易制毒化学品不得进行技术转让。

第二类精神药品制剂申请技术转让的,受让方应当取得相应品种的定点生产资格。

放射性药品申请技术转让的,受让方应当取得相应品种的《放射性药品生产许可证》。

4. 对于持有药品批准文号的,应当同时提交持有药品批准文号的药品生产企业提出注销所转让品种药品批准文号的申请。

对于持有《进口药品注册证》,同时持有用于境内分包装的大包装《进口药品注册证》的,应当同时提交转让方注销大包装《进口药品注册证》的申请。已经获得境内分包装批准证明文件的,还要提交境内分包装药品生产企业提出注销所转让品种境内分包装批准证明文件的申请。

对于已经获准药品委托生产的,应当同时提交药品监督管理部门同意终止委托生产的相关证明性文件。

(四)药品技术转让注册申请的申报和审批

1. 填写《药品补充申请表》,按照补充申请的程序和规定以及《药品技术转让注册管理规定》附件"药品技术转让申报资料要求及其说明"的要求向受让方所在地省、自治区、直辖市药品监督管理部门报送有关资料和说明。

对于转让方和受让方位于不同省、自治区、直辖市的,转让方所在地省、自治区、直辖市药品监督管理部门应当提出审核意见。

2. 受让方所在地省、自治区、直辖市药品监督管理部门对药品技术转让的申报资料进行受理审查,组织对受让方药品生产企业进行生产现场检查,药品检验所应当对抽取的3批样品进行检验。

3. 药品审评中心应当对申报药品技术转让的申报资料进行审评,作出技术审评意见,并依据样品生产现场检查报告和样品检验结果,形成综合意见。

4. 国家药品监督管理局药依据药品审评中心的综合意见,作出审批决定。符合规定的,发给《药品补充申请批件》及药品批准文号,同时注销转让方原药品批准文号;需要进行临床试验的,发给《药物临床试验批件》。不符合规定的,发给《审批意见通知件》,并说明理由。

5. 完成临床试验后,受让方应当将临床试验资料报送药品审评中心。经国家药品监督管理局审批,符合规定的,发给《药品补充申请批件》及药品批准文号。

（五）对药品技术转让注册申请不予受理或不予批准的情形

具有下列情形之一的,其药品技术转让注册申请不予受理,已经受理的不予批准:

1. 转让方或受让方相关合法登记失效,不能独立承担民事责任的。

2. 转让方和受让方不能提供有效批准证明文件的。

3. 在国家中药品种保护期内的。

4. 申报资料中,转让方名称等相关信息与《新药证书》或者药品批准文号持有者不一致,且不能提供相关批准证明文件的。

5. 转让方未按照药品批准证明文件等载明的有关要求,在规定时间内完成相关工作的。

6. 经国家药品监督管理局确认存在安全性问题的药品。

7. 国家药品监督管理局认为不予受理或者不予批准的其他情形。

第四节　进口药品、仿制药品与非处方药品的注册管理

一、进口药品注册管理

进口药品注册管理包括:进口药品的注册和进口药品分包装的注册。

（一）进口药品的注册

1. 申请进口药品注册的要求

（1）申请进口的药品,应当获得境外制药厂商所在生产国家或者地区的上市许可;未在生产国家或者地区获得上市许可,但经国家药品监督管理局确认该药品安全、有效而且临床需要的,可以批准进口。

（2）申请进口的药品,其生产应当符合所在国家或者地区药品生产质量管理规范及中国《药品生产质量管理规范》的要求。

（3）申请进口药品制剂,必须提供直接接触药品的包装材料和容器合法来源的证明文件、用于生产该制剂的原料药和辅料合法来源的证明文件。原料药和辅料尚未取得国家药品监督管理局批准的,应当报送有关生产工艺、质量指标和检验方法等规范的研究资料。

2. 进口药品的申报与审批

（1）申请人填写《药品注册申请表》,报送有关资料和样品,提供相关证明文件,向国家药品监督管理部门提出申请。

（2）国家药品监督管理局部门对申报资料进行形式审查,符合要求的,出具药品注册申请受理通知书,并通知中国食品药品检定研究院组织对 3 个生产批号的样品进

行注册检验。中检所完成检验后,将复核的药品标准、药品注册检验报告和复核意见送交药品审评中心,并抄送申请人。

(3)药品审评中心应对申报资料进行全面审评,并依据技术审评意见和样品检验结果等,形成综合意见,连同相关资料报送国家药品监督管理局部门。

(4)国家药品监督管理部门依据综合意见,做出审批决定。符合规定的,发给《药物临床试验批件》。

(5)临床试验结束后,申请人应当填写《药品注册申请表》,将临床试验资料及其他变更和补充的资料报送药品审评中心。药品审评中心组织对报送资料进行全面审评,形成综合意见,连同相关资料报送国家药品监督管理部门。

(6)国家药品监督管理部门依据综合意见,做出审批决定。符合规定的,发给《进口药品注册证》。中国香港、中国澳门和中国台湾地区的制药厂商申请注册的药品,参照进口药品注册申请的程序办理,符合要求的,发给《医药产品注册证》;不符合要求的,发给《审批意见通知件》,并说明理由。

(二)进口药品分包装的注册

1. 申请进口药品分包装,应当符合下列要求:

(1)该药品已经取得《进口药品注册证》或者《医药产品注册证》。

(2)该药品应当是中国境内尚未生产的品种,或者虽有生产但是不能满足临床需要的品种。

(3)同一制药厂商的同一品种应当由一个药品生产企业分包装,分包装的期限不得超过《进口药品注册证》或者《医药产品注册证》的有效期。

(4)除片剂、胶囊外,分包装的其他剂型应当已在境外完成内包装。

(5)接受分包装的药品生产企业,应当持有《药品生产许可证》。进口裸片、胶囊申请在国内分包装的,接受分包装的药品生产企业还应当持有与分包装的剂型相一致的《药品生产质量管理规范》认证证书。

(6)申请进口药品分包装,应当在该药品《进口药品注册证》或者《医药产品注册证》的有效期届满1年前提出。

2. 进口药品分包装申请与审批程序

(1)境外制药厂商应当与境内药品生产企业签订进口药品分包装合同,接受分包装的药品生产企业向所在地省级药品监督管理部门提出申请,提交由委托方填写的《药品补充申请表》,报送有关资料和样品。省级药品监督管理部门对申报资料进行形式审查后,符合要求的,将申报资料和审核意见报送 CFDA 审批。

(2)国家药品监督管理部门对报送的资料进行审查,符合规定的,发给《药品补充申请批件》和药品批准文号;不符合规定的,发给《审批意见通知件》,并说明理由。

3. 对进口分包装药品的相关要求

(1)进口分包装的药品应当执行进口药品注册标准。

(2)进口分包装药品的说明书和标签必须与进口药品的说明书和标签一致,并且应当标注分包装药品的批准文号和分包装药品生产企业的名称。

(3)境外大包装制剂的进口检验送交国家药品监督管理部门指定的药检所检验。包装后产品的检验与进口检验执行同一药品标准。

二、仿制药品注册管理

（一）对申请人的要求

仿制药申请人应当是药品生产企业，其申请的药品应当与《药品生产许可证》载明的生产范围一致。

（二）对仿制药的要求

仿制药应当与被仿制药具有同样的活性成分、给药途径、剂型、规格和相同的治疗作用。已有多家企业生产的品种，应当参照有关技术指导原则选择被仿制药进行对照研究。

（三）仿制药的申请与审批

1. 申请　申请人填写《药品注册申请表》，向所在地省、自治区、直辖市药品监督管理部门报送有关资料和生产现场检查申请。

2. 初审　省局对申报资料进行形式审查，符合要求的，出具药品注册申请受理通知书，并组织进行现场核查，抽取连续生产的 3 批样品，送药品检验所检验，将审查意见、现场核查报告及申报资料送交药品审评中心。

3. 技术审评　药品审评中心对审查意见和申报资料进行全面审评，依据技术审评意见、样品生产现场检查报告和样品检验结果，形成综合意见，连同相关资料报送国家药品监督管理部门。

4. 审批　国家药品监督管理部门依据综合意见，做出审批决定。符合规定的，发给药品批准文号或者《药物临床试验批件》；不符合规定的，发给《审批意见通知件》。

申请人完成临床试验后，直接向药品审评中心报送临床试验资料。国家药品监督管理部门依据技术意见，发给药品批准文号或者《审批意见通知件》。

（四）仿制药临床试验的有关规定

1. 化学药品注册分类 4（已有国家药品标准的原料药或制剂）中的口服固体制剂，应当进行生物等效性试验，一般为 18 至 24 例；需要用工艺和标准控制药品质量的，应当进行临床试验，临床试验的病例数至少为 100 对。

2. 中药、天然药物仿制药视情况需要，进行不少于 100 对的临床试验。

3. 已有国家药品标准的生物制品和疫苗一般仅需进行Ⅲ期临床试验，临床试验的病例数至少为 300 例。

三、非处方药注册管理

《药品注册管理办法》明确规定：申请仿制的药品属于按非处方药管理的，申请人应当在《药品注册申请表》的"附加申请事项"中标注非处方药项；申请仿制的药品属于同时按处方药和非处方药管理的，申请人可以选择按照处方药或者非处方药的要求提出申请。

（一）申请非处方药的情形

属于以下情况的，申请人可以在《药品注册申请表》的"附加申请事项"中标注非处方药项：

1. 经国家药品监督管理部门确定的非处方药改变剂型，但不改变适应证或者功能主治、给药剂量以及给药途径的药品。

2. 使用国家药品监督管理部门确定的非处方药活性成分组成的新的复方制剂。

上述情况,符合非处方药有关规定的,按照非处方药审批和管理;不符合非处方药有关规定的,按照处方药审批和管理。

（二）申请非处方药的其他规定

1. 非处方药的注册申请,其药品说明书和包装标签应当符合非处方药的有关规定。

2. 进口的药品属于非处方药的,适用进口药品的申报和审批程序,其技术要求与境内生产的非处方药相同。

第五节　药品补充申请与再注册管理

一、药品补充申请

变更研制新药、生产药品和进口药品已获批准证明文件及其附件中载明事项的,应当提出补充申请。

（一）药品补充申请注册事项

药品补充申请注册具体事项见表6-7。

（二）申报资料项目

1. 药品批准证明文件及其附件的复印件。

2. 证明性文件。

3. 修订的药品说明书样稿,并附详细修订说明。

4. 修订的药品标签样稿,并附详细修订说明。

5. 药学研究资料。

6. 药理毒理研究资料。

7. 临床试验资料。

不同的补充申请注册事项,申报的资料项目和要求各不相同,申请人应当按照《药品注册管理办法》附件4的要求,组织资料,并参照相关技术指导原则,评估其变更对药品安全性、有效性和质量可控性的影响,进行相应的技术研究工作。

（三）药品补充申请的申报与审批

1. 申报　申请人填写《药品补充申请表》,向所在地省、自治区、直辖市药品监督管理部门报送有关资料和说明。省、自治区、直辖市药品监督管理部门对申报资料进行形式审查;进口药品的补充申请,应当向国家药品监督管理局报送有关资料和说明,提交生产国家或者地区药品管理机构批准变更的文件。国家药品监督管理局对申报资料进行形式审查。

2. 审批

（1）属于补充申请注册事项 1～13 的(其中,10 中的进口药品除外),由省级药品监督管理部门提出审核意见后,报送国家药品监督管理部门审批。

（2）属于补充申请注册事项 14～17 及 10 中进口药品的,由国家药品监督管理部门受理并审批。

（3）属于补充申请注册事项 19～22 的,由省级药品监督管理部门受理并审批,符合规定的,发给《药品补充申请批件》,并报送国家药品监督管理部门备案。

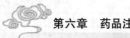

表6-7　药品补充申请注册事项

国家局审批的补充申请事项	省局批准国家局备案或国家局直接备案的进口药品补充申请事项	省局备案的补充申请事项
1. 持有新药证书的药品生产企业申请该药品的批准文号。 2. 使用药品商品名称。 3. 增加中药的功能主治、天然药物适应证或者化学药品、生物制品国内已有批准的适应证。 4. 变更用法用量或者变更适用人群范围但不改变给药途径。 5. 变更药品规格。 6. 变更药品处方中已有药用要求的辅料。 7. 改变影响药品质量的生产工艺。 8. 修改药品注册标准。 9. 替代或减去国家药品标准处方中的毒性药材或处于濒危状态的药材。 10. 进口药品、国内生产的注射剂、眼用制剂、气雾剂、粉雾剂、喷雾剂变更直接接触药品的包装材料或者容器;使用新型直接接触药品的包装材料或者容器。 11. 申请药品组合包装。 12. 新药的技术转让。 13. 修订或增加中药、天然药物说明书中药理毒理、临床试验、药代动力学等项目。 14. 改变进口药品注册证的登记项目,如药品名称、制药厂商名称、注册地址、药品有效期、包装规格等。 15. 改变进口药品的产地。 16. 改变进口药品的国外包装厂。 17. 进口药品在中国国内分包装。 18. 其他。	19. 改变国内药品生产企业名称。 20. 国内药品生产企业内部改变药品生产场地。 21. 变更直接接触药品的包装材料或者容器(除上述第10事项外)。 22. 改变国内生产药品的有效期。 23. 改变进口药品制剂所用原料药的产地。 24. 变更进口药品外观,但不改变药品标准的。 25. 根据国家药品标准或者国家药品监督管理局的要求修改进口药品说明书。 26. 补充完善进口药品说明书安全性内容。 27. 按规定变更进口药品包装标签。 28. 改变进口药品注册代理机构。 29. 其他。	30. 根据国家药品标准或者国家药品监督管理局的要求修改国内生产药品说明书。 31. 补充完善国内生产药品说明书安全性内容。 32. 按规定变更国内生产药品包装标签。 33. 变更国内生产药品的包装规格。 34. 改变国内生产药品制剂的原料药产地。 35. 变更国内生产药品外观,但不改变药品标准的。 36. 其他。

（4）属于补充申请注册事项23～28的,报国家药品监督管理部门直接备案。

（5）属于补充申请注册事项30～36的,报省级药品监督管理部门备案。

对药品生产技术转让、变更处方和生产工艺可能影响产品质量等的补充申请,省、自治区、直辖市药品监督管理部门应当根据其《药品注册批件》附件或者核定的生产工艺,组织进行生产现场检查,药品检验所应当对抽取的3批样品进行检验。

修改药品注册标准的补充申请,必要时由药品检验所进行标准复核。

二、药品再注册

国家药品监督管理部门核发的药品批准文号、《进口药品注册证》或者《医药产品注册证》的有效期为5年。有效期届满,需要继续生产或者进口的,申请人应当在有效期届满前6个月申请再注册。

（一）药品再注册申请与审批程序

1. 国产药品再注册申请与审批程序

（1）药品批准文号的持有者向省、自治区、直辖市药品监督管理部门提出再注册申请,按照规定填写《药品再注册申请表》,并提供有关申报资料。

（2）省、自治区、直辖市药品监督管理部门对申报资料进行审查,符合要求的,出具药品再注册申请受理通知书;不符合要求的,出具药品再注册申请不予受理通知书,并说明理由。

（3）省、自治区、直辖市药品监督管理部门应当自受理申请之日起6个月内对药品再注册申请进行审查,符合规定的,予以再注册;不符合规定的,报国家药品监督管理局。

（4）国家药品监督管理部门收到省、自治区、直辖市药品监督管理部门意见后,经审查不符合药品再注册规定的,发出不予再注册的通知,并说明理由。

2. 进口药品再注册申请与审批程序

（1）药品批准文号的持有者向国家药品监督管理部门提出再注册申请,按照规定填写《药品再注册申请表》,并提供有关申报资料。

（2）国家药品监督管理部门对申报资料进行审查,符合要求的,出具药品再注册申请受理通知书;不符合要求的,出具药品再注册申请不予受理通知书,并说明理由。

（3）国家药品监督管理部门应当自受理申请之日起6个月内对药品再注册申请进行审查,符合规定的,予以再注册;不符合规定的,发出不予再注册的通知,并说明理由。

（二）有下列情形之一的药品不予再注册:

1. 有效期届满前未提出再注册申请的。

2. 未达到国家药品监督管理部门批准上市时提出的有关要求的。

3. 未按照要求完成Ⅳ期临床试验的。

4. 未按照规定进行药品不良反应监测的。

5. 经国家药品监督管理部门再评价属于疗效不确、不良反应大或者其他原因危害人体健康的。

6. 按照《药品管理法》的规定应当撤销药品批准证明文件的。

7. 不具备《药品管理法》规定的生产条件的。

8. 未按规定履行监测期责任的。

9. 其他不符合有关规定的情形。

对不予再注册的品种,除因法定事由被撤销药品批准证明文件的外,在有效期届满时,注销其药品批准文号、《进口药品注册证》或者《医药产品注册证》。

第六节　法律责任

一、药品监督管理部门及其工作人员违法的法律责任

1. 药品监督管理部门及其工作人员违反本法的规定,有下列情形之一的,由其上级行政机关或者监察机关责令改正;情节严重的,对直接负责的主管人员和其他直接责任人员依法给予行政处分:

（1）对符合法定条件的药品注册申请不予受理的。

（2）不在受理场所公示依法应当公示的材料的。

（3）在受理、审评、审批过程中,未向申请人、利害关系人履行法定告知义务的。

（4）申请人提交的申报资料不齐全、不符合法定形式,不一次告知申请人必须补正的全部。

（5）未依法说明不受理或者不批准药品注册申请理由的。

（6）依法应当举行听证而不举行听证的。

2. 药品监督管理部门及其工作人员在药品注册过程中索取或者收受他人财物或者谋取其他利益,构成犯罪的,依法追究刑事责任;尚不构成犯罪的,依法给予行政处分。

3. 药品监督管理部门在药品注册过程中有下列情形之一的,由其上级行政机关或者监察机关责令改正,对直接负责的主管人员和其他直接责任人员依法给予行政处分;构成犯罪的,依法追究刑事责任:

（1）对不符合法定条件的申请作出准予注册决定或者超越法定职权作出准予注册决定的。

（2）对符合法定条件的申请作出不予注册决定或者不在法定期限内作出准予注册决定的。

（3）违反本办法第九条的规定未履行保密义务的。

4. 药品监督管理部门擅自收费或者不按照法定项目和标准收费的,由其上级行政机关或者监察机关责令退还非法收取的费用;对直接负责的主管人员和其他直接责任人员依法给予行政处分。

5. 药品检验所在承担药品审批所需要的检验工作时,出具虚假检验报告的,依照《药品管理法》第八十六条的规定处罚。

二、注册申请人违法的法律责任

1. 申请人在申报临床试验时,报送虚假药品注册申报资料和样品的,药品监督管理部门不予受理或者对该申报药品的临床试验不予批准,对申请人给予警告,1 年内不受理该申请人提出的该药物临床试验申请;已批准进行临床试验的,撤销批准该药物临床试验的批件,并处 1 万元以上 3 万元以下罚款,3 年内不受理该申请人提出的该药物临床试验申请。

药品监督管理部门对报送虚假资料和样品的申请人建立不良行为记录,并予以公布。

2. 申请药品生产或者进口时,申请人报送虚假药品注册申报资料和样品的,国家药品监督管理局对该申请不予受理或者不予批准,对申请人给予警告,1 年内不受理其申请;已批准生产或者进口的,撤销药品批准证明文件,5 年内不受理其申请,并处 1 万元以上 3 万元以下罚款。

3. 根据《药品注册管理办法》第 27 条的规定需要进行药物重复试验,申请人拒绝的,国家药品监督管理部门对其予以警告并责令改正,申请人拒不改正的,不予批准其申请。

4. 具有下列情形之一的,由国家药品监督管理部门注销药品批准文号,并予以公布:

(1) 批准证明文件的有效期未满,申请人自行提出注销药品批准文号的。

(2) 按照《药品注册管理办法》第 126 条的规定不予再注册的。

(3) 《药品生产许可证》被依法吊销或者缴销的。

(4) 按照《药品管理法》第 42 条和《药品管理法实施条例》第 41 条的规定,对不良反应大或者其他原因危害人体健康的药品,撤销批准证明文件的。

(5) 依法做出撤销药品批准证明文件的行政处罚决定的。

(6) 其他依法应当撤销或者撤回药品批准证明文件的情形。

5. 在药品注册中未按照规定实施《药物非临床研究质量管理规范》或者《药物临床试验质量管理规范》的,依照《药品管理法》第 78 条的规定处罚。

 复习思考题

扫一扫,
测一测

1. 何谓药品注册、药品注册申请人、新药申请、仿制药申请、进口药品申请、补充申请、再注册申请、药品注册标准、药品标准物质、国家药品编码、新药、药品批准文号?

2. 化学药品、中药天然药物的注册分类各分为哪几类?

3. 药品注册申报资料项目(以化学药品为例)分哪几大部分? 每部分各包含哪些资料项目?

4. 国家药品监督管理部门对哪些药品注册申请可以实行特殊审批?

5. 临床试验分为哪几期? 各期临床试验的目的是什么?

(王志霜)

第七章

特殊管理药品的管理

> 麻醉药品、精神药品、医疗用毒性药品、放射性药品的概念及其生产、经营、使用管理、法律责任;易制毒化学品、兴奋剂、需要特殊管理的生物制品的概念、生产、经营、使用等相关规定和条例。

第一节　特殊管理药品的概述

一、特殊管理药品的概念

特殊管理的药品是指根据《中华人民共和国药品管理法》第 35 条的规定,国家对麻醉药品、精神药品、医疗用毒性药品和放射性药品实行特殊管理,对其研制、种植、生产、经营、运输、进出口和使用等采取有别于一般药品管理的特殊管理措施,由国务院制定专门管理办法的药品。

另外,国家对易制毒化学品、兴奋剂和部分有特殊要求的生物制品也采取了一系列严格的管制措施,在监督管理方面也有特殊的规定。

二、特殊管理药品的特点

特殊管理药品的特点就是管理的特殊性,主要是因为这几类药品具有突出的二重性,除具有其他药品无可替代的医疗和科学价值外,还具有独特的毒副作用。这些毒副作用,若管理不当,滥用或流入非法渠道,将会危害服用者个人的健康,并造成严重的公共卫生和社会问题。

第二节　麻醉药品与精神药品的管理

一、麻醉药品与精神药品的概念

麻醉药品是指具有依赖性潜力的药品,连续使用、滥用或不合理使用后易产生精神依赖性和生理依赖性,能成瘾癖的药品。例如阿片、吗啡等。麻醉药品与医疗上用于全身或局部麻醉药不同,如硫喷妥钠、普鲁卡因等。麻醉药品的品种范围包括:阿片类、可卡因类、大麻类、合成药物类及国务院有关部门规定的其他易成瘾癖的药品、药用原植物及其制剂。详见附录《麻醉药品品种目录》。

麻醉药品与医疗上用于全身或局部麻醉药不同,如硫喷妥钠、普鲁卡因等。

精神药品是指直接作用于中枢神经系统,使之兴奋或抑制,连续使用能产生依赖性的药品。例如苯巴比妥、艾司唑仑等。根据精神药品对人体产生依赖性和危害人体健康的程度,分为第一类精神药品和第二类精神药品。详见附录《精神药品品种目录》。

二、麻醉药品与精神药品的品种范围

麻醉药品目录和精神药品目录由国务院药品监督管理部门会同国务院公安部门、国务院卫生主管部门按照《麻醉药品和精神药品管理条例》(以下简称条例)第3条第2款的规定,制定和调整并公布,于2007年10月发布。在目录中,麻醉药品共123种,其中我国生产和使用的有25种;精神药品共132种,第一类精神药品53种,其中我国生产和使用的有7种;第二类精神药品79种,其中我国生产和使用的有33种。国家对麻醉药品目录和精神药品目录进行动态管理。具体品种详见本书附录。

三、麻醉药品与精神药品的管制概况

(一)麻醉药品与精神药品滥用的危害性

药物滥用是指与医疗目的无关,用药者采用自身给药的方式,反复、大量地使用有依赖性或潜在依赖性的药品。这类药物的欣快作用能使人产生一种松弛和愉快感,而逐渐对其产生渴望感,进一步发展成为非用不可的强迫感受,陷入不能自控的境地,导致用药者发生精神紊乱,并产生一些行为障碍,引发公共卫生和社会问题。

药物滥用与不合理用药是两个不同的概念与范畴,不应混淆。目前有的人把"药物滥用"一词用于泛指用药不合理现象,即平时所说的"滥用抗生素""滥用激素"等,这是截然不同的。在论述不合理用药中不宜使用"滥用"一词。

麻醉药品、精神药品的滥用被称之为吸毒。吸毒指非医疗用途的、长期的、反复的滥用麻醉药品、精神药品或毒品,并以不断增加使用剂量为特征的强迫性自行摄入行为。

国际麻醉品管制局于1989年的报告指出:"麻醉品非法生产和滥用方面随着世界形势的恶化及随之而来的暴力升级达到了新的危险阶段。"

知识链接

麻醉药品、精神药品与毒品的区别

麻醉药品、精神药品,两者都是作用于中枢神经系统,使之兴奋或抑制的药品。前者不仅产生精神依赖性,而且产生生理依赖性;后者多数情况下只产生精神依赖性而不产生生理依赖性。《中华人民共和国刑法》里所称的毒品,是指鸦片、二醋吗啡(海洛因)、甲基苯丙胺(冰毒)、吗啡、大麻、可卡因及国家规定管制的其他能够使人形成瘾癖的麻醉药品和精神药品。目前,毒品的种类繁多,分类方法各异。其中泛滥较广,对人类危害最大的主要有以下四大类:一是鸦片及其衍生物,包括吗啡、黄皮、海洛因等;二是古柯叶及其衍生物,如可卡因;三是大麻及其衍生物,主要指印度大麻中含有有毒生物碱的几个变种,其毒性大小因四氢大麻酚的含量而异;四是苯丙胺类兴奋剂,如甲基苯丙胺、"摇头丸"等。

毒品中包含了部分麻醉药品、精神药品,区别它们唯一的方法似乎为视其使用目的来区别。为了医疗目的,用于防病治病的药品为麻醉药品或精神药品;非医疗、教学、科研用的麻醉药品、精神药品为毒品。

（二）国际麻醉药品管制机构

1. 联合国麻醉品委员会　简称"麻委会",系联合国经社理事会下属 6 个职能委员会之一,根据理事会 1964 年 2 月 16 日第 9(1) 号决议设立。其职能是:制定麻醉药品和精神药品的国际管制策略和政策;承担麻醉药品和精神药品国际公约所赋予的职能;协调经济和社会理事会行使公约的执行情况;定期审议世界各国各种麻醉药品和精神药品的走私情况;就国际管制工作及对现行国际管制机构的变动向理事会提出咨询意见和建议。

2. 国际麻醉品管制局　简称"麻管局",系根据《1961 年麻醉药品单一公约》设立的,具有独立的半司法机构的性质。由 13 名成员组成,均由联合国经社理事会选举产生。

麻管局是从事国际麻醉药品管制的工作机构。它是向联合国经济与社会理事会的麻醉药品委员会报告工作的。它的主要职能一般可以分为三个方面:一是负责管理麻醉品和精神药物的合法流通,以达到使麻醉品的生产、制造、销售和使用完全限于医疗和科研需要;二是与各国政府合作,设法保持正当的供求之间的平衡以满足对麻醉药品的合法需求;三是与各国政府合作,努力防止违法或非法种植、生产、制造、贩运和使用麻醉品。

麻管局每年印发一份"年度报告",向全世界成员国通报经审查的世界各地麻醉药品管制情况,并据此分析或预测危险趋向,提出和采取措施的建议。

3. 联合国国际药物管制规划署　成立于 1990 年 12 月 12 日,系根据联合国大会第 45/179 号决议设立的,简称"药管署"。药管署的成立把前联合国麻醉药品司、前联合国药物滥用管制基金会、联合国麻醉品管制局秘书处这三者的结构和职能一体化,其主要职能包括条约实施、政策实施与研究以及业务活动三部分内容。

4. 世界卫生组织在麻醉品管制和精神药物管制中的作用　在国际麻醉药品管制中,首先要确定每种麻醉药品的药理、毒理效应,以及如何进行预防、治疗和防止复发。这涉及一系列医学、药学、药理学领域的科学技术问题。世界卫生组织一直承担着国际管制中一系列科学技术问题的咨询和管制措施的参谋建议作用。长期以来人们对麻醉药品与一般药品的"成瘾性"和"习惯性"等概念存在争议,针对这个问题,1964年,世界卫生组织根据有关专家委员会的建议,提出"药物依赖性"概念,以取代"成瘾性"和"习惯性"。

药物依赖性的定义是:反复(周期性地或连续性地)用药所引起的状态。即,药物依赖性是由于周期性地或连续地用药而产生的,人体对于药品心理上的,或生理上的,或兼而有之的一种依赖状态,表现出一种强迫地要连续或定期地用药的行为和其他反应。药物依赖性包括反复用药引起下述的一种或数种现象:①精神依赖性,为最早出现的反应,停药时感到心绪不宁;②生理依赖性,停药时引起身体的病态(戒断症状);③耐受性。同一个人可以对一种以上药物产生依赖性。药物依赖性是某些药品或化学物质具有的一种特殊毒性,使人处于一种特殊的精神状态,出现"欣快感",对所用物质产生强烈的"渴求",用药者在这种渴求感驱使下出现"觅药行为"和频繁的"用药行为"。

世界卫生组织的主要职能:根据权限,调控可以合法生产、出口麻醉药品的国家;根据对麻醉药品、精神药品的研究和判断,向麻醉药品委员会提出修订有关麻醉药品和精神药品公约之附表的建议;提出并组织实施控制滥用麻醉药品和精神药品的国际计划和科学技术问题。在世界卫生组织每年召开的执委会和世界卫生大会上,药物依赖性问题经常被列为讨论的重点议题之一。

(三)麻醉药品与精神药品管制和禁毒的会议和公约

1. 国际公约 近百年来,由于签订了一系列国际公约、纲领,国际合作使麻醉药品和精神药品管制及禁毒工作不断取得进展,见表 7-1。

表 7-1 麻醉药品、精神药品管制国际公约

时间	地点	公约名称	内容	参加国
1909	上海	上海国际禁毒会议	通过禁毒决议	中、奥、柬、美、英等 16 个国家
1912	海牙	《海牙禁毒鸦片公约》6 章 25 条	①制定法律管制生鸦片 ②禁止生产、贩卖、吸食熟鸦片 ③切实管制吗啡等麻醉药品 ④规定各国在中国租界禁毒办法	中、美、日、英、法、德等
1931	日内瓦	《限制麻醉药品制造、运销》7 章 34 条	确定麻醉药品定义;需要量估计;生产限制等	参加缔约的有 54 个国家
1961	纽约	《1961 年麻醉药品单一公约》51 条	确定各种制度、规定、罚则、受管制物质、国际管制机构	缔约国 175 个国家
1971	纽约	《1971 年精神药物公约》33 条	确定受管制物质,管制办法	缔约国 169 个国家
1972	纽约	《1961 年麻醉药品单一公约》议定书 22 条	从根本上规制麻醉品的种植、生产和非法贩运	缔约国 132 个国家
1988	维也纳	《联合国禁止非法贩运麻醉药品和精神药物公约》34 条	定义、制裁、管辖区、合作、情报	缔约国 162 个国家
1990	纽约	禁毒特别联大会议《政治宣言》《全球行动纲领》	大会宣布 1991—2000 年为"联合国禁毒的十年"	缔约国 150 个国家

2. 我国麻醉药品、精神药品的管制和禁毒 "阿片"一词是外来语的译音,民间一般称"鸦片"。祖国医学书籍中称"阿美蓉",中医处方用"罂粟壳",为常用中药之一。

19 世纪初,由于帝国主义向中国大量倾销阿片,严重毒害了中国人民的健康。在

我国人民群众的强烈要求下,1839年6月林则徐收缴并销毁阿片237万公斤,这就是历史上有名的广东"虎门销烟"。国际禁毒工作历史上,最早实行以"销毁阿片"的办法开展禁毒工作的是中国的林则徐。

日本侵占我国东北地区后,有计划地推行以阿片毒化中国的政策,使吸食者日益增多,从而造成烟毒广为蔓延,摧残人民生命,严重地破坏了社会生产力的发展。

新中国成立后,我国政府在认真总结革命根据地时期禁毒斗争经验的基础上,颁布了一系列行之有效的查禁烟毒的法律法规,切实加大了打击烟毒犯罪的力度,使烟毒基本绝迹,到1953年,中国成为被世界公认的"无毒国"。

近年由于国际国内的一些不法分子趁势而入,毒品从边境流向内地,毒品犯罪现象不断发生并日趋频繁。进入20世纪90年代,出现了毒品的秘密加工厂。我国的禁毒任务十分艰巨。

我国先后制定和发展了一系列有关麻醉药品、精神药品管制和禁毒的法令法规,有效地加强了这几类药品的管理,详见表7-2。

表7-2　中国管制麻醉药品、精神药品和禁毒的主要法规

时　间	名　称	机　构	内　容
1950.2	《关于禁止鸦片烟毒的通令》	政务院	严禁吸食、贩卖、种植、私存鸦片、吗啡、海洛因等
1950.11	《关于管理麻醉药品暂时条例》及实施细则	卫生部	规定麻醉药品品种范围,及对其生产、供应、使用的管理、主管部门
1978.9	《麻醉药品管理条例》	国务院	麻醉药品品种范围、生产、供应、使用管理、处罚
1979.6	《医疗用毒药、限制性剧药管理办法》	卫生部及国家医药管理局	包括毒性药品及精神药品
1984.9	《中华人民共和国药品管理法》第七章"特殊管理药品"	全国人大常务委员会	确定麻醉药品、精神药品、医疗用毒性药品、放射性药品实施特殊管理
1985.4	《精神药品管理条例》(草案)	卫生部	将精神药品分为两类,及对其生产、供应、使用的管理、购买管理
1997.3	《中华人民共和国刑法》(修订)　第三章:第一节"生产、销售伪劣商品罪";第六章:第七节"走私、贩卖、运输、制造毒品罪"	全国人大	1. 规定了生产,销售假、劣药品的刑事责任 2. 规定了涉毒犯罪的刑事责任
2003.12	《反兴奋剂条例》	国务院	保护体育运动参加者的身心健康,维护体育竞赛的公平竞争
2005.8	《麻醉药品和精神药品管理条例》	国务院	麻醉药品和精神药品的管理规定
2005.11	《易制毒化学品管理条例》	国务院	规定易制毒化学品生产、经营管理、购买、运输管理及法律责任
2010.3	《药品类易制毒化学品管理办法》	卫生部	规定了药品类易制毒化学品的生产、经营、购买、运输和进出口管理

近10余年来,在治理毒品方面,我国政府果断采取了禁种、禁吸、禁止贩运的三管齐下政策,取得良好成效。在综合治理措施方面有:①加强立法工作;②加强国家级管制机构;③改善技术装备,加强毒品缉私力量;④积极开展戒毒工作和对药物依赖性的研究检测;⑤加强国际合作。

四、麻醉药品与精神药品的种植、实验研究和生产管理

国家根据麻醉药品和精神药品的医疗、国家储备和企业生产所需原料的需要确定需求总量,对麻醉药品药用原植物的种植、麻醉药品和精神药品的生产实行总量控制。

(一)麻醉药品药用原植物的种植管理

国家药品监督管理部门根据麻醉药品和精神药品的需求总量制定年度生产计划。同时,与农业主管部门根据麻醉药品年度生产计划,制定麻醉药品药用原植物年度种植计划。麻醉药品药用原植物种植企业按计划种植,并定期向国家药品监督管理部门和农业主管部门报告种植情况。

麻醉药品药用原植物种植企业由国家药品监督管理部门和农业主管部门共同确定,其他单位和个人不得种植麻醉药品药用原植物。

(二)麻醉药品和精神药品的实验研究管理

开展麻醉药品和精神药品实验研究活动应经国家药品监督管理部门批准,并必须具备下列条件:

1. 以医疗、科学研究或者教学为目的。
2. 有保证实验所需麻醉药品和精神药品安全的措施和管理制度。
3. 单位及其工作人员2年内没有违反有关禁毒的法律、行政法规规定的行为。

开展麻醉药品和精神药品研究实验必须事先提出立项申请,报所在地省级药品监督管理部门。省级药品监督管理部门对申请人实验研究条件进行现场检查,出具审查意见,连同申报资料报送国家药品监督管理部门。国家药品监督管理部门收到申报资料后,进行全面审查,全部资料符合规定的,发给《麻醉药品和精神药品实验研究立项批件》。《麻醉药品和精神药品实验研究立项批件》不得转让。

有以下情况的,不得申请麻醉药品、精神药品实验研究:①医疗不得使用的麻醉药品、精神药品;②仿制国内监测期内的麻醉药品、精神药品;③仿制国内药品标准试行期内的麻醉药品、精神药品;④含罂粟壳的复方制剂;⑤符合麻醉药品、精神药品生产企业数量规定;⑥申请人在药品实验研究或生产中曾有过违反禁毒法律、行政法规规定的行为;⑦其他不符合国家麻醉药品、精神药品有关规定的情况。

经批准开展麻醉药品和精神药品实验研究的,应当在3年内完成药物临床前研究,向国家药品监督管理部门申报药品注册。麻醉药品和第一类精神药品的临床试验,不得以健康人为受试对象。

(三)麻醉药品和精神药品的生产管理

1. 定点生产制度 国家对麻醉药品和精神药品实行定点生产制度。国家药品监督管理部门根据麻醉药品和精神药品的需求总量,按照合理布局、总量控制的原则,确定麻醉药品和精神药品定点生产企业的数量和布局,并根据年度需求总量对数量和布局进行调整、公布。

麻醉药品和精神药品的定点生产企业应当具备下列条件:①有药品生产许可证;

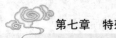

②有麻醉药品和精神药品实验研究批准文件;③有符合规定的麻醉药品和精神药品生产设施、储存条件和相应的安全管理设施;④有通过网络实施企业安全生产管理和向药品监督管理部门报告生产信息的能力;⑤有保证麻醉药品和精神药品安全生产的管理制度;⑥有与麻醉药品和精神药品安全生产要求相适应的管理水平和经营规模;⑦麻醉药品和精神药品生产管理、质量管理部门的人员应当熟悉麻醉药品和精神药品管理以及有关禁毒的法律、行政法规;⑧没有生产、销售假药、劣药或者违反有关禁毒的法律、行政法规规定的行为;⑨符合国务院药品监督管理部门公布的麻醉药品和精神药品定点生产企业数量和布局的要求。

2. 定点企业的审批程序 从事麻醉药品、第一类精神药品生产以及第二类精神药品原料药生产的企业,应当经所在地级药品监督管理部门初步审查,由国家药品监督管理部门批准;从事第二类精神药品制剂生产的企业,应当经所在地省级药品监督管理部门批准。

3. 生产管理 定点生产企业生产麻醉药品和精神药品,必须依照《药品管理法》的规定取得药品批准文号。未取得药品批准文号的,不得生产麻醉药品和精神药品。

国家药品监督管理部门应当组织医学、药学、社会学、伦理学和禁毒等方面的专家成立专家组,由专家组对申请首次上市的麻醉药品和精神药品的社会危害性和被滥用的可能性进行评价,并提出是否批准的建议。

定点生产企业必须严格按照麻醉药品和精神药品年度生产计划安排生产,并依照规定向所在地省级药品监督管理部门报告生产情况。定点生产企业只能将麻醉药品和精神药品销售给具有麻醉药品和精神药品经营资格的企业或者经过批准的其他单位。

4. 定点生产企业的销售管理 麻醉药品药用原植物种植企业生产的麻醉药品原料(阿片)按照计划销售给国家设立的麻醉药品储存单位。国家设立的麻醉药品储存单位只能将麻醉药品原料按照计划销售给麻醉药品生产企业以及经批准购用的其他单位。定点生产企业生产的麻醉药品和第一类精神药品原料只能按照计划销售给制剂生产企业和经批准购用的其他单位,小包装原料药可以销售给全国性批发企业和区域性批发企业。

定点生产企业只能将麻醉药品和第一类精神药品制剂销售给定点全国性批发企业、区域性批发企业及经批准购用的其他单位。定点区域性批发企业从定点生产企业购进麻醉药品和第一类精神药品制剂,须经所在地省级药品监督管理部门批准。

定点生产企业只能将第二类精神药品原料药销售给定点全国性批发企业、区域性批发企业、专门从事第二类精神药品批发业务的企业、第二类精神药品制剂生产企业以及经备案的其他需要用第二类精神药品原料药的企业,并应当按照备案的需用计划销售。

定点生产企业只能将第二类精神药品制剂销售给全国性批发企业、区域性批发企业、专门从事第二类精神药品批发业务的企业、第二类精神药品零售连锁企业、医疗机构或经批准购用的其他单位。

5. 专有标志管理 麻醉药品和精神药品的标签应当印有国家药品监督管理部门规定的标志(图7-1)。

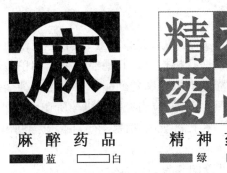

麻醉药品 精神药品
■蓝 □白 ■绿 □白

图 7-1 麻醉药品、精神药品标识

五、麻醉药品与精神药品的经营、储存、运输及进出口管理

（一）定点经营制度

国家对麻醉药品和精神药品实行定点经营制度。国家药品监督管理部门应当根据麻醉药品和第一类精神药品的需求总量，确定跨省、自治区、直辖市从事麻醉药品和第一类精神药品批发业务的企业（以下称全国性批发企业）的布局、数量；根据各省、自治区、直辖市对麻醉药品和第一类精神药品需求总量，确定在该行政区域内从事麻醉药品和第一类精神药品批发业务的企业（以下称区域性批发企业）的布局、数量。国家药品监督管理部门根据年度需求总量的变化对全国性批发企业、区域性批发企业的布局、数量进行调整、公布。

（二）定点企业的审批

全国性批发企业必须经国家药品监督管理部门批准；区域性批发企业必须经所在地省级药品监督管理部门批准。专门从事第二类精神药品批发业务的企业，也需要经所在地省级药品监督部门批准。

在批准全国性批发企业以及区域性批发企业时，都应当综合各地区人口数量、交通、经济发展水平、医疗服务情况等因素，确定其所承担供药责任的区域。

全国性批发企业应当具备经营 90% 以上品种规格的麻醉药品和第一类精神药品的能力，并保证储备 4 个月销量的麻醉药品和第一类精神药品；区域性批发企业应当具备经营 60% 以上品种规格的麻醉药品和第一类精神药品的能力，并保证储备 2 个月销售量的麻醉药品和第一类精神药品。

麻醉药品和精神药品定点批发企业除具备一般的药品经营企业的开办条件外，还应具备下列条件：

1. 有符合本条例规定的麻醉药品和精神药品储存条件。

2. 有通过网络实施企业安全管理和向药品监督管理部门报告经营信息的能力。

3. 单位及其工作人员 2 年内没有违反有关禁毒的法律、行政法规规定的行为。

4. 符合国务院药品监督管理部门公布的定点批发企业布局。

5. 麻醉药品和第一类精神药品的定点批发企业，必须具有保证供应责任区域内医疗机构所需麻醉药品和第一类精神药品的能力，并具有保证麻醉药品和第一类精神药品安全经营的管理制度。

（三）销售管理

1. 销售范围规定

（1）全国性批发企业：可以向区域性批发企业，或者经批准可以向取得麻醉药品和第一类精神药品使用资格的医疗机构以及其他经过批准的单位销售麻醉药品和第一类精神药品。全国性批发企业向取得麻醉药品和第一类精神药品使用资格的医疗机构销售麻醉药品和第一类精神药品，应当经医疗机构所在地省级药品监督管理部门批准。国家药品监督管理部门在批准全国性批发企业时，应当明确其所承担供药责任的区域。

（2）区域性批发企业：可以向本省、自治区、直辖市行政区域内取得麻醉药品和第一类精神药品使用资格的医疗机构销售麻醉药品和第一类精神药品；由于特殊地理位置的原因，需要就近向其他省、自治区、直辖市行政区域内取得麻醉药品和第一类精神药品使用资格的医疗机构销售的，应当经国务院药品监督管理部门批准。省级药品监督管理部门在批准区域性批发企业时，应当明确其所承担供药责任的区域。

（3）全国性批发企业和区域性批发企业可以从事第二类精神药品批发业务。第二类精神药品定点批发企业可以向医疗机构、定点批发企业和符合规定的药品零售企业销售第二类精神药品。

2. 销售规定

（1）麻醉药品和第一类精神药品不得零售。禁止使用现金进行麻醉药品和精神药品交易，但是个人合法购买麻醉药品和精神药品的除外。

（2）经所在地设区的市级药品监督管理部门批准，实行统一进货、统一配送、统一管理的药品零售连锁企业可以从事第二类精神药品零售业务。第二类精神药品零售企业应当凭执业医师出具的处方，按规定剂量销售第二类精神药品，并将处方保存2年备查；禁止超剂量或者无处方销售第二类精神药品，不得向未成年人销售第二类精神药品。

（3）麻醉药品目录中的罂粟壳只能用于中药饮片和中成药的生产以及医疗配方使用。

（4）全国性批发企业和区域性批发企业向医疗机构销售麻醉药品和第一类精神药品，应当将药品送至医疗机构。医疗机构不得自行提货。

（5）麻醉药品和精神药品实行政府定价，在制定出厂和批发价格的基础上，逐步实行全国统一零售价格。具体办法由国务院价格主管部门制定。

（四）购进管理

1. 以生产为目的的购进　药品生产企业需要以麻醉药品和第一类精神药品为原料生产普通药品的，向所在地省级药品监督管理部门报送年度需求计划，由省级药品监督管理部门汇总报国家药品监督管理部门批准后，向定点生产企业购买。药品生产企业需要以第二类精神药品为原料生产普通药品的，应当将年度需求计划报所在地省级药品监督管理部门，并向定点批发企业或者定点生产企业购买。

2. 以经营为目的的购进　全国性批发企业应当从定点生产企业购进麻醉药品和第一类精神药品。区域性批发企业可以从全国性批发企业购进麻醉药品和第一类精神药品；为减少迂回运输，经所在地省级药品监督管理部门批准，也可以从定点生产企业购进麻醉药品和第一类精神药品。

食品、食品添加剂、化妆品、油漆等非药品生产企业需要使用咖啡因作为原料的，以及科学研究、教学单位需要使用麻醉药品和精神药品开展实验、教学活动的，可经所在地省级药品监督管理部门批准，向定点批发企业或者定点生产企业购买。需要使用麻醉药品和精神药品的标准品、对照品的，也经所在地省级药品监督管理部门批准，向国家药品监督管理部门批准的单位购买。

（五）运输管理

托运、承运和自行运输麻醉药品和精神药品必须采取安全保障措施，防止麻醉药品和精神药品在运输过程中被盗、被抢、丢失。通过铁路运输麻醉药品和第一类精神药品的，必须使用集装箱或者铁路行李车运输。没有铁路需要通过公路或者水路运输麻醉药品和第一类精神药品的，应当由专人负责押运。

需要邮寄麻醉药品和精神药品时，寄件人需要提交所在地省级药品监督管理部门出具的准予邮寄证明。邮政营业机构在查验、收存准予邮寄证明后，给予收寄。省级邮政主管部门指定符合安全保障条件的邮政营业机构负责收寄麻醉药品和精神药品。邮政营业机构收寄麻醉药品和精神药品，可以依法对收寄的麻醉药品和精神药品予以查验。

（六）储存管理

麻醉药品药用原植物种植企业、定点生产企业、全国性批发企业及区域性批发企业和国家设立的麻醉药品储存单位，应当设置储存麻醉药品和第一类精神药品的专库。该专库应当符合下列要求：

1. 安装专用防盗门，实行双人双锁管理。

2. 具有相应的防火设施。

3. 具有监控设施和报警装置，报警装置应当与公安机关报警系统联网。

麻醉药品定点生产企业应当将麻醉药品原料药和制剂分别存放。

麻醉药品和第一类精神药品的使用单位应当设立专库或者专柜储存麻醉药品和第一类精神药品。专库应当设有防盗设施并安装报警装置；专柜应当使用保险柜。专库和专柜应当实行双人双锁管理。

麻醉药品药用原植物种植企业、定点生产企业、全国性批发企业和区域性批发企业、国家设立的麻醉药品储存单位以及麻醉药品和第一类精神药品的使用单位，应当配备专人负责管理工作，并建立储存麻醉药品和第一类精神药品的专用账册。药品入库双人验收，出库双人复核，做到账物相符。专用账册的保存期限应当自药品有效期期满之日起不少于5年。

第二类精神药品经营企业要求在药品库房中设立独立的专库或者专柜储存第二类精神药品，并建立专用账册，实行专人管理。专用账册的保存期限应当自药品有效期期满之日起不少于5年。

（七）进出口管理

麻醉药品和精神药品的进口，须经国家药品监督管理部门组织审查，经审查确认符合质量标准，安全有效的，方可批准进口，并发给进口药品注册证书。进口、出口的麻醉药品和国家规定范围内的精神药品，必须持有国家药品监督管理部门发给的《进口准许证》《出口准许证》。海关凭药品监督管理部门出具的《进口药品通关单》放行。无《进口药品通关单》不得放行。

六、麻醉药品与精神药品的使用管理

（一）处方医师资格的取得

医疗机构应当按照国务院卫生主管部门的规定，对本单位执业医师进行有关麻醉药品和精神药品使用知识的培训、考核，经考核合格的，授予麻醉药品和第一类精神药品处方权。执业医师取得麻醉药品和第一类精神药品处方权后，方可在本医疗机构开具麻醉药品和第一类精神药品处方，但不得为自己开具该种处方。

（二）《印鉴卡》管理

医疗机构需要使用麻醉药品和第一类精神药品，须经所在地设区的市级卫生主管部门批准后，取得《麻醉药品、第一类精神药品购用印鉴卡》（简称《印鉴卡》）。医疗机构凭《印鉴卡》向本省级行政区域内的定点批发企业购买麻醉药品和第一类精神药品。

对于首次申请《印鉴卡》的医疗机构，市级卫生行政部门在作出是否批准决定前，还应当组织现场检查，并留存现场检查记录。

设区的市级卫生主管部门发给医疗机构《印鉴卡》的同时，将取得《印鉴卡》的医疗机构情况抄送所在地设区的市级药品监督管理部门，并报省级卫生主管部门备案。将取得《印鉴卡》的医疗机构名单向本行政区域内的定点批发企业通报。

医疗机构申请《印鉴卡》必须具备的条件有以下 4 点：

1. 具有与使用麻醉药品和第一类精神药品相关的诊疗科目。

2. 具有经过麻醉药品和第一类精神药品培训、考核合格的、获得麻醉药品和第一类精神药品处方权的执业医师。

3. 具有经过麻醉药品和第一类精神药品培训、考核合格的、获得从事调剂麻醉药品和第一类精神药品资格的药师。

4. 有保证麻醉药品和第一类精神药品安全储存的设施和管理制度。

《印鉴卡》有效期为 3 年。《印鉴卡》有效期到期前 3 个月，医疗机构需要重新向市级卫生行政部门提出申请。《印鉴卡》有关项目有变更时，应及时变更与记录。当《印鉴卡》中医疗机构名称、地址、医疗机构法人代表负责人、医疗管理部门负责人、药品采购药师等项目发生变更时，医疗结构应当在变更之日起 3 日内到设区的市级卫生行政部门办理变更手续。《印鉴卡》样式由卫生部统一制定，省级卫生行政部门统一印刷。医疗机构采购麻醉药品和第一类精神药品不得自行提货，应由定点批发企业将药品送至医疗机构。药品款应通过银行转账结算。

（三）麻醉药品和精神药品的使用

1. 麻醉药品和精神药品处方和使用管理，应按《处方管理办法》有关规定执行。医疗机构应当加强麻醉药品和精神药品的管理，保证麻醉药品和精神药品合法、安全、合理使用。

2. 医师和药师应当按照原卫生部制定的有关规定以及麻醉药品和精神药品临床应用指导原则，开具或调剂处方、使用和管理麻醉药品、第一类精神药品，对确需使用麻醉药品或者第一类精神药品的患者，应当满足其合理用药需求。在医疗机构就诊的癌症疼痛患者和其他危重患者得不到麻醉药品或者第一类精神药品时，患者或者其亲属可以向执业医师提出申请。具有麻醉药品和第一类精神药品处方资格的执业医师和药师认为要求合理的，应当及时为患者提供所需麻醉药品或者第一类精神药品。

3. 长期使用麻醉药品和第一类精神药品患者应签署《知情同意书》　门(急)诊癌症疼痛患者和中、重度慢性疼痛患者需长期使用麻醉药品和第一类精神药品的,应到由设区的市级人民政府卫生主管部门指定的医疗机构就诊,首诊医师应当亲自诊查患者,建立相应的病历,并要求其签署《知情同意书》。麻醉药品和第一类精神药品也只准在卫生主管部门指定的医疗机构医师开具处方和调剂领用药品。在病历中应当留存下列材料复印件:

(1) 二级以上医院开具的诊断证明。

(2) 患者户籍簿、身份证或者其他相关身份证明文件。

(3) 为患者代办人员身份证明文件。

(4) 签署的《知情同意书》。

4. 门(急)诊患者使用麻醉药品、精神药品用量规定

(1) 为门(急)诊患者开具的麻醉药品注射剂,每张处方为一次常用量,限在医疗机构内使用;控缓释制剂,每张处方不得超过 7 日常用量;其他剂量,每张处方不得超过 3 日常用量。

(2) 第一类精神药品注射剂,每张处方为一次常用量;控缓释制剂,每张处方不得超过 7 日常用量;其他剂型,每张处方不得超过 3 日常用量。

(3) 哌醋甲酯用于治疗儿童多动症时,每张处方不得超过 15 日常用量。

(4) 第二类精神药品,一般每张处方不得超过 7 日常用量;对于慢性病或某些特殊情况的患者,处方用量可以适当延长,医师应当注明理由。

5. 门(急)诊癌症疼痛患者和中、重度慢性疼痛患者使用麻醉药品或第一类精神药品处方用量规定　注射剂,每张处方不得超过 3 日常用量;控缓释制剂,每张处方不得超过 15 日常用量;其他剂型,每张处方不得超过 7 日常用量。

6. 住院患者常用剂量规定　为住院患者开具的麻醉药品和第一类精神药品处方应当逐日开具,每张处方为一日常用量。

7. 超常用剂量规定　为提高癌症患者生活质量,推行世界卫生组织癌症三阶梯止痛治疗方案,对癌症疼痛患者确需使用吗啡制剂时,可由医师根据病情需要和耐受情况决定其吗啡制剂的使用剂量。但医师应在患者病历上记录超常用剂量使用的原因,并在处方超常用剂量处再次签名。但对超常用剂量使用更要严格加强监管,防止麻醉药品流失。

8. 对于需要特别加强管制的麻醉药品　盐酸二氢埃托啡处方为一次常用量,药品限于二级以上医院内使用;盐酸哌替啶处方为一次常用量,限于医疗机构内使用。

9. 医疗机构应当要求长期使用麻醉药品和第一类精神药品的门(急)诊癌症患者和中、重度慢性疼痛患者,每 3 个月复诊或者随诊一次。

10. 医院药学部门各药房应当对麻醉药品和第一类精神药品处方,逐日编制带日期的顺序号。

11. 医师开具的麻醉药品和精神药品处方,患者只准在该机构里调剂领用。

(四) 处方笺的格式和内容

麻醉药品和第一类精神品处方除应具有普通处方格式与内容外,还应当包括患者身份证明编号,代办人姓名、身份证明编号。麻醉药品和精神药品处方标准由卫生部统一规定,处方格式由省级卫生行政部门统一制定,处方由医疗机构按规定的标准和

格式印刷。麻醉药品和第一类精神药品处方印刷用纸为淡红色,右上角标注"麻""精一"。第二类精神药品处方印刷有纸为白色,右上角标注"精二"。

麻醉药品、第一类精神药品处方和专用登记账册保存期限为 3 年。第二类精神药品处方和专用登记账册保存期限为 2 年。

（五）医疗机构借用规定

医疗机构抢救患者若急需麻醉药品和第一类精神药品而本医疗机构又无法提供时,可以向其他医疗机构或者定点批发企业紧急借用;抢救工作结束后,应及时将借用情况向所在地设区的市级药品监督管理部门和卫生主管部门汇报备案。

（六）配制麻醉药品、精神药品制剂的管理

对临床需要而市场无供应的麻醉药品和精神药品,持有《医疗机构制剂许可证》和《印鉴卡》的医疗机构必须经过所在地省级药品监督管理部门批准,配制临床需要而市场无供应的麻醉药品和精神药品制剂。医疗机构配制的麻醉药品和精神药品制剂只能在本医疗机构使用,不得对外销售。

七、麻醉药品与精神药品的审批程序及监督管理

（一）定点生产、批发企业的确定

在确定定点生产企业和定点批发企业时,审批部门应当在经审查符合条件的企业中根据布局的要求,通过公平竞争的方式初步确定定点生产企业和定点批发企业,并予公布。其他符合条件的企业可以自公布之日起 10 日内向审批部门提出异议。审批部门应当自收到异议之日起 20 日内对异议进行审查,并作出是否调整的决定。

（二）对被监管对象进行监督检查

药品监督管理部门应当根据规定的职责权限,对麻醉药品药用原植物的种植以及麻醉药品和精神药品的实验研究、生产、经营、使用、储存、运输活动进行监督检查。县级以上卫生行政部门应当对执业医师开具麻醉药品和精神药品处方的情况进行监督检查。

省级以上人民政府药品监督管理部门根据实际情况建立监控信息网络,对定点生产企业、定点批发企业和使用单位的麻醉药品和精神药品生产、进货、销售、库存、使用的数量以及流向实行实时监控,并与同级公安机关做到信息共享。

尚未连接监控信息网络的麻醉药品和精神药品定点生产企业、定点批发企业和使用单位,应当每月通过电子信息、传真、书面等方式,将本单位麻醉药品和精神药品生产、进货、销售、库存、使用的数量以及流向,报所在地设区的市级药品监督管理部门和公安机关;医疗机构还应当报所在地设区的市级人民政府卫生主管部门。设区的市级药品监督管理部门应当每 3 个月向上一级药品监督管理部门报告本地区麻醉药品和精神药品的相关情况。

（三）滥用和安全隐患的排除措施

对已经发生滥用,造成严重社会危害的麻醉药品和精神药品品种,国家药品监督管理部门应当采取在一定期限内中止生产、经营、使用或者限定其使用范围和用途等措施。对不再作为药品使用的麻醉药品和精神药品,国家药品监督管理部门应当撤销其药品批准文号和药品标准,并予以公布。

药品监督管理部门、卫生主管部门发现生产、经营企业和使用单位的麻醉药品和精神药品管理存在安全隐患时,应当责令其立即排除或限期排除;对有证据证明可能

流入非法渠道的,应当及时采取查封、扣押的行政强制措施,在 7 日内作出行政处理决定,并通报同级公安机关。

药品监督管理部门发现取得印鉴卡的医疗机构未依照规定购买麻醉药品和第一类精神药品时,及时通报同级卫生主管部门。接到通报的卫生主管部门立即调查处理。必要时,药品监督管理部门可以责令定点批发企业中止向该医疗机构销售。

（四）对过期、损坏的麻醉药品和精神药品的销毁

麻醉药品和精神药品的生产、经营企业和使用单位对过期、损坏的麻醉药品和精神药品应当登记造册,向所在地县级药品监督管理部门提出申请销毁,药品监督管理部门在接到申请之日起在 5 日内到现场监督销毁。医疗机构对存放在本单位的过期、损坏麻醉药品和精神药品,应当申请卫生行政部门监督销毁。对依法收缴的麻醉药品和精神药品,除批准用于科学研究外,应当依照国家有关规定予以销毁。

八、法律责任

（一）药品监督、卫生主管部门违规的处罚

有下列情形之一的,由其上级行政机关或监察机关责令其改正;情节严重的,对直接负责的主管人员和其他直接责任人员依法给予行政处分;构成犯罪的,依法追究刑事责任:

1. 对不符合条件的申请人准予行政许可或者超越法定职权作出准予行政许可决定的。

2. 未到场监督销毁过期、损坏的麻醉药品和精神药品的。

3. 未依法履行监督检查职责,应当发现而未发现违法行为、发现违法行为不及时查处,或者未依照本条例规定的程序实施监督检查的。

4. 违反本条例规定的其他失职、渎职行为。

（二）研究单位违规的处罚

1. 药品研究单位在普通药品的实验研究和研制过程中,产生本条例规定管制的麻醉药品和精神药品,未依照本条例的规定报告的,由药品监督管理部门责令改正,给予警告,没收违法药品;拒不改正的,责令停止实验研究和研制活动。

2. 药物临床试验机构以健康人为麻醉药品和第一类精神药品临床试验的受试对象的,由药品监督管理部门责令停止违法行为,给予警告;情节严重的,取消其药物临床试验机构的资格;构成犯罪的,依法追究刑事责任。对受试对象造成损害的,药物临床试验机构依法承担治疗和赔偿责任。

（三）种植企业违规的处罚

麻醉药品药用原植物种植企业违反规定,有下列情形之一的,由药品监督管理部门责令限期改正,给予警告;逾期不改正的,处 5 万元以上 10 万元以下的罚款;情节严重的,取消其种植资格。

1. 未依照麻醉药品药用原植物年度种植计划进行种植的。

2. 未依照规定报告种植情况的。

3. 未依照规定储存麻醉药品的。

（四）定点生产企业违规的处罚

定点生产企业违反规定,有下列情形之一的,由药品监督管理部门责令限期改正,

给予警告,并没收违法所得和违法销售的药品;逾期不改正的,责令停产,并处 5 万元以上 10 万元以下的罚款;情节严重的,取消其定点生产资格:

1. 未按照麻醉药品和精神药品年度生产计划安排生产的。
2. 未依照规定向药品监督管理部门报告生产情况的。
3. 未依照规定储存麻醉药品和精神药品,或者未依照规定建立、保存专用账册的。
4. 未依照规定销售麻醉药品和精神药品的。
5. 未依照规定销毁麻醉药品和精神药品的。

（五）定点批发企业违规的处罚

定点批发企业违反规定销售麻醉药品和精神药品,或者违反规定经营麻醉药品原料药和第一类精神药品原料药的,由药品监督管理部门责令限期改正,给予警告,并没收违法所得和违法销售的药品;逾期不改正的,责令停业,并处违法销售药品货值金额 2 倍以上 5 倍以下的罚款;情节严重的,取消其定点批发资格。

定点批发企业有下列情形之一的,由药品监督管理部门责令限期改正,给予警告;逾期不改正的,责令停业,并处 2 万元以上 5 万元以下的罚款;情节严重的,取消其定点批发资格:

1. 未按照规定购进麻醉药品和第一类精神药品的。
2. 未保证供药责任区域内的麻醉药品和第一类精神药品的供应的。
3. 未对医疗机构履行送货义务的。
4. 未按照规定报告麻醉药品和精神药品的进货、销售、库存数量以及流向的。
5. 未按照规定储存麻醉药品和精神药品,或者未依照规定建立、保存专用账册的。
6. 未按照规定销毁麻醉药品和精神药品的。
7. 区域性批发企业之间违反本条例的规定调剂麻醉药品和第一类精神药品,或者因特殊情况调剂麻醉药品和第一类精神药品后未依照规定备案的。

第二类精神药品零售企业违反规定储存、销售或者销毁第二类精神药品的,由药品监督管理部门责令限期改正,给予警告,并没收违法所得和违法销售的药品;逾期不改正的,责令停业,并处 5000 元以上 2 万元以下的罚款;情节严重的,取消其第二类精神药品零售资格。

（六）取得印鉴卡的医疗机构违规的处罚

持印鉴卡的医疗机构违反本条例的规定,有下列情形之一的,由设区的市级人民政府卫生主管部门责令限期改正,给予警告;逾期不改正的,处 5000 元以上 1 万元以下的罚款;情节严重的,吊销其印鉴卡;对直接负责的主管人员和其他直接责任人员,依法给予降级、撤职或开除的处分:

1. 未按照规定购买、储存麻醉药品和第一类精神药品的。
2. 未按照规定保存麻醉药品和精神药品专用处方,或者未依照规定进行处方专册登记的。
3. 未按照规定报告麻醉药品和精神药品的进货、库存、使用数量的。
4. 紧急借用麻醉药品和第一类精神药品后未备案的。
5. 未按照规定销毁麻醉药品和精神药品的。

（七）处方开具、调配、核对人员违规的处罚

具有麻醉药品和第一类精神药品处方资格的执业医师，违反规定开具麻醉药品和第一类精神药品处方，或者未按照临床应用指导原则的要求使用麻醉药品和第一类精神药品的，由其所在医疗机构取消其麻醉药品和第一类精神药品处方资格；造成严重后果的，由原发证部门吊销其执业证书。执业医师未按照临床应用指导原则的要求使用第二类精神药品或者未使用专用处方开具第二类精神药品，造成严重后果的，由原发证部门吊销其执业证书。

未取得麻醉药品和第一类精神药品处方资格的执业医师擅自开具麻醉药品和第一类精神药品处方，由县级以上人民政府卫生主管部门给予警告，暂停其执业活动；造成严重后果的，吊销其执业证书；构成犯罪的，依法追究刑事责任。

处方的调配人、核对人违反本条例的规定未对麻醉药品和第一类精神药品处方进行核对，造成严重后果的，由原发证部门吊销其执业证书。

（八）运输、邮寄违规的处罚

违反本规定运输麻醉药品和精神药品的，由药品监督管理部门和运输管理部门依照各自职责，责令改正，给予警告，处 2 万元以上 5 万元以下的罚款。

收寄麻醉药品、精神药品的邮政营业机构未依照本条例的规定办理邮寄手续的，由邮政主管部门责令改正，给予警告；造成麻醉药品、精神药品邮件丢失的，依照邮政法律、行政法规的规定处理。

（九）对使用现金交易的处罚

定点生产企业、定点批发企业和其他单位使用现金进行麻醉药品和精神药品交易的，由药品监督管理部门责令改正，给予警告，没收违法交易的药品，并处 5 万元以上 10 万元以下的罚款。

（十）对发生被盗、被抢、丢失案件单位的处罚

发生麻醉药品和精神药品被盗、被抢、丢失案件的单位，违反本条例的规定未采取必要的控制措施或者未依照本条例的规定报告的，由药品监督管理部门和卫生主管部门依照各自职责，责令改正，给予警告；情节严重的，处 5000 元以上 1 万元以下的罚款；有上级主管部门的，由其上级主管部门对直接负责的主管人员和其他直接责任人员，依法给予降级、撤职的处分。

（十一）对致使麻醉药品和精神药品流入非法渠道造成危害的处罚

违反本条例的规定，致使麻醉药品和精神药品流入非法渠道造成危害，构成犯罪的，依法追究刑事责任；尚不构成犯罪的，由县级以上公安机关处 5 万元以上 10 万元以下的罚款；有违法所得的，没收违法所得；情节严重的，处违法所得 2 倍以上 5 倍以下的罚款；由原发证部门吊销其药品生产、经营和使用许可证明文件。

（十二）其他违反规定的处罚

提供虚假材料、隐瞒有关情况，或者采取其他欺骗手段取得麻醉药品和精神药品的实验研究、生产、经营、使用资格的，由原审批部门撤销其已取得的资格，5 年内不得提出有关麻醉药品和精神药品的申请；情节严重的，处 1 万元以上 3 万元以下的罚款，有药品生产许可证、药品经营许可证、医疗机构执业许可证的，依法吊销其许可证明文件。

依法取得麻醉药品药用原植物种植或者麻醉药品和精神药品实验研究、生产、经营、使用、运输等资格的单位，倒卖、转让、出租、出借、涂改其麻醉药品和精神药品许可证明

文件的,由原审批部门吊销相应许可证明文件,没收违法所得 2 倍以上 5 倍以下的罚款;没有违法所得的,处 2 万元以上 5 万元以下的罚款;构成犯罪的,依法追究刑事责任。

第三节　医疗用毒性药品的管理

一、医疗用毒性药品的定义及品种

(一)毒性药品的定义

医疗用毒性药品(以下简称毒性药品),系指毒性剧烈、治疗剂量与中毒剂量相近,使用不当会致人中毒或死亡的药品。

(二)毒性药品的品种

根据我国《医疗用毒性药品管理办法》规定,毒性药品分为毒性中药和毒性西药。毒性中药的品种系指原药材和饮片,不含制剂,共 27 种:砒石(红砒、白砒)、砒霜、生川乌、生马钱子、生甘遂、雄黄、生草乌、红娘虫、生白附子、生附子、水银、生巴豆、白降丹、生千金子、生半夏、斑蝥、青娘虫、洋金花、生天仙子、生南星、红粉(红升丹)、生藤黄、蟾酥、雪上一枝蒿、生狼毒、轻粉、闹羊花。毒性西药的品种共 11 种(原料药,不包含制剂):去乙酰毛花苷 C、阿托品、毛果芸香碱、洋地黄毒苷、氢溴酸后马托品、三氧化二砷、升汞、水杨酸毒扁豆碱、亚砷酸钾、氢溴酸东莨菪碱、士的宁。

二、医疗用毒性药品的生产管理

毒性药品年度生产、收购、供应和配制计划,由省级药品监督管理部门根据医疗需要制定后下达给指定的生产、收购、供应单位,并抄报国家药品监督管理局及国家中医药管理局备案。生产单位不得擅自改变生产计划自行销售。

毒性药品生产企业必须由医药专业人员负责生产、配制和质量检验,并建立严格的管理制度。严防与其他药品混杂。每次配料,必须经 2 人以上复核无误,并详细记录每次生产所用原料和成品数。经手人要签字备查。所有工具、容器要处理干净,以防污染其他药品。标示量要准确无误,包装容器上要有医疗用毒性药品标志,见图7-2。

凡加工炮制毒性中药,必须按照《中华人民共和国药典》或者省、自治区、直辖市药品监督管理部门制定的炮制规范进行。药材符合药用要求的,方可供应、配方和用于中成药生产。

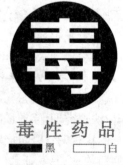

图 7-2　毒性药品专用标识

生产毒性药品及其制剂,必须严格执行生产工艺操作规程,在本单位药品检验人员的监督下准确投料,并建立完整的生产记录,保存 5 年备查。

在生产毒性药品过程中产生的废弃物,必须妥善处理,不得污染环境。

三、医疗用毒性药品的经营管理

毒性药品的经营单位,由省级药品监督管理部门指定。国营药店可负责配方用药的经营。其他任何单位或个人均不得从事毒性药品的收购、经营和配方活动。

收购、经营、加工和使用毒性药品的单位必须建立健全保管、验收、领发、核对等制度,严防收假、发错,严禁与其他药品混杂,做到划定专业仓位,专柜加锁并有专人保管。

毒性药品的包装容器上必须印有清晰完整的毒性标识。在运输毒性药品过程中,应采取有效措施,防止事故发生。

四、医疗用毒性药品的使用管理

医疗机构供应、调配毒性药品,凭医生签名的正式处方;药店供应和调配毒性药品,凭盖有医生所在的医疗机构公章的正式处方。处方应书写规范清晰,每次处方剂量不得超过 2 日极量。

调配处方时,必须认真负责,计量准确,按医嘱注明要求,并由配方人员及具有药师以上技术职称的复核人员签名盖章后方可发出。对处方未注明"生用"的毒性中药,应当付炮制品。如果发现处方有疑问时,须经原处方医生重新审定后再行调配。处方一次有效,应保存 2 年备查。

科研和教学单位所需的毒性药品,必须持本单位的证明信,经单位所在地县级以上药品监督管理部门批准后,经营单位方可发售。群众自配民间单、秘、验方需用毒性中药,购买时须持有本单位或者城市街道办事处、乡(镇)人民政府的证明信,经营部门方可发售。每次购用量不得超过 2 日极量。

五、法律责任

对违反毒性药品管理办法规定,擅自生产、收购、经营毒性药品的单位或者个人,由县以上药品监督管理部门没收其全部毒性药品,并处以警告或按非法所得的 5～10 倍罚款。情节严重、致人伤残或死亡,构成犯罪的,由司法机关依法追究其刑事责任。

第四节　放射性药品的管理

一、放射性药品的定义及品种

放射药品的定义及品种

放射性药品是指用于临床诊断或者治疗的放射性核素制剂或者其标记药物。包括裂变制品、推照制品、加速器制品、放射性核素发生器及其配发套药盒、放射免疫分析药盒等。

《中华人民共和国药典》2015 年版收载的放射性药品品种共计 30 种。具体内容见附录 3。

二、放射性药品的生产、经营管理

(一) 开办放射性药品生产、经营企业的条件及审批程序

开办放射性药品生产、经营企业,必须具备《药品管理法》规定的条件,符合国家的放射卫生防护基本标准,并履行环境影响报告的审批手续,取得《放射性药品生产企业许可证》《放射性药品经营企业许可证》。无许可证的生产、经营企业,一律不准生产、销售放射性药品。

放射性药品生产、经营企(事)业单位除开办药品经营企业一般的条件外,还应具有完整的生产体系和产品质量保证体系,要具备与生产、经营放射性药品相适应的专业技术人员,具有安全、防护和放射性废物(有固体、液体、气体三种)处理等设施,并建立严格的质量管理制度。

申请《放射性药品生产企业许可证》《放射性药品经营企业许可证》,须向所在地省级药品监督管理部门申报,初审后报国务院药品监督管理部门,经转中国核工业集团公司审查同意,国务院药品监督管理部门审核批准后,由所在省级药品监督管理部门发给《放射性药品生产企业许可证》《放射性药品经营企业许可证》。许可证有效期5年,期满前6个月,按照国务院药品监督管理部门的规定申请换发。

(二) 放射性药品的生产、经营管理

1. 生产管理 国家根据需要,对放射性药品实行合理布局,定点生产。放射性药品生产企业生产已有国家标准的放射性药品,必须经国家药品监督管理部门征求国务院核行业主管部门意见后审核批准,并发给批准文号。经国家批准的放射性药品生产企业、经营企业的年度生产、经营计划,应报送国务院核行业主管部门,并抄报国家药品监督管理部门。生产企业必须建立严格的质量管理制度,不得擅自改变已批准的生产工艺路线和药品质量标准。需改变的必须按原报批程序经国家药品监督管理部门批准后方可实施。经国家药品监督管理部门审核批准的含有短半衰期放射性核素的药品,可以边检验边出厂。但发现质量问题时,企业应立即停止生产、销售,并立即通知使用单位停止使用,同时报告国家药品监督管理部门和国务院核行业主管部门。

放射性药品的包装必须安全实用,符合放射性药品质量要求,具有与放射性剂量相适应的防护装置。包装必须分内、外包装,内包装必须贴有标签,在包装内放置说明书。内包装标签必须注明:药品通用名称,放射性活度和标示时间、批号、放射性药品标识。外包装标签必须注明:药品通用名称、放射性活度和标示时间、装量、生产时间、有效期、生产企业、批准文号、产品批号、放射性药品标识。放射性药品标志见图7-3。

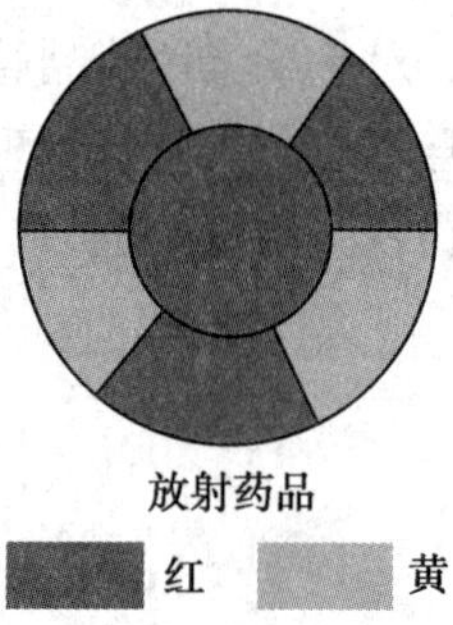

放射药品

■ 红 ■ 黄

图7-3 放射药品专用标识

2. 经营管理 放射性药品的生产、经营业务由国务院核行业主管部门统一管理。放射性药品只能销售给获省级公安、环保和药品监督管理部门联合发给的《放射性药品使用许可证》的医疗单位。

三、放射性药品的使用管理

医疗机构所在地的省级公安、环保和药品监督管理部门,应当根据医疗机构核医疗技术人员的水平、设备条件,核发相应等级的《放射性药品使用许可证》,无许可证的医疗机构不得临床使用放射性药品。

医疗单位设置核医学科、室(同位素室),必须配备与其医疗任务相适应的并经核医学技术培训的技术人员。非核医学专业技术人员未经培训,不得从事放射性药品使用工作。

持有《放射性药品使用许可证》的医疗单位,在研究配制放射性制剂并进行临床验证前,应当根据放射性药品的特点,提出该制剂的药理、毒性等资料,由省、自治区、直辖市卫生行政部门批准,并报卫生部备案。该制剂只限本单位内使用。放射性药品使用后的废物(包括患者排出物),必须按照国家有关规定妥善处理。使用放射性药品的医疗单位,必须负责对使用的放射性药品不良反应情况的收集,并定期向所在地药品监督管理部门报告。

四、法律责任

对违反《放射性药品管理办法》的单位或个人,由县级以上药品监督管理部门按照《药品管理法》和有关法规的规定处罚。构成犯罪的由司法机关依法追究其刑事责任。

第五节 其他实行特殊管理的药品

一、易制毒化学品的管理

加强易制毒化学品管理旨在规范易制毒化学品的生产、经营、购买、运输和进口、出口行为,防止易制毒化学品被用于制造毒品,维护经济和社会秩序。

目前,我国易制毒化学品管理的法律依据主要有:《中华人民共和国刑法》(根据2009年8月27日《全国人民代表常务委员会关于修改部分法律的决定》修正)、《易制毒化学品管理条例》(国务院令第445号,2005年8月26日)、《药品类易制毒化学品管理办法》(卫生部令第72号,2010年3月18日)等。

(一)易制毒化学品的概念和品种分类

1. 易制毒化学品的概念 易制毒化学品是指国家规定管制的可用于非法制造毒品的原料、配剂等化学物品,包括用以制造毒品的原料前体、试剂、溶剂及稀释剂、添加剂等。易制毒化学品本身并不是毒品。但其具有双重性,易制毒化学品既是一般医药、化工的工业原料,又是生产、制造或合成毒品必不可少的化学品。国家对这些物品的生产、运输、销售等制定了相应的管理办法,实行严格管制。未经国家有关部门批准许可,携带、运输这些物品进出国(边)境就有可能被毒品犯罪分子用于生产毒品,从而对社会造成危害。

2. 易制毒化学品的品种分类 根据《易制毒化学品管理条例》,易制毒化学品分三类。第一类是可用于制毒的主要原料,第二类、第三类是可以用于制毒的化学配剂。目前,我国列管的易制毒化学品品种有23种和一个麻黄素类物质。在《易制毒化学品管理条例》附表品种目录的第一类易制毒化学品中有3种和1个麻黄素类为药品类易制毒化学品,即麦角酸、麦角胺、麦角新碱和麻黄素类物质(包括麻黄素、伪麻黄素、消旋麻黄素、去甲麻黄素、甲基麻黄素、麻黄浸膏粉等)以及可能存在的相应盐类。

(二)药品类易制毒化学品管理的规定

1. 药品类易制毒化学品的管理主体 国家药品监督管理部门主管全国药品类易制毒化学品生产、经营、购买等方面的监督管理工作。

县级以上地方药品监督管理部门负责本行政区域内的药品类易制毒化学品生产、经营、购买等方面的监督管理工作。

2. 药品类易制毒化学品管理的规定 《药品类易制毒化学品管理办法》规定了药

品类易制毒化学品生产、经营、购买许可的范围、条件、程序、资料要求和审批时限；明确了药品类易制毒化学品原料药、单方制剂和小包装麻黄素的购销渠道；规范了生产、经营企业和有关使用单位药品类易制毒化学品安全管理的制度、条件要求。它对于药品类易制毒化学品的源头控制，规范生产经营秩序，保证合法使用和防止流入非法渠道起到了重要的作用。

二、兴奋剂的管理

（一）兴奋剂的概念及其危害

1. 兴奋剂的概念　兴奋剂在英语中称"dope"，原意为"供赛马使用的一种鸦片麻醉混合剂"。当时由于运动员为提高体育竞赛成绩服用的药品大多属于兴奋剂一类的药品，所以，尽管以后被禁用的其他类型药品并不都具有兴奋性（如利尿剂），甚至有的还具有抑制性（如β-受体拮抗剂），但国际上仍习惯沿用"兴奋剂"的称谓，泛指所有在体育竞赛中禁用的药品。

2. 兴奋剂的危害　兴奋剂的危害主要体现在以下四个方面：①危害运动员的身心健康，许多危害甚至是终身的；②使用兴奋剂违背了公平竞争的体育精神，属于欺骗行为；③竞技体育的科学训练有其自身规律，但滥用药品会严重破坏经济体育训练的基本原则；④使用兴奋剂的行为，有悖于社会主义的道德标准和精神文明建设的根本目标，是严重损害国家荣誉、损害中国人民根本利益的行为。

（二）管制的兴奋剂类别和品种

1. 兴奋剂的类别　1968 年，国际奥委会规定的违禁药品有四大类，随后逐渐增加，目前已经达到七大类。虽然在分类时的表述有所不同，但基本上都按照这类物质的药理作用分类。

（1）刺激剂：刺激剂是最早使用，也是最早禁用的一批兴奋剂，只有这一类兴奋剂对神经肌肉的药理作用才是真正的"兴奋作用"。20 世纪 70 年代以前，运动员所使用的兴奋剂主要属于这一类。

这类药物按药理学特点和化学结构可分为：①精神刺激药，包括苯丙胺及其相关衍生物以及其盐类；②拟交感神经胺类药物，是一类仿内源性儿茶酚胺的肾上腺素和去甲肾上腺素作用的物质，以麻黄碱和它们的衍生物及其盐类为代表；③咖啡因类，因带有黄嘌呤基团，此类药物又称为黄嘌呤类；④杂环类中枢神经刺激物质，如胺苯唑、戊四唑、尼可刹米和士的宁等。

（2）麻醉止痛剂：按药理学特点和化学结构可分为两大类。①哌替啶类：哌替啶（杜冷丁）、安诺丁、二苯哌己酮和美沙酮，以及它们的盐类和衍生物，其主要功能基团是哌替啶；②阿片生物碱类：包括吗啡、可待因、乙基吗啡（狄奥宁）、海洛因、羟甲左吗喃和喷他佐辛（镇痛新），以及它们的盐类和衍生物，化学核心基团是从阿片中提取出了的吗啡生物碱。

（3）合成类固醇类：作为兴奋剂使用的合成类固醇，其衍生物和商品剂型品种繁多，多数为雄性激素的衍生物。这是目前使用范围最广、使用频度最高的一类兴奋剂，也是药检的重要对象。国际奥委会只是禁用了一些主要品种，但禁用谱在不断扩大。

（4）利尿剂：其临床效应是通过影响肾脏的尿液生成过程，来增加尿量排出，从而缓解或消除水肿等症状。主要目的是运动员通过快速排除体内水分，减轻体重；增加尿量,尽快减少体液和排泄物中其他兴奋剂代谢物,以此来造成药检的假阴性结果。

(5) β-受体拮抗剂:以抑制剂为主,在体育运动中运用比较少,临床常用于治疗高血压与心律失常等。有普萘洛尔(心得安)等。这类药物是 1988 年国际奥委会决定新增加的禁用兴奋剂。

(6) 内源性肽类激素:大多数以激素的形式存在于人体,例如人生长激素(hGH)、胰岛素、红细胞生成素(EPO)、促性腺素。

(7) 血液兴奋剂:又称血液红细胞回输技术。有报道称,血液回输引起的红细胞数量等血液指标的升高可延续 3 个月。1988 年汉城奥运会上,该类药物正式被国际奥委会列入禁用范围。

2. 我国兴奋剂目录 按照联合国教科文组织《反对在体育运动中使用兴奋剂国际公约》和国务院《反兴奋剂条例》的要求,国家体育总局、商务部、卫生部、海关总署、食品药品监督管理局于 2018 年 1 月 26 日联合公布 2018 年兴奋剂目录。2018 年兴奋剂目录共收载 244 个,其中蛋白同化制剂 84 个,肽类激素品种 62 个,麻醉药品 14 个,医疗用毒性品种 1 个,刺激剂(含精神药品)品种 72 个,药品类易制毒化学品品种 3 个,其他 8 种。

(三)兴奋剂的生产经营监督管理

根据原国家食品药品监督管理局《关于进一步加强兴奋剂管理的通知》(国食药监办【2008】712 号,要求进一步加强国家对兴奋剂的管理,全面落实《反兴奋剂条例》。

1. 切实规范兴奋剂及其复方制剂的生产经营行为 生产企业在取得《药品生产许可证》和药品批准文号后,才可生产蛋白同化制剂、肽类激素;药品批发企业经省级食品药品监督管理部门批准后,方可从事蛋白同化制剂、肽类激素的批发业务。

药品生产企业、药品批发企业在销售蛋白同化制剂、肽类激素时,必须严格按规定渠道销售。要建立客户档案,认真核实购买方资质证明材料、采购人员身份证明等情况,确认无误后方可销售;跟踪核实药品到货情况。销售情况及核实记录保存至药品有效期 2 年后备查。

药品零售企业不得销售除胰岛素以外的蛋白同化制剂、肽类激素;对列入兴奋剂目录管理的药品单方制剂,必须严格处方销售;对含兴奋剂药品的复方制剂,应按照现行药品分类管理规定执行。

含兴奋剂的药品必须按规定在药品说明书或者标签上标注"运动员慎用"字样。未按规定标注的不得销售。

2. 强化对蛋白同化制剂和肽类激素生产、经营的监管 在保证辖区内相关药品供应的前提下,严格控制经营蛋白同化制剂、肽类激素药品批发企业的数量,并将审批情况及时反馈给国家药品监督管理部门。切实做好蛋白同化制剂、肽类激素出口审批工作,跟踪了解出口情况。

3. 加强对互联网兴奋剂信息发布和交易行为的监管 加强对互联网发布兴奋剂信息的监测,禁止未取得《互联网药品信息服务证书》的互联网站发布兴奋剂信息,禁止通过互联网违法销售蛋白同化制剂、肽类激素。对违规发布兴奋剂信息或销售蛋白同化制剂、肽类激素的网站,配合有关部门依法严肃处理。

4. 保持和完善联合治理工作机制,依法严肃处理违法违规生产经营行为 在地方政府的领导下,完善兴奋剂专项联合治理工作机制,配合有关部门畅通举报渠道,完善信息情报的收集。对接报或发现的违法生产经营线索,及时组织调查,追根溯源,依法查处。涉及其他部门职责的,要及时移送相关部门处理。

三、生物制品批签发的管理

疫苗的批签发管理已经成为我国疫苗监管的一项重要措施,为确保疫苗的质量发挥了重要作用。批签发管理制度的实施,加强了疫苗生产用菌、毒种及细胞的管理,规范了疫苗的质量检定和生产过程记录,实现了疫苗生产全过程质量控制,推动了国家生物制品检定实验室对疫苗的标准化和质量控制方法的研究。

(一) 生物制品批签发的概念与法律依据

1. 生物制品批签发的概念 生物制品批签发(以下简称批签发),是指国家对疫苗类制品、血液制品、用于血源筛查的体外生物诊断试剂以及国家药品监督管理局规定的其他生物制品,在每批制品出厂上市或者进口时进行强制性资料审查或实验室检验的制度,检验不合格或者审核不被批准者,不得上市或者进口。

2. 生物制品批签发的法律依据 根据《药品管理法》第41条规定:国家药品监督管理局规定的生物制品,在销售前或者进口时,由指定的药品检验机构进行检验,检验不合格的,不得销售或者进口。《药品管理法实施条例》第39条规定:疫苗类制品、血液制品、用于血源筛查的体外诊断试剂以及国家药品监督管理部门规定的其他生物制品,销售前或者进口时,应当按照规定进行检验或者审核批准。

为此,《疫苗流通和预防接种管理条例》(国务院令第434号,2005年4月19日)规定,疫苗生产企业、疫苗批发企业销售疫苗时,应提供由药品检验机构签发的生物制品每批检验合格或者审核批准证明复印件,并加盖企业印章;疫苗批发企业经营进口疫苗的,还应当提供进口药品通关复印件,并加盖企业印章。疾病预防控制机构、接种单位在接受或者购进疫苗时,应当向疫苗生产企业、疫苗批发企业索取前款规定的证明文件,并保存至超过疫苗有效期2年备查。

原国家食品药品监督管理局《生物制品批签发管理办法》(第11号局令,2004年7月13日)也明确规定:国家食品药品监督管理局根据批签发检验或者审核结果作出批签发决定,并向申请批签发的药品生产企业发出批签发证明文件。

3. 生物制品批签发管理的主体 国家药品监督管理部门主管全国生物制品批签发工作;承担生物制品批签发检验或者审核工作的药品检验机构由国家药品监督管理部门指定。

(二) 实施国家批签发的生物制品品种

根据国家批签发生物制品品种目录,需要进行批签发管理的生物制品品种包括:①疫苗制品共49个品种,其中细菌类疫苗18个品种,病毒类疫苗31个品种;②血液制品4个品种;③体外诊断试剂9个品种。

(三) 生物制品批签发的有关规定

1. 批签发的申请 凡是需要按照批签发管理的生物制品在生产、检验完成后,药品生产企业应当填写《生物制品批签发申请表》,向承担批签发检验或者审核的药品检验机构申请批签发。

申请批签发时应当提交以下资料及样品:①生物制品批签发申请表;②药品生产

企业质量保证部门负责人签字并加盖本部门印章的批制造及检验记录摘要;③检验时所需的同批号样品;④与制品质量相关的其他资料;⑤进口预防用疫苗类生物制品应当同时提交生产国国家药品管理局出具的批签发证明文件,并提供中文译本。

2. 检验、审核与签发 承担批签发的药品检验机构的批签发检验或者审核工作可单独采取资料审查的形式,也可采取资料审查和样品检验相结合的方式。样品检验分为全部项目检验和部分项目检验。

国家药品监督管理部门根据批签发检验或者审核结果作出批签发的决定,并向申请批签发的药品生产企业发出批签发证明文件。承担批签发检验或者审核工作的药品检验机构应当根据资料审查的需要,派员到申报企业进行现场核查或者抽样。

3. 监督与处罚 按照批签发管理的生物制品在销售时,必须提供加盖本企业印章的该批生物制品《生物制品批签发合格证》复印件。

销售未获得《生物制品批签发合格证》生物制品的,依照《药品管理法》第48条和第74条的规定予以处罚。

复习思考题

1. 麻醉药品和精神药品的含义是什么?

2. 医疗机构取得《麻醉药品、一类精神药品购用印鉴卡》必须具备的条件有哪些?

3. 简述麻醉药品和精神药品定点生产企业和定点批发企业应当具备的条件。

4. 什么是医疗用毒性药品?并简述其使用管理的规定。

5. 什么是易制毒化学品和兴奋剂?并简述对易制毒化学品和兴奋剂的管理规定。

（张国豪）

第八章

中药管理

第一节　中药及中药现代化

一、中药的概念及其作用

(一) 中药的概念

1. **中药**　是指在中医基础理论指导下用于防病或治病的药物,是中医赖以生存的物质基础。中药包括中药材、中成药、中药饮片和民族药。中药过去称为"官药"或"官料药",自清末西方医药输入我国以来,为了表示区别,人们将我国传统的药物称为中药。

2. **中药材**　是指药用植物、动物、矿物的药用部分采收后经产地初加工形成的原料药材。既可切制成饮片,供调配中医处方煎服,或磨成细粉服用或调敷外用,又是供中药企业生产中药成方制剂或制药工业提取有效化学成分的原料。大部分中药材来源于植物,药用部位有根、茎、花、果实、种子、皮等。药用动物来自于动物的骨、角、胆、结石、皮、肉及脏器等。药用动、植物最初主要取决于野生动、植物,由于医药的发展和科技的进步,药物需求量日益增长,野生动植物药材已满足不了人们的需要,便出现了人工栽培植物和家养动物的品种。矿物类药材包括可供药用的天然矿物、矿物加工品种以及动物的化石等,如朱砂、石膏、轻粉、芒硝、白降丹、红粉、自然铜、密陀僧、雄黄、紫石英、龙骨等。

3. **中药饮片**　是中药材在中医药理论指导下,根据辨证施治和调剂、制剂的需要,对中药材经净选、切片或进行特殊加工炮制后具有一定规格的制成品。最初,饮片是指取药材切片作煎汤饮用之义。饮片有广义与狭义之分:广义饮片是指供中医临床配方使用的药物;狭义饮片则指切片制成一定形状的药材,如片、块、丝、段等。中药饮片大多由中药饮片加工企业提供。

4. 中成药　是指根据疗效确切、应用广泛的处方、验方或秘方，经药品监督管理部门同意，有严格要求的质量标准和生产工艺，批量生产、供应的中药成方制剂。为区别于现代药故称"中成药"。如丸、散、膏、丹、露、酒、锭、片剂、冲剂、糖浆剂等。

中成药应由依法取得药品生产许可的企业生产，质量必须符合国家药品标准。中成药应具有特定名称，并标明功能主治、用法用量和规格。每种中成药包含中药的种类及其配比是固定的，不可随意变更。中成药具有使用方便、快捷、应用广泛的特点。

5. 民族药　是我国某些少数民族地区经长期医疗实践的积累并用少数民族语言文字记载的药物。如苗药、藏药、蒙药、壮药、维吾尔药、彝族药、白族药等。各民族医药是中华民族传统医药的组成部分，应努力发掘、整理、总结、提高，充分发挥其保护各族人民健康的作用。

知识链接

中药的品种

我国历史悠久、地域辽阔，从高山到平原，从陆地到江河湖泊，蕴藏着极为丰富的中药天然资源。1986年出版的《中药大辞典》收载品种为5767种。经过1984—1995年全国药材资源普查，有药用价值的品种为12 807种，其中药用植物11 146种，药用动物1581种，药用矿物80种。

(二) 中药的作用

中医药学是中华民族的优秀传统文化，是我国科学技术的重要内容之一，是卫生事业的重要组成部分，具有独特的优势，是重要的社会卫生资源。中药是中医用以防治疾病的主要武器，是中医赖以存在的物质基础。自古以来，中医中药是一家，中药在医疗实践中得到发展，中药的发展有丰富了祖国医学的内容，也促进了中医理论的发展。中药离开的防病治病，就失去了服务对象和使用价值；中医离开了中药，即失去了治病的武器，就没有物质基础。因此，中医、中药是一个不能分割的整体。另一方面，中医药和现代医药各有所长、相互补充，共同承担保护人民健康、提高人口素质的战略任务。中医中药在历次重大疫情中，特别是近年来在防治"非典""禽流感"等传染病方面发挥了重大作用。临床上，中药在疑难杂症的治疗方面显示了独到的功效。在我国广大农村和城镇，中药有深厚的群众基础，受到人们的喜爱和信赖。中成药以其历史悠久、经过长期临床考验、安全有效、易于携带、服用方便等优点，在东南亚以及欧美国家中的华人居住区亦受到欢迎。因此，中药在人们防病治病中具有不可替代的作用，中药的资源优势、疗效优势、预防保健优势及市场前景越来越得到国际认可，近年来，美国、日本、德国等一些发达国家为规避西药的毒副作用，加速了对中药的研制和开发。保护和发展中药、造福于人类已成为医药界的共识。

二、中药管理的特殊性

中药管理是我国药事管理的重要内容之一，其核心是保证中药安全、有效、经济、合理。中药作为我国传统中医药体系的重要组成部分，有其独特的理论内涵和实践基础，如加工炮制、制剂工艺、配伍禁忌、剂量、用法等方面均与现代药存在较大差异。这就决定了中药管理在内容、方法等方面具有特殊性，要求对中药材的种质资源、野生药材资源、中药饮片的炮制、中药的经营、中药品种保护以及流通领域等各方面进行研究和规范，以加强对中药的质量控制，最终保证中药安全、有效、经济、合理。

（一）规范中药的种质资源，为中药的开发、应用奠定基础

在众多的中药品种中，有一些存在着同名异物或同物异名的现象，为中药的开发和应用带来不便，应进一步规范中药品种和名称。

（二）加强对野生药材资源的保护和合理利用

野生药材资源是中药资源的重要组成部分，对其加强保护和合理利用对维护物种的多样性、扩大药材资源样本具有深远意义。限制发达国家对我国野生中草药及提取物采取掠夺性收购，以及减少野生药材资源的无序开采是保护野生药材资源的重要途径。

（三）规范中药材、中药饮片的生产管理

提高中药材和中药饮片质量，进而提高中药临床疗效，提升中药在国际市场的竞争力。中药饮片应按科学的方法进行炮制，找到中药炮制方法的机制将为中药走向国际市场提供理论依据。

（四）加强中药材和中药饮片专业市场的管理

中药材和中药饮片属于中药的初级原料，其质量优劣，关系到整个中药产品的质量，专业市场的建立为其管理提供良好的平台。

（五）加强知识产权保护，加大对新药的研制与开发的投入

一些疗效独特的重要名优品种应防止被仿制或移植，如果被境外企业窃取，不但严重损害发明者和企业的权益，挫伤科研人员的积极性，也给国家造成一定的经济损失。

（六）在中药的生产、销售、使用环节加大监管力度

随着我国药品管理法律、法规不断完善，药品监督工作不断加强，制售假劣药品的行为已大大减少。但仍有少数企业非法制造假劣药，对他们的严厉打击，有利于维护合法企业的名誉，同时减少消费者损失。

三、中药现代化

（一）中药现代化概要

中药现代化是在继承和发扬中医药优势和特色的基础上，充分利用现代科学技术、方法和手段，遵循国际认可的医药规范标准，研制出优质、高效、安全、稳定、质量可控、服用方便并且有现代剂型的新一代中药。中药现代化包括中药农业、中药工业和中药商业现代化等。

中药现代化的指导思想是：继承和发扬中医药学理论，运用科学理论和先进技术，推进中药现代化发展；立足国内市场，积极开拓国际市场；以科技为动力，以企业为主体，以市场为导向，以政策为保障，充分利用中医药资源优势、市场优势和人才优势，构筑国家中药创新体系，通过创新和重大关键技术的突破，逐步实现中药产品结构调整和产业升级，形成具有市场竞争优势的现代中药产业。

中药现代化需要坚持继承和创新相结合、资源可持续利用和产业可持续发展、政府引导和企业为主共同推进、总体布局与区域发展相结合、与中医现代化协同发展的基本原则。

中药现代化战略目标主要集中在国家现代化中药创新体系的构筑、现代中药标准和规范的制订和完善、一批疗效确切的中药新产品的开发、具有市场竞争优势的现代中药产业的培育等方面。

（二）中药现代化的实践历程

1995 年，国家科委、国家中医药管理局等组织召开了有关中医药发展的"香山会议"，会上"中药现代化"第一次被提出，1996 年，国家医药管理局又进一步明确了"中药现代化"的概念。2002 年 11 月 4 日，由科技部、国家计委、国家经贸委、卫生部药品监督管理局、知识产权局、中医药管理局、中国科学院制定的《中药现代化发展纲要（2002—2010 年）》，该纲要是我国第一部中药现代化发展的纲领性文件，标志着我国中药产业将依靠科技进步与技术创新，走上一条健康有序的发展轨道。2007 年 3 月 21 日，科技部、卫生部、国家中医药管理局、国家食品药品监督管理局、教育部、国家民族事务委员会、农业部、商务部、文化部、国家人口和计划生育委员会、国家质量监督检验检疫总局、国家林业局、国家知识产权局、中国科学院、中国工程院、国家自然科学基金委员会等 16 个部门联合制订了《中医药创新发展规划纲要（2006—2020 年）》。

（三）中药现代化的重点任务和主要措施

1. 重视中医药基础理论的研究与创新要继承传统中医药理论精华，也要与时俱进，不断创新，吸收其他学科如现代医药、生物学、信息科学理论和国内外天然药物研究成果，多学科融合，形成具有时代特色的中医药理论体系。要重视与中药现代化发展密切相关的理论研究，如证候理论、组方理论、药性理论，探索其科学内涵，为中药现代化提供发展的源泉。

2. 建立科学完善的中药质量标准和管理体系，研究探索制定既符合中药特点，又能为国际普遍认可，能够实现"安全、高效、稳定、可控"的中药质量标准体系和评价体系。

（1）加强中药材规范化种植和中药饮片炮制规范研究，建立中药材和中药饮片的质量标准及有害物质限量标准，全面提高中药材和中药饮片的质量；加强常用中药化学对照品研究，建立国家中药标准物质库。

（2）加强符合中药特点的科学、量化的中药质量控制技术研究，提高中成药、中药饮片（包括配方颗粒）、中药新药等的质量控制水平；以中药注射剂为重点，逐步扩大指纹图谱等多种方法在中药质量控制中的应用。

（3）大力推行和实施中药材生产质量管理规范（GAP）、药品生产质量管理规范（GMP）、药物非临床研究质量管理规范（GLP）、药物临床试验管理规范（GCP）和药品经营质量管理规范（GSP），规范中药研究、开发、生产和流通过程，不断提高中药行业的标准化水平。

3. 加强中药产品研制开发，按照国际市场需求和有关国家药品注册要求，选择经过长期中医临床应用证明疗效确切、用药安全，具有特色的经方、验方进行研究、开发，在保证中药疗效的前提下，改进中药传统制剂。加强中药知识产权保护，开发专利产品，注册专用商标，实施品牌战略，逐步改变以药材和粗加工产品出口为主的现状，扩大中成药出口比例。开发中药现代制剂产品，提高质量控制水平，发展疗效确切、质量可控、使用安全的中药新产品，全面提升中药产品质量实现在发达国家进行药品注册的目标，促进我国中药进入发达国家药品的主流市场。

4. 加强中药资源保护和可持续利用,开展中药资源普查,建立野生资源濒危预警机制;保护中药种质和遗传资源,加强优选优育和中药种源研究,防止品种退化,解决品种源头混乱的问题。建立中药数据库和种质资源库,收集中药品种、产地、药效等相关的数据,保存中药材种质资源。对药材野生变家种、家养进行研究,加强中药材栽培技术研究,实现中药材规范化种植和产业化生产;加强植保技术研究,发展绿色药材。加强中药材新品种培育,开展珍稀濒危中药资源的替代品研究,确保中药可持续发展。

(四) 中药行业结构调整

我国医药行业发展中结构不合理的问题长期存在,自主创新能力弱、技术水平不高、产品同质化严重、生产集中度低等问题十分突出。加快结构调整既是医药行业转变发展方式、培育战略性新兴产业的紧迫任务,也是适应人民群众日益增长的医药需求,提高全民健康水平的迫切需要。为此,2010 年 10 月 9 日工业和信息化部、卫生部、国家食品药品监督管理局三部门印发了《关于加快医药行业结构调整的指导意见》。其中涉及中药领域结构调整的主要任务和目标,主要集中于产品结构与技术结构调整,并提出了相应的保障措施。

1. **产品结构调整** 坚持继承和创新并重,借鉴国际天然药物发展经验,加快中成药的二次研究与开发,优先发展具有中医药治疗优势的治疗领域的药品,培育 50 个以上疗效确切、物质基础清楚、作用机制明确、安全性高、剂型先进、质量稳定可控的现代中药。同时,促进民族药的研发和产业化,促进民族药标准提高,加强中药知识产权保护。

2. **技术结构调整** 根据中药特点以药物效用最大化、安全风险最小化为目标,加快现代技术在中药生产中的应用,推广先进的提取、分离、纯化、浓缩、干燥、制剂和过程质量控制技术,重点发展动态提取、微波提取、超声提取、超临界流体萃取、膜分离、大孔树脂吸附、多效浓缩、真空带式干燥、微波干燥、喷雾干燥等高效率、低能耗、低碳排放的先进技术。建立和完善中药种植(养殖)、研发、生产的标准和规范,推广应用中药多成分含量测定和指纹图谱整体成分控制相结合的中药质量控制技术。开发现代中药制剂,结合中药特点,重点发展适合产品自身特点的新剂型。

3. **保障措施** 中药行业结构调整的保障措施主要是推进中药材生产产业化进程。鼓励企业建立中药材原料基地,发挥其带动中药材生产的作用,推进中药材生产产业化和《中药材生产质量管理规范》(GAP)的实施。应用先进的栽培技术,推广规模化种植,保证中药材的质量和供应。对重要野生药材品种要加强人工选育工作,制止过度采挖,运用生物技术进行优良种源的繁育,建立和完善种子种苗基地、栽培试验示范基地,推动野生药材的家种,降低对野生药材的依赖,为现代中药可持续发展奠定基础。

(五) 中药标准化发展的主要任务

中药标准制定与提高的指导思想是以中医药理论为指导,应用现代科学技术,坚持特色与发展、先进与实用、规范与提高的原则,完善中药质量标准。

中药标准的主要任务是围绕提高中药材质量、保护野生药材资源,保护中药传统技术和知识产权,重点开展中药材种质资源、药用动植物基源、种子种苗、道地药材、中药炮制、中药资源保护和中药材质量控制等标准的研究和制定,解决当前中药材质量与资源保护领域最为紧迫的技术标准需求问题;围绕中医药临床用药,重点开展处方规范、中药名称、煎服方法、贮藏管理等保障临床用药的安全性和有效性的相关标准规范的制定和修订。

第二节 野生药材资源管理

一、野生药材资源保护

我国野生药材资源非常丰富,据上世纪80年代中药材资源调查,全国共有12 807种中药材,其中大部分为野生药材。但随着中医药产业规模的扩大和生态环境的恶化,野生药材资源不断减少,有一些濒临灭绝或已经从地球上消失。这对我们研究、开发及使用中药带来了严重的资源和样本不足的后果。为此,1987年10月30日国务院发布了《野生药材资源保护管理条例》,(以下简称《条例》)自1987年12月1日起实施。该条例明确了对野生药材资源保护的目的、原则、物种的分级管理、政府部门职责及违反条例应承担的法律责任等内容。

(一)《条例》实施的目的、原则和适用范围

1. 目的 保护和合理利用野生药材资源,适应人民医疗保健事业的需要。

2. 原则 国家对野生药材资源实行保护和采猎相结合的原则,鼓励人工种养中药材。

《野生药材资源保护管理条例》颁布后,各省(自治区、直辖市)针对当地需要保护的野生中药资源制定了相应的地方性法规。如《湖南省野生动植物资源保护条例》《吉林省野生动植物保护管理暂行条例》《新疆维吾尔自治区甘草资源保护管理暂行规定》《黑龙江省野生药材资源保护条例》及《宁夏回族自治区甘草资源保护管理办法》等。这些法律法规的颁布,初步实现了野生中药资源的开发、利用和保护的有法可依,对我国中药资源保护起到了一定的推动作用。

3. 适用范围 我国境内采猎和经营野生药材的任何单位或个人,除国家另有规定外,都必须遵守本条例。

(二)野生药材分级保护和物种名称

1. 一级保护野生药材物种系指濒临灭绝状态的稀有珍贵野生药材物种。包括野生药材物种4种,中药材4种,具体为:虎骨(已禁用)、豹骨、羚羊角、鹿茸(梅花鹿)。

2. 二级保护野生药材物种系指分布区域缩小,资源处于衰竭状态的重要野生药材物种。包括野生药材物种27种,中药材17种,具体为:鹿茸(马鹿)、麝香(3个品种)、熊胆(2个品种)、穿山甲、蟾酥(2个品种)、蛤蟆油、金钱白花蛇、乌梢蛇、蕲蛇、蛤蚧、甘草(3个品种)、黄连(3个品种)、人参、杜仲、厚朴(2个品种)、黄柏(2个品种)、血竭。

3. 三级保护野生药材物种系指资源严重减少的主要常用野生药材物种。包括野生药材物种45种,中药材22种,具体为:川贝母(4个品种)、伊贝母(2个品种)、刺五加、黄芩、天冬、猪苓、龙胆(4个品种)、防风、远志(2个品种)、胡黄连、肉苁蓉、秦艽(4个品种)、细辛(3个品种)、紫草、五味子(2个品种)、蔓荆子(2个品种)、诃子(2个品种)、山茱萸、石斛(5个品种)、阿魏(2个品种)、连翘、羌活(2个品种)。

(三)野生药材保护的具体措施

1. 一级保护野生药材物种的管理 任何单位和个人禁止采猎一级保护野生药材物种。属于自然淘汰的,其药用部分由各级药材公司负责经营管理,但不得出口。

2. 二、三级保护野生药材物种的管理　采猎、收购二、三级保护野生药材物种的，必须按照批准的计划执行。采猎者必须持有采药证，需要进行采伐或狩猎的，必须申请采伐证或狩猎证。不得在禁止采猎区、禁止采猎期采猎二、三级保护野生药材物种，并不得使用禁用工具进行采猎。二、三级保护野生药材物种属于国家计划管理的品种，由中国药材公司统一经营管理，其余品种由产地县药材公司或其委托单位按照计划收购。二、三级保护野生药材物种的药用部分，除国家另有规定外，实行限量出口。

（四）各级药品监督管理部门的职责

1. 国家药品监督管理部门职责　会同国务院野生动物、植物管理部门负责制定国家重点保护野生药材物种名录；确定限量出口和出口许可证制度的品种，确定野生药材的规格等级标准；确定采药证的格式。

2. 县以上药品监督管理部门职责　会同同级野生动物、植物管理部门制订采猎收购二、三级保护野生药材物种的计划，报上一级主管部门批准；会同同级野生动物、植物管理部门确定禁止采猎区、禁止采猎期和禁止采猎使用的工具；会同同级野生动物、植物管理部门核发采药证。

（五）法律责任

1. 对擅自进入野生药材资源保护区者的处罚　未经自然保护区主管部门批准进入野生药材资源保护区从事科研、教学、旅游等活动者，当地县以上药品监督管理部门和自然保护区主管部门有权制止，造成损失的，必须承担赔偿责任。

2. 对擅自采收保护野生药材物种者的处罚　违反采猎、收购保护野生药材物种规定的单位或个人，由当地县以上药品监督管理部门会同同级有关部门没收其非法采猎的野生药材及使用工具，并处以罚款。

3. 对擅自经销保护野生药材物种者的处罚　违反保护野生药材物种收购、经营、出口管理的，由工商行政管理部门或有关部门没收其野生药材和全部违法所得，并处以罚款。

4. 对破坏野生药材资源情节严重者的处罚　构成犯罪的，由司法机关依法追究刑事责任。

5. 对保护野生药材资源工作人员的规定　保护野生药材资源管理部门的工作人员徇私舞弊的，由所在单位或上级管理部门给予行政处分，造成野生药材资源损失的，必须承担赔偿责任。

二、野生药材资源开发利用

近些年，随着人们对健康状况的关注程度日益提高，医疗保健产品对野生药材资源需求量猛增，导致其资源出现了严重的匮乏。许多野生药材资源经逐年采集，产量下降，某些药用种类出现衰退甚至濒临灭绝的现象。对野生药材资源的单一保护无法解决医药市场对野生药材需求量的猛增与药材资源严重匮乏的矛盾。因此对野生药材资源进行合理适度的开发与利用，并将利用产生的收益用于资源的保护，可促进资源的更新，使野生药材资源达到供求平衡。

（一）野生药材开发和利用现状

1. 市场对野生药材的需求量猛增导致资源匮乏　在经济利益的驱动下,人们在开发野生药材资源时,只注重眼前利益,忽视了野生药材资源的可持续利用。在市场高额利润刺激下,对用途广泛、经济价值较高的药材过度采挖或猎取,严重破坏了资源再生,致使一些品种出现衰退甚至濒临灭绝。特别是90年代以来,国际市场比较热门的药用植物提取物的大量出口,对野生药材资源的开发变本加厉,造成野生药材资源的更大破坏。

2. 一些地区的野生药用资源没有进行合理的开发利用　野生药用资源的过量开采会造成资源减少,甚至资源濒危,生态失衡,但不采不用,资源闲置也不能实现这些资源的价值。例如,黑龙江省的大兴安岭地区有丰富的野生药材资源等待开发利用。对野生药用资源的开发利用不充分无形中也造成了资源的浪费。因此,我们应该按照保护、利用的原则,对野生药材资源实行合理开采、抚育更新,使其新陈代谢、繁衍不息。充分实现这些资源的价值,真正使资源优势转化为经济优势。

3. 野生药材的科研投入严重不足　目前,国内中药材生产栽培过程中,实施野生变家种、引种试种等的科研力度不大,科研投入严重不足,国内医药市场对野生药材需求量的猛增与药材资源严重匮乏的矛盾依旧很严峻。

（二）野生药材开发与利用相关法律规定

《中华人民共和国药品管理法》规定:"国家保护野生药材资源,鼓励培育中药材。"《中华人民共和国中医药法》规定:"国家保护药用野生动植物资源,对药用野生动植物资源实行动态监测和定期普查,建立药用野生动植物资源种质基因库,鼓励发展人工种植养殖,支持依法开展珍贵、濒危药用野生动植物的保护、繁育及其相关研究。"《中华人民共和国宪法》规定:"国家保障自然资源的合理利用,保护珍贵的植物和动物,禁止任何组织或个人用任何手段侵占或者破坏自然资源。"

（三）对野生药材进行合理开发与利用的具体措施

1. 建立野生药材资源保护区　加强资源保护不同地区根据实际情况建立野生药材资源保护区,建立资源保护档案,实现规范化管理,制定能反映资源效益的经济指标和最佳开发利用方案。加强野生药材资源保护区的执法监督检查,严厉打击滥采、滥猎野生药材资源的行为。在开发利用这些资源时,实行科学采集、划片轮采、边采边育、抚育更新,避免对资源造成破坏,最大限度地发挥资源的效益。

2. 对尚未开采的野生药材资源进行合理开发和利用　针对尚未开采的野生药材资源制定合理可行的开发利用方案,实现野生药材资源的持续开发利用,避免在开采过程中出现滥采滥挖现象。充分实现这些资源的价值,为医药经济建设服务。

3. 加强科研工作,推进中药现代化　加大对中药现代化的科研投入,走科技兴药之路。加强对野生药材资源的野生变家种、人工驯养、引种试种等方面的科研力度,这是缓解国内医药市场对野生药材需求量的猛增与药材资源严重匮乏矛盾的根本出路。

各地区根据当地实际情况建设相对稳定的道地药材GAP基地,仅从野生药材上谋求和获取,显然是不科学的。道地药材GAP基地的建立可以保证药材质量的稳定可控,逐步实现中药的现代化。

第三节 中药材生产与经营管理

一、中药材生产管理

《药品管理法》规定:"国家发展现代药和传统药,充分发挥其在预防、医疗和保健中的作用。""国家保护野生药材资源,鼓励培育中药材。""中药材的种植、采集和饲养的管理办法,由国务院另行制定。"

《中医药法》规定:"国家制定中药材种植养殖、采集、贮存和初加工的技术规范、标准,加强对中药材生产流通全过程的质量监督管理,保障中药材质量安全。"

《药品管理法实施条例》规定:"国家鼓励培育中药材。对集中规模化栽培养殖,质量可以控制并符合国务院药品监督管理部门规定条件的中药材品种,实行批准文号管理。"

中药材是中药工业生产的源头,其质量的优劣直接关系到药品的疗效、安全性、稳定性。通过规范中药材的生产提升中药产品整体的质量已成为中药产业升级的一个重要手段。但由于没有统一的政策、法规的指导,长期以来,中药材生产存在着种质不清,种植、采收、加工技术不规范,农药、重金属超标,文件管理混乱等问题,使中药材的质量不合格率较高,影响了中药的进一步发展。

(一)《中药材生产质量管理规范(GAP)》(试行)简介

中药材是决定药品质量的关键因素,欧共体、美国、日本、韩国等国家十分重视药用植物 GAP 种植,相继制定了药用植物 GAP 实施准则。我国是中药使用大国,也是药材种植大国。为有效的控制中药材的质量,1998 年 11 月国家药品监督管理局、科技部、经贸委等联手启动了研究制定《中药材生产质量管理规范》的工作。2002 年 4 月国家药品监督管理局正式发布实施了《中药材生产质量管理规范(GAP)》(试行),简称为 GAP。

GAP 从中药材产地生态环境、种质和繁殖材料、药用植物栽培、药用动物养殖管理、采收与初加工、包装运输与贮藏、人员和设备、文件管理等方面规范生产过程以保证药材的质量。

国家药品监督管理局负责全国中药 GAP 认证,中药材 GAP 认证检查评定标准及相关文件的制定、修订,中药材 GAP 认证检查员的培训、考核和聘任等管理工作。中药材 GAP 认证的具体工作由国家药品监督管理局药品认证管理中心承担。省级药品监督管理部门负责本行政区域内生产企业的中药材 GAP 认证申报资料初审,及对已通过中药材 GAP 认证的生产企业的日常监督管理工作。

(二)GAP 认证管理

1. 认证申请　申请中药材 GAP 认证的中药材生产企业,其申报的品种至少完成一个生产周期。申报时需按照《中药材生产质量管理规范认证管理办法》(试行)的规定,填写《中药材 GAP 认证申请表》,并向所在地省级药品监督管理部门提交相关资料。

2. 初审与审查　省级药品监督管理部门自收到中药材 GAP 认证申报资料之日

起 40 个工作日内提出初审意见。符合规定的,将初审意见及认证资料转报国家药品监督管理局。国家药品监督管理局组织对初审合格的中药材 GAP 认证资料进行形式审查,必要时可请专家论证,审查工作时限为 5 个工作日(若需组织专家论证,可延长至 30 个工作日)。符合要求的予以受理并转报国家药品监督管理局药品认证管理中心。药品认证管理中心在收到申请资料后 30 个工作日内提出技术审查意见,制定现场检查方案。

3. 现场检查 现场检查时间一般安排在该品种的采收期,时间一般为 3 ~ 5 天,必要时可适当延长。检查组成员的选派遵循本行政区域内回避原则,一般由 3 ~ 5 名检查员组成。根据检查工作需要,可临时聘任有关专家担任检查员。省级药品监督管理部门可选派 1 名负责中药材生产监督管理的人员作为观察员,联络、协调、检查有关事宜。

4. GAP 认证审批 现场检查报告、缺陷项目表、每个检查员现场检查记录和原始评价及相关资料应在检查工作结束后 5 个工作日内报送国家药品监督管理局药品认证管理中心。药品认证管理中心在收到现场检查报告后 20 个工作日内进行技术审核,符合规定的,报国家药品监督管理局审批。符合中药材 GAP 认证标准的,颁发《中药材 GAP 证书》并予以公告。对经现场检查不符合中药材 GAP 认证标准的,不予通过中药材 GAP 认证,由药品认证管理中心向被检查企业发认证不合格通知书。

《中药材 GAP 证书》有效期一般为 5 年。生产企业应在《中药材 GAP 证书》有效期满前 6 个月,重新申请中药材 GAP 认证。《中药材 GAP 证书》由 CFDA 统一印制,应当载明证书编号、企业名称、法定代表人、企业负责人、注册地址、种植(养殖)区域(地点)、认证品种、种植(养殖)规模、发证机关、发证日期、有效期限等项目。

5. GAP 认证后监督检查 国家药品监督管理局负责组织对取得《中药材 GAP 证书》的企业,根据品种生长特点确定检查频次和重点跟踪检查。在《中药材 GAP 证书》有效期内,省级药品监督管理部门负责每年对企业跟踪检查一次,跟踪检查情况应及时上报国家药品监督管理局。取得《中药材 GAP 证书》的企业,如发生重大质量问题或者未按照中药材 GAP 组织生产的,国家药品监督管理局将予以警告,并责令改正;情节严重的,将吊销其《中药材 GAP 证书》。

中药材生产企业《中药材 GAP 证书》登记事项发生变更的,应在事项发生变更之日起 30 日内,向国家药品监督管理局申请办理变更手续,国家药品监督管理局应在15 个工作日内作出相应变更。

中药材生产企业终止生产中药材或者关闭的,由国家药品监督管理局收回《中药材 GAP 证书》。申请中药材 GAP 认证的中药材生产企业应按照有关规定缴纳认证费用,未按规定缴纳认证费用的,中止认证或收回《中药材 GAP 证书》。

(三)GAP 认证的发展历程

为贯彻执行《药品管理法》及《药品管理法实施条例》,加强对中药材生产的监督管理,规范并保证中药材 GAP 认证工作的顺利进行,2003 年 11 月 1 日,SFDA 制定了《中药材生产质量管理规范认证管理办法》(试行)及《中药材 GAP 认证检查评定标准》(试行),其中检查评定标准共 104 项,包括 95 项一般项和 19 项关键项,并于 2003 年 11 月正式开展中药材 GAP 认证工作,我国中药材种植开始了规范化道路。

2014 年的 GAP 基地建设,处于井喷状态,这一年也是参与 GAP 认证基地数和企业数均最多的一年。在 2014 年 5 月 23 日食药监局发布第 22 号中药材 GAP 检查公告中,共有来自全国 36 家企业的 38 个基地通过了 GAP 现场检查,达到 2004 年我国推行 GAP 基地建设以来的最大值。

此后,中药材 GAP 检查公告改版,详细地列出了受检单位的质量负责人、委派的现场检查员等信息,更重要的是每个中药材品种单独一个公告号。据统计,截止 2016 年 1 月 7 日,共有 130 家企业的 197 个基地先后通过了认证和复认证,全国共有 85 个中药材品种拥有大规模的 GAP 产业化示范基地。

2016 年 2 月 15 日,CFDA 官网发布消息称:2016 年 2 月 3 日,国务院印发《关于取消 13 项国务院部门行政许可事项的决定》(国发〔2016〕10 号),规定取消中药材生产质量管理规范(GAP)认证。3 月 18 日,CFDA 再次发布《总局关于取消中药材生产质量管理规范认证有关事宜的公告(2016 年第 72 号)》,该公告对 GAP 事项,进行了 4 点部署:

1. 自公告发布之日起,国家药品监督管理局不再开展中药材 GAP 认证工作,不再受理相关申请。

2. 国家药品监督管理局将继续做好取消认证后中药材 GAP 的监督实施工作,对中药材 GAP 实施备案管理,具体办法另行制定。

3. 已经通过认证的中药材生产企业应继续按照中药材 GAP 规定,切实加强全过程质量管理,保证持续合规。食品药品监督管理部门要加强中药材 GAP 的监督检查,发现问题依法依规处理,保证中药材质量。

4. 国家药品监督管理局将会同有关部门积极推进实施中药材 GAP 制度,制订完善相关配套政策措施,促进中药材规范化、规模化、产业化发展。

(四) GAP 的未来与展望

目前 GAP 认证工作虽然已经取消,国家药品监督管理局不再受理相关申请,但仍将继续做好取消认证后中药材 GAP 的监督实施工作,将对中药材 GAP 实施备案管理,并将出台具体的管理办法,也要求已经通过认证的中药材生产企业应继续按照中药材 GAP 规定,切实加强全过程质量管理,保证持续合规。CFDA 将会同有关部门积极推进实施中药材 GAP 制度,制订完善相关配套政策措施,促进中药材规范化、规模化、产业化发展。

以上充分说明,取消 GAP 认证并不等于取消 GAP 制度,中药材生产规范化、规模化、产业化仍是大势所趋。中药材作为一种特殊的农产品,其生产加工过程和产品质量都需要严格把控。回首 GAP 认证推行这些年,一系列的管理办法伴随其成长,2004—2016 年间,全国中药材产业化种植面积不断扩大,共有 85 个中药材品种通过认证,企业及相关人员的规范化种植意识增强,培养了一大批中药材 GAP 生产和认证相关的专业人员,这为未来积极推进实施中药材 GAP 制度,提高中药材质量,促进中药材规范化、规模化、产业化发展奠定了坚实的基础。

二、中药材经营管理

（一）法律规定

《药品管理法》规定："新发现和从国外引种的药材必须经国家药品监督管理部门审核批准后，方可销售。""地区性民间习用药材的管理办法，由国务院药品监督管理部门会同国务院中医药管理部门制定。""药品经营企业销售中药材，必须标明产地。""实行批准文号管理的中药材、中药饮片品种目录由国务院药品监督管理部门会同国务院中医药管理部门制定。""必须从具有药品生产、经营资格的企业购进药品；但是，购进没有实施批准文号管理的中药材除外。"

（二）野生药材的销售管理

1. 对一级保护野生药材物种规定　属于自然淘汰的，其药用部分由各级药材公司负责经营管理，但不得出口。

2. 对二、三级保护野生药材物种规定　属于国家计划管理的品种，由国家药材主管部门统一经营管理；其余品种由产地县药材公司或其委托单位按照计划收购。二、三级保护野生药材物种的药用部分，除国家另有规定外，实行限量出口。

3. 对实行限量出口和出口许可证制度的品种及野生药材规定　其规格、等级标准，由国务院药品监督管理部门会同国务院有关部门确定和制定。

（三）中药的进出口管理

根据国务院1986年1月15日国发（1986）8号文件的规定，国家对以下13种中药材实行进口审批制度：首先取得《进口许可证》后，方可进口，具体品种是：豆蔻、血竭、羚羊角、广角、豹骨、沉香、牛黄、麝香、砂仁、西红花、胖大海、西洋参、海马。为进一步加强进口药材监督管理，保证进口药材质量，2005年3月2日召开的全国药品注册工作会讨论制定了《进口药材管理办法》。出口按照先国内、后国外的原则，国内中药材生产供应严重不足时应停止或减少出口，国内供应有余品种应鼓励出口。出口中药材必须经对外经济贸易部门审批，办理《出口中药材许可证》后，方可办理出口手续，目前国家对35种中药材出口实行审批管理，具体品种如下：人参、鹿茸、当归、蜂王浆（包括粉）、三七、麝香、甘草及其制品、杜仲、厚朴、黄芪、党参、黄连、半夏、茯苓、菊花、枸杞、山药、川芎、生地、贝母、银花、白芍、白术、麦冬、天麻、大黄、冬虫夏草、丹皮、桔梗、延胡索、牛膝、连翘、罗汉果、牛黄。

三、中药材专业市场管理

全国在传统药市的基础上形成了一批有影响的中药材专业市场，其中有的建立了现代化的交易管理电子信息系统。

（一）中药材专业市场开办单位的主要职责

1. 建立健全内部日常管理组织和制度，实现职责到位，责任到人，承担对市场的日常管理及安全责任。

2. 对申请进入中药材专业市场经营中药材的企业和个体工商户，建立上岗前的中药材药性等专业知识的培训制度。

3. 建立健全质量检测制度，杜绝假冒伪劣中药材进入市场。

4. 建立切实可行的防火、防盗、卫生、治安等措施和制度,配备专职人员及有关器材设备,确保市场稳定,保证环境整洁,秩序井然。

5. 服从药品生产经营行业主管部门、卫生行政部门、工商行政管理部门的监督管理,自觉遵守国家有关法律、法规。

(二)中药材专业市场严禁下列药品进场交易

1. 需要经过炮制加工的中药饮片。

2. 中成药。

3. 化学原料药及其制剂、抗生素、生化药品、放射性药品、血清疫苗、血液制品、诊断用药和有关医疗器械。

4. 罂粟壳,28 种毒性中药材品种。

5. 国家重点保护的 42 种野生动植物药材品种(家种、家养除外);国家法律、法规明令禁止上市的其他药品。

第四节 中药饮片生产与经营管理

一、中药饮片生产管理

2010 年版的《中国药典》首次明确了饮片的定义:"中药饮片系指药材经过炮制后可直接用于中医临床或制剂生产使用的处方药品。"同时新版药典大幅增加了中药饮片标准的收载数量,初步解决了长期困扰中药饮片产业发展的国家标准较少、地方炮制标准不统一等问题。为了规范中药饮片的生产,国家出台了相关规定,规范其生产和认证过程,这对于提高中药饮片质量,保证中医临床用药的安全有效,推动中药饮片产业健康发展,将起到积极作用。

(一)中药饮片生产管理的有关规定

1.《药品管理法》规定:"中药饮片必须按照国家药品标准炮制;国家药品标准没有规定的,必须按照省、自治区、直辖市药品监督管理部门制定的炮制规范炮制。""生产新药或者已有国家标准的药品,须经国家药品监督管理部门批准,并发给批准文号;但是,生产没有实施批准文号管理的中药材和中药饮片除外。""省、自治区、直辖市药品监督管理部门制定的炮制规范应当报国务院药品监督管理部门备案。不符合国家药品标准或者不按照省、自治区、直辖市药品监督管理部门制定的中药饮片炮制规范炮制的,不得出厂。"

2.《中医药法》规定:"国家保护中药饮片传统炮制技术和工艺,支持应用传统工艺炮制中药饮片,鼓励运用现代科学技术开展中药饮片炮制技术研究。"

3.《药品管理法实施条例》(2002 年公布)规定:"生产中药饮片,应当选用与药品质量相适应的包装材料和容器;包装不符合规定的中药饮片,不得销售。中药饮片包装必须印有或贴有标签。""中药饮片的标签必须注明品名、规格、产地、生产企业、产品批号、生产日期,实施批准文号管理的中药饮片还必须注明药品批准文号。"

4.《中药饮片包装管理办法(试行)》规定:"经营、医疗使用单位要使用包装合格的中药饮片;包装中药饮片,要根据生产中药饮片的规模、品种、类别、形态差异以及装量规格选择包装设备,合理配置;饮片称量、充填、封口、捆扎、打包,要逐步实现机械化;中药饮片的包装必须适合饮片质量的要求,方便储存、运输、使用;包装中药饮片,分别采用内包装、外包装。"

5.《关于加强中药饮片包装监督管理的补充通知》规定:"生产中药饮片,应选用与药品相适应及符合药品质量要求的包装材料和容器,严禁选用与药品性质不相适应和对药品质量可能产生影响的包装材料;中药饮片包装必须印有或贴有标签,中药饮片的标签必须注明品名、规格、产地、生产企业、产品批号、生产日期,实施批准文号管理的中药饮片还必须注明药品批准文号;中药饮片在发运过程中必须要有包装,每件包装上必须注明品名、产地、日期、调出单位等,并附有质量合格的标志;对不符合上述要求的中药饮片,一律不准销售。"

(二) 毒性中药饮片生产管理

为进一步加强对毒性中药饮片的管理,国家先后颁布了《医疗用毒性药品管理办法》《毒性中药饮片定点管理意见》《毒性中饮片定点生产企业验收标准》等法规。规定毒性中药饮片采用定点企业生产的办法。

1. 定点生产的原则　对于市场需求量大、毒性药材生产较多的地区定点要合理布局,相对集中,按省区确定 2～3 个定点企业;对于一些产地集中的毒性中药材品种,如朱砂、雄黄、附子等要全国集中定点生产,供全国使用。今后逐步实现以毒性中药材生产区为中心择优定点;毒性中药材的饮片定点生产企业,要符合《医疗用毒性药品管理办法》等的要求。

2. 定点企业的管理　建立健全毒性中药材饮片的各项生产管理制度,包括生产管理、质量管理、仓储管理、营销管理等;规范毒性中药材饮片的生产工艺技术管理,制定切实可行的工艺操作规程,建立批生产记录,保证生产过程的严肃性和规范性;加强包装管理,严格执行《中药饮片包装管理办法》。包装要有突出、鲜明的毒药标志。

3. 定点企业的经营　建立毒性中药材的饮片生产、技术经济指标统计报告制度,分析产销形势和企业的经营策略,加强信息交流;生产的毒性中药饮片,应销往具有经营毒性中药资格的单位或直销到医疗单位。

二、中药饮片经营管理

(一) 中药饮片销售管理规定

中药饮片的经营是指生产企业生产的饮片进入市场,进入医疗单位或消费者的手中,是中药经营重要的组成部分,直接关系到患者康复及用药安全。中药饮片销售企业是中药饮片经营的主体,因此加强和规范对相关企业的管理有助于中药饮片行业健康、有序、快速的发展。另外,毒性中药饮片是一类特殊的药品,其生产、经营和使用有严格的法律规范。

《药品经营质量管理规范》规定:"药品经营企业购进中药材要标明产地。""经营中药饮片还应划分零货称取专库(区),各库(区)应设有明显标志。""对中药材和中药饮片按其特性,采取干燥、降氧、熏蒸等方法养护,对在库时间较长的中药材,应抽样送检。""药品零售企业经营中药饮片应配置所需的调配处方和临方炮制的设备。""中药饮片装斗前应做质量复核,不得错斗、串斗,防止混药。""分装中药饮片应有符合规定的专门场所,其面积和设备应与分装要求相适应。""易串味的药品、中药材、中药饮片以及危险品等应与其他药品分开存放。"《毒性中药材的饮片定点生产证》规定:"中药饮片生产企业和具有经营毒性中药资格的批发企业购进,严禁从非法渠道购进毒性中药饮片。"毒性中药饮片应实行专人、专库(柜)、专账、专用衡器,双人双锁保管,做到账、货、卡相符。

毒性中药饮片的调剂管理群众自配民间单、秘、验方需用毒性中药,购买时要持有本单位或城市街道办事处、乡(镇)人民政府的证明信,供应部门方可发售。调配含有毒性中药饮片的处方,每次处方剂量不得超过二日极量。对处方未注明"生用"的,应给付炮制品。如在审方时对处方有疑问,必须经处方医生重新审定后方可调配。处方保存两年备查。

(二)罂粟壳经营和调剂管理

罂粟壳属于麻醉药品管制品种,是部分中成药生产和医疗配方使用的原料。为进一步规范罂粟壳管理程序,加强对罂粟壳生产、经营和使用的监督管理,以保证合法需要,防止流入非法渠道,造成不良后果,根据国务院颁布的《麻醉药品管理办法》,原SFDA 制定了《罂粟壳管理暂行规定》。

1. 罂粟壳经营管理

(1) 国家药品监督管理局指定各省、自治区、直辖市一个中药经营企业为罂粟壳定点经营单位,承担本辖区罂粟壳的省级批发业务。

(2) 省级以下罂粟壳的批发业务由所在地省级药品监督管理部门在地(市)、县(市)指定一个中药经营企业承担,严禁跨辖区或向省外销售。

(3) 承担罂粟壳批发业务的单位直接供应乡镇卫生院以上医疗单位配方使用和县(市、区)以上药品监督管理部门指定的中药饮片经营门市部。

(4) 严禁罂粟壳定点经营单位从非法渠道购进罂粟壳,非指定罂粟壳定点经营单位一律不准从事罂粟壳的批发或零售业务,禁止在中药材市场销售罂粟壳。

(5) 指定的中药饮片经营门市部应凭盖有乡镇卫生院以上医疗单位公章的医生处方零售罂粟壳(处方保存 3 年备查),不准生用,严禁单味零售。

(6) 购用罂粟壳的生产企业不得自行销售或互相调剂,因故需要将罂粟壳调出,应报所在地省级药品监督管理部门审核同意,由指定的罂粟壳定点经营单位负责销售。

2. 罂粟壳调剂管理 《医院中药饮片管理规范》规定:"罂粟壳不得单方发药,必须凭有麻醉药处方权的执业医师签名的淡红色处方方可调配,每张处方不得超过 3 日用量,连续使用不得超过 7 日,成人一次的常用量为每日 3~6g。处方保存 3 年备查。"

第五节 中药品种保护

一、中药品种保护的目的与意义

为了提高中药品种的质量,鼓励研究开发中药新品种,保护中药生产企业的合法权益,促进我国中药事业的发展,国务院于 1992 年颁布了《中药品种保护条例》(以下简称《条例》)。《条例》明确指出:"国家鼓励研制开发临床有效的中药品种,对质量稳定,疗效确切的中药品种实行分级保护制度。"

2006 年 2 月,为加强中药品种保护的监督管理工作,原国家食品药品监督管理局重新明确了有关规定,颁布了《关于中药品种保护有关事宜的通知》,明确了"被批准保护的中药品种,将在国家药品监督管理部门网站以及《中国医药报》予以公告"。2009 年 2 月又制定了《中药品种保护指导原则》(以下简称《指导原则》),进一步规范了中药品种保护受理审批程序。

《条例》和《指导原则》的颁布实施,是我国药品史上的一大突破,也是保护药品知识产权、振兴中医药事业的重大举措。标志着我国对中药的研制、生产、流通、使用和监督管理工作走上了法制化轨道,对提高中药品种质量,保护中药名优产品,保护中药研制生产的知识产权,推动中药制药企业开发临床安全有效的新药和促进中药走向国际医药市场均具有重要的意义。

二、中药品种保护的范围、管理部门与等级

(一) 中药品种保护的适用范围

《条例》和《指导原则》属国务院颁发的行政法规,适用于中国境内生产制造的中药品种,包括中成药、天然药物的提取物及其制剂和中药人工制品。申请专利的中药品种,可依照《专利法》的有关规定办理,不适本条例。中药品种的保护范围必须是列入国家药品标准的品种。

(二) 监督管理部门

国家药品监督管理部门负责全国中药品种保护的监督管理工作,国家中医药管理部门协同管理全国中药品种的保护工作。

国家药品监督管理部门组织国家中药品种保护审评委员会,该委员会是审批中药保护品种的技术审查和咨询机构。委员会下设办公室,在国家药品监督管理部门领导下负责日常管理和协调工作。

(三) 中药保护品种的等级划分

1. 申请中药一级保护品种应具备的条件

(1) 对特定疾病有特殊疗效:指对某一疾病在治疗效果上能取得重大突破性进展。例如,对常见病、多发病等疾病有特殊疗效;对既往无有效治疗方法的疾病能取得明显疗效;或者对改善重大疑难疾病、危急重症或罕见疾病的终点结局(病死率、致残率等)取得重大进展。

(2) 相当于国家一级保护野生药材物种的人工制成品:指列为国家一级保护物种药材的人工制成品;或目前虽属于二级保护物种,但其野生资源已处于濒危状态物种药材的人工制成品。

(3) 用于预防和治疗特殊疾病的:指严重危害人民群众身体健康和正常社会生活经济秩序的重大疑难疾病、危急重症、烈性传染病和罕见病。如恶性肿瘤、终末期肾病、脑卒中、急性心肌梗死、艾滋病、传染性非典型肺炎、人禽流感、苯酮尿症、地中海贫

血等疾病。

用于预防和治疗重大疑难疾病、危急重症、烈性传染病的中药品种,其疗效应明显优于现有治疗方法。

2. 申请中药二级保护品种应具备的条件

(1) 符合上述一级保护的品种或者已经解除一级保护的品种。

(2) 对特定疾病有显著疗效:指能突出中医辨证用药理法特色,具有显著临床应用优势,或对主治的疾病、证候或症状的疗效优于同类品种。

(3) 从天然药物中提取的有效物质及特殊制剂:指从中药、天然药物中提取的有效成分、有效部位制成的制剂,且具有临床应用优势。

三、中药品种保护的类别与申办的程序

(一) 中药品种保护类别

为了明确标准、保护先进、合理设定同品种管理、提高延长保护期门槛,《指导原则》将中药保护品种划分为初次保护、同品种保护、延长保护三个类别。

1. 初次保护 指首次提出的中药品种保护申请;其他同一品种生产企业在该品种保护公告前提出的保护申请,按初次保护申请管理。

(1) 申报资料应能说明申报品种的可保性,并能客观全面地反映中药品种生产工艺、质量研究、安全性评价、临床应用等方面的情况。

(2) 申报品种一般应完成监测期、注册批件及其他法律法规要求的研究工作。

(3) 申报品种由多家企业生产的,应由原研企业提出首次申报;若质量标准不能有效控制产品质量的,应提高并统一质量标准。

(4) 综述资料包括临床、药理毒理和药学等内容的概述,并说明适用条款及申请级别的理由。

(5) 临床资料和药学资料。

(6) 改变剂型的品种应有试验资料证明其先进性和合理性。

(7) 处方中含有18反、19畏等配伍禁忌药味,含有重金属的药味,毒性药材(系列入国务院《医疗用毒性药品管理办法》的毒性中药材),其他毒性药材日服用剂量超过药典标准,炮制品或生品的使用与传统用法不符以及临床或文献报道有安全性隐患药味的品种,应有试验资料证实其用药安全性。

(8) 申报中药注射剂品种保护的,其各项技术要求不得低于现行中药注射剂的注册要求,尤其是安全性研究资料必须是在国家认定的 GLP 实验室进行,并有不良反应检索报告。

(9) 中药、天然药物和化学药品组成的复方制剂应有中药、天然药物、化学药品间药效、毒理相互影响(增效、减毒或互补作用)的比较性研究和临床试验资料,以证实其组方合理性。

(10) 申请企业应提出在保护期内对品种改进提高计划及实施的详细步骤。如进一步完善生产过程控制,提高完善质量标准,加强基础和临床研究,完善药品说明书等。

2. 同品种保护　是指药品名称、剂型、处方都相同的品种;同品种保护申请,是指初次保护申请品种公告后,其他同品种生产企业按规定提出的保护申请。

（1）已受理同品种申请的品种,由国家中药品种保护审评委员会组织有关专家及相关单位人员进行同品种质量考核。

（2）同品种质量考核包括现场检查、抽样和检验三方面的内容。根据工作需要,可以委托省级食品药品监管部门进行现场检查和抽样。

3. 延长保护期　是指中药保护品种生产企业在该品种保护期届满前按规定提出延长保护期的申请。

（1）申请延长保护的品种应能证明其对主治的疾病、证候或症状较同类品种有显著临床疗效优势。

（2）申请企业应按改进意见与有关要求完成各项工作并提交相关资料。

（3）延长保护期的品种在临床、药理毒理、药学等方面应较保护前有明显改进与提高,如生产用药材和饮片基原明确、产地固定,工艺参数明确,过程控制严格,质量标准可控完善,主治范围确切,药品说明书完善等。对有效成分和有效部位制成的制剂,其量效关系、作用机制和体内代谢过程应基本清楚。

（4）申请企业应提出在延长保护期内对品种改进提高的详细计划及实施方案。

（二）中药品种保护申请程序

1. 申请与初审　中药生产企业向所在地省、自治区、直辖市中药生产经营主管部门提出申请,经中药生产经营主管部门签署意见后转送同级卫生行政部门,由省、自治区、直辖市卫生行政部门初审签署意见后,报国务院卫生行政部门。特殊情况下,中药生产企业也可以直接向国家中药生产经营主管部门提出申请由国家中药生产经营主管部门签审意见后转送国务院卫生行政部门,或者直接向国务院卫生行政部门提出申请。

2. 审评　国务院卫生行政部门委托国家中药品种保护审评委员会负责对申请保护的中药品种进行审评。国家中药品种保护审评委员会应当自接到申请报告书之日起6个月内做出审评结论。

3. 颁发证书与发布公告　根据国家中药品种保护审评委员会的审评结论由国务院卫生行政部门征求国家中药生产经营主管部门的意见后决定是否给予保护。批准保护的中药品种,由国务院卫生行政部门发给《中药保护品种证书》,在专业刊物上予以公告。中药品种保护申报审批流程见图8-1。

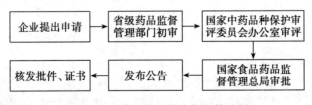

图8-1　中药品种保护申报审批流程

（三）中药品种保护行政主体

国家药品监督管理部门负责全国中药品种保护的监督管理工作。国家中医药管理部门协同管理全国中药品种的保护工作。国家药品监督管理部门组织了国家中药品种保护审评委员会,该委员会是审批中药保护品种的专业技术审查和咨询机构。委员会下设办公室,在国家药品监督管理局领导下负责日常管理和协调工作。

四、中药品种保护的具体措施

(一)对中药一级保护品种的规定

1. 国内保密规定 中药一级保护品种的处方组成、工艺制法,在保护期限内由获得《中药保护品种证书》的生产企业和有关的药品生产经营主管部门、卫生行政部门及有关单位和个人负责保密,不得公开;负有保密责任的有关部门、企业和单位应当按照国家有关规定,建立必要的保密制度。

2. 国际转让保密规定 向国外转让中药一级保护品种的处方组成、工艺制法的,应当按照国家有关保密的规定办理。

3. 保护时间的规定 中药一级保护品种的保护期分为 30 年、20 年、10 年,因特殊情况需要延长保护期限的,由生产企业在该品种保护期满前 6 个月,依照中药品种保护的申请办理程序申报。但是,每次延长的保护期限不得超过第一次批准时保护期限。

(二)对中药二级保护品种的规定

中药二级保护品种保护期为 7 年,在保护期满后可以延长保护期限,由生产企业在该品种保护期满前 6 个月依据条例规定的程序申报。

(三)受保护中药品种的生产

1. 对生产单位的规定 除临床用药紧张的中药保护品种另有规定外,被批准保护的中药品种在保护期内仅限于已获得《中药保护品种证书》的企业生产。生产中药保护品种的企业及有关主管部门应当重视生产条件的改进,提高品种的质量。

2. 对生产单位间仲裁的规定 对已批准保护的中药品种,如果在批准前是由多家企业生产的,其中未申请《中药保护品种证书》的企业应当自公告发布之日起 6 个月内向国家药品监督管理部门申报,按规定提交完整的资料,经指定的药品检验机构对申报品种进行质量检验,达到国家药品标准的,经国家药品监督管理部门审批后,补发批准文件和《中药保护品种证书》;对未达到国家药品标准的,撤销该中药品种的批准文号。

(四)受保护中药品种的国外注册

中药保护品种在保护期内向国外申请注册的,须经国务院卫生行政部门批准。

(五)终止保护的情形

在保护期内的品种,有下列情形之一的,国家药品监督管理部门将提前终止保护,收回其保护审批件及证书:①保护品种生产企业的《药品生产许可证》被撤销、吊销或注销的;②保护品种的药品批准文号被撤销或注销的;③申请企业提供虚假的证明文件、资料、样品或者采取其他欺骗手段取得保护审批件及证书的;④保护品种生产企业主动提出终止保护的;⑤累计 2 年不缴纳保护品种年费的;⑥未按照规定完成改进提高工作的;⑦其他不符合法律、法规规定的。已被终止保护的品种的生产企业,不得再次申请该品种的中药品种保护。

五、法律责任

（一）对泄密者的处罚

违反本《条例》的规定,将一级保护品种的处方组成、工艺制法泄密者,对其责任人员,由所在单位或者上级机关给予行政处分,构成犯罪的,依法追究刑事责任。

（二）对擅自仿制者的处罚

对违反本《条例》的规定,擅自仿制和生产中药保护品种的,由县级以上药品监督管理部门以生产假药依法论处。

（三）对伪造文件者的处罚

伪造《中药保护品种证书》及有关证明文件进行生产、销售的,由县级以上药品监督管理部门没收其全部有关药品及违法所得,并可以处以有关药品正品价格 3 倍以下罚款,对构成犯罪的,由司法机关依法追究刑事责任。

 复习思考题

扫一扫,
测一测

1. 简述中药现代化的重点任务。

2.《野生药材资源保护管理条例》是如何对国家重点保护野生药材物种进行划分的?

3. 简述《中药品种保护条例》的目的、意义、适用范围。

4. 严禁在中药材专业市场进场交易的药品有哪些?

5. 简述我国对中药一级品种保护的具体措施。

（胡　伟）

PPT
09章PPT

第九章

药品信息管理

扫一扫,
知重点

学习要点

药品信息、药品标示物、药品广告的概念,药品标示物、药品广告的管理。药品标签、药品说明书的格式及书写要求。

第一节　药品信息管理概述

信息(information)是组成物质世界的三大要素之一,是对客观世界中各种事物的运动状态和变化的反映,是客观事物之间相互联系和相互作用的表征,表现的是客观事物运动状态和变化的实质内容。人们无时无刻不在接收信息,并对信息作出反应,释放出消息。有效地掌握信息、利用信息成为人们正确地把握、判断和表达客观事物和事件,并作出正确决定的重要基础和能力。

药品信息管理包含的内容非常广泛,本书从药事管理的角度,主要讨论国家对药品信息的监督管理,主要包含对药品标识物的管理、药品广告的管理等内容。

一、药品信息的概念

根据信息的概念,药品信息(drug information,DI)是指与药品和药品活动有关的信息,药品是一种特殊商品,其属性包括自然属性和社会属性,与之相关的药品信息也包括两方面内容:一是自然属性方面,即有关药品特征、特性和变化方面的信息,例如药品的理化性质,药品的安全性、有效性等方面的药品信息;二是社会属性方面,即有关药品活动方面的信息,例如药品的研发、生产、经营、使用、监督管理和药物教育等方面的药品信息。

知识链接

药品信息的类型

按照不同的分类标准,药品信息可以分为不同的类型:

1. 按照药品信息的载体形式划分,可分为文字信息、图像信息、语音信息、多媒体和计算机(电子)信息等。

2. 按照药品信息的流程环节划分,药品研制信息、药品生产信息、药品流通信息、药品使用信息等。

3. 按照药品信息所处的注册阶段划分,可分为研究中(上市前)药品信息,注册中信息和上市后的药品信息等。

二、药品信息的监督管理

药品信息管理,是对药品信息活动的各种相关因素(主要是人、财、物等)进行科学的计划、组织、控制和协调,以实现信息资源的合理开发与有效利用的过程。它既包括微观上对药品信息内容的管理,即药品信息的收集、整理、评价等活动;也包括宏观上对药品信息机构和药品系统的管理,即药品信息活动的管理和国家对药品信息的监督管理。药品信息活动的管理的基本目标是以最少的人、财、物和时间的投入,充分开发和利用药品信息,确保药品信息的真实性、准确性,以达到该药事单位目标的实现。国家对药品信息的监督管理的基本目标是通过制定相关法律法规和道德规范等,保证药品信息的真实性、准确性、全面性,以达到保障人们用药安全有效,维护人们健康的基本任务。

第二节　药品标识物管理概述

一、药品标识物的概念

药品标识物包括药品包装、标签和说明书,药品标识物是作为整体产品概念的药品事物重要组成部分,也是药品外在质量的主要体现,同时是医师、药师决定和指导用药以及患者选择购买药品信息主要来源之一,并且对保证药品在运输、储藏和使用中的质量,指导安全、有效、合理地用药具有重要的作用。

(一) 药品包装

药品包装是指药品在使用、保管、运输和销售过程中,为保持其价值和保护其安全而用包装材料经技术处理的一种状态。药品包装分为内包装和外包装。内包装(又称药包材)系指直接与药品接触的包装,如安瓿、大输液瓶、片剂或胶囊剂的泡罩铝箔等,是保证药品在生产、运输、贮藏及使用过程中的质量,并便于医疗使用。外包装系指内包装以外的包装,按由里向外分为中包装和大包装。外包装根据药品的特性选用不易破损的包装,以保证药品在运输、贮藏、使用过程中的质量。

(二) 药品标签

药品标签是指药品包装上印有或者贴有的文字内容。药品标签既能为消费者提供药品信息,又是产品本身的外观形象,故药品标签应简洁明了、通俗易懂不产生误导,能指导医患正确地用药。

药品标签分为内标签和外标签。药品内标签指直接接触药品的包装上的标签,外标签指内标签以外的其他包装的标签。内标签与外标签内容不得超出国家批准的药品说明书所限定的内容;文字表达应与说明书保持一致。

（三）药品说明书

药品说明书是指药品生产企业印制并提供的，包含药品的性状、药理药效、功能及应用等药品安全性、有效性的重要科学数据和结论，用以指导临床正确使用药品的技术性资料。药品说明书是指导患者选择药品的主要依据，也是合理、正确使用药品的指示说明。具有技术意义和法律意义。

二、药品标识物管理的意义

药品标识物是药品的重要文件，也是消费者选择使用药品的依据，我国实行处方药与非处方药分类管理制度后，药品标识物成为非处方药正确、安全使用的主要依据，同时与药品不良反应的预防和控制有着直接联系。因此，加强对药品标识物的管理具有重要意义。

（一）确保公众用药安全有效

国家对药品实行分类管理后，消费者有权自主选购非处方药，但须按照非处方药的标签和说明书所示内容使用。而消费者选择非处方药品的重要依据是药品的说明书，其用语应该科学、准确、易懂，便于消费者自行判断、选择和使用，以确保公众用药安全有效。

（二）便于科学化、规范化管理药品

为加强药品管理，国家对药包材及药品标签、说明书上的主要内容和标签、说明书的格式均作了详尽的规定，更加有效地促进药品管理的科学化和规范化。

（三）促进我国药品标识物市场的法制化管理

为加强药品包装、标签和说明书的管理，国家颁布了《药品包装、标签和说明书管理规定（暂行）》《药品包装、标签规范细则（暂行）》《药品说明书规范细则（暂行）》《直接接触药品的包装材料和容器管理办法》《药品说明书和标签管理规定》等法规，使药品标识物管理有法可依，便于药品监督管理部门依法行政。

（四）促进我国药品标识物管理现代化和标准化

实际上，各国药品监督管理部门对药品包装、标签和说明书的监管普遍重视、监管力度加大。加入 WTO 后，面对激烈的国际竞争市场，我国药品无论从内在质量还是外在质量均有待提高。因此，加强对药品标识物的管理，改进和提高药品标识物的质量，实现其管理标准化、现代化，直接关系到我国药品能否进入和占领国际市场，是增加竞争能力的关键因素。

第三节　药品标识物的管理

药品的包装、标签和说明书都是药品的信息情报，其作用是向用户介绍药品的有关重要信息，指导人们正确地经销、保管和使用药品。加强对药品的包装、标签和说明书的管理是药品管理法的重要内容之一。

一、药品标识物法制化管理

为了规范药品市场秩序，维护广大消费者的合法权益，保证人民群众用药安全，

2001 年《药品管理法》修订颁布,将药品包装、标签和说明书的内容纳入法律的强制性规定的范围内。自 2001 年《药品管理法》颁布以来,国务院、原卫生部和原国家食品药品监督管理局(SFDA)等部门先后颁布了有关药品包装、标签和说明书管理的法律、法规(表 9-1)。

表 9-1　我国现行有关药品包装、标签和说明书管理的主要法律、法规及规章

时间	名称	颁布机构	有关条款
2015.4	《药品管理法》(修订)	十二届人大常委会	52 条、53 条、54 条
2017.4	《药品管理法实施条例》	国务院	43 条、44 条、45 条、46 条、68 条
2000.4	《药品包装、标签和说明书管理规定》(暂行)	SDA	全
2001.6	《化学药品说明书规范细则》(暂行)	SDA	全
2001.11	《中药说明书规范细则》(暂行)	SDA	全
2006.3	《药品说明书和标签管理规定》	SFDA	全
2006.5	《化学药品和治疗用生物制品说明书规范细则》	SFDA	全
2006.5	《预防用生物制品说明书规范细则》	SFDA	全
2006.6	《放射性药品说明书规范细则》	SFDA	全
2006.6	《中药、天然药物处方药说明书格式》	SFDA	全
2006.6	《中药、天然药物处方药说明书内容书写要求》	SFDA	全
2006.6	《中药、天然药物处方药说明书撰写指导原则》	SFDA	全
2006.10	《化学药品非处方药说明书规范细则》	SFDA	全
2006.10	《中成药非处方药说明书规范细则》	SFDA	全

二、药品包装管理

(一)《药品管理法》中有关药品包装的管理规定

1. 直接接触药品的包装材料和容器,必须符合药用要求,符合保障人体健康、安全的标准,并由药品监督管理部门在审批药品时一并审批。药品生产企业不得使用未经批准的直接接触药品的包装材料和容器。对不合格的直接接触药品的包装材料和容器,由药品监督管理部门责令停止使用。

2. 药品包装必须适合药品质量的要求,方便储存、运输和医疗使用。发运中药材必须有包装。在每件包装上,必须注明品名、产地、日期、调出单位,并附有质量合格的标志。

3. 在第 54 条规定:"药品包装必须按照规定印有或者贴有标签并附有说明书。"

（二）药包材的管理

1. 药包材的分类　药包材产品按其材料不同分为Ⅰ、Ⅱ、Ⅲ三类,Ⅰ类药包材是指直接接触药品且直接使用的药品包装材料、容器;Ⅱ类药包材是指直接接触药品,但便于清洗,在实际使用过程中,经清洗后需要并可消毒灭菌的药品包装用材料、容器;Ⅲ类药包材是指Ⅰ、Ⅱ类以外其他可能直接影响药品质量的药品包装用材料、容器。生产Ⅰ类药包材,须经国家药品监督管理局批准注册,并发给《药包材注册证书》。生产Ⅱ、Ⅲ类药包材,须经所在省、自治区、直辖市药品监督管理部门批准注册,并发给《药包材注册证书》。

2. 药包材的注册管理　直接接触药品的包装材料和容器(以下简称药包材)是药品不可分割的一部分,它伴随药品生产、流通及使用的全过程,特别对于气雾剂、水针剂等特殊制剂更是如此,因为这些剂型本身就是依附包装而存在的。不合适的药包材存在着诸多问题,如材料本身有的组分可能被所接触的药品溶出、与药品发生化学反应、被药品长期浸泡腐蚀易脱片等。因此,药品生产企业要科学合理地选择药包材。为保证药包材生产、经营、使用质量,原国家食品药品监督管理局局务会于 2004 年 6 月 18 日审议通过了《直接接触药品的包装材料和容器管理办法》,对药包材实行注册管理。药包材注册申请包括生产申请、进口申请和补充申请。

（1）生产申请:是指在中国境内生产药包材的注册申请。申请人应当是在中国境内合法登记的药包材生产企业。

（2）进口申请:是指在境外生产的药包材在中国境内上市销售的注册申请。境外申请人应当是在境外合法登记的药包材生产厂商,其进口申请注册,应当由其驻中国境内的办事机构或者由其委托的中国境内代理机构办理。中国香港、中国澳门及中国台湾地区的药包材生产厂商申请药包材注册的,参照进口药包材办理。

（3）补充申请:是指生产申请和进口申请经批准后,改变、增加或者取消原批准事项或者内容的注册申请。

3. 药包材生产企业许可证制度　原国家食品药品监督管理局制定的《药品包装材料生产企业许可证管理产品目录》,对纳入《药品包装材料生产企业许可证管理产品目录》的药品包装材料生产企业,实施《药品包装材料生产企业许可证》管理,由国家食品药品监督管理局安全监管司统一组织实施。《许可证》由国家食品药品监督管理局统一印制,有效期 5 年

（1）药包材须经注册并获得《药包材注册证书》后方可生产。未经注册的药包材不得生产、销售、经营和使用。首次进口的药包材,须取得国家食品药品监督管理局核发的《进口药包材注册证书》,并经国家食品药品监督管理局授权的药包材检验机构检验合格后,方可在中国境内销售、使用。国家食品药品监督管理局核发的《药包材注册证》和《进口药包材注册证》的有效期均为 5 年。有效期届满需要继续生产或者进口的,申请人应当在有效期届满前 6 个月申请再注册。

（2）有下列情况之一的,国家食品药品监督管理局不予再注册:①国家公布禁止使用或者淘汰的药包材;②在规定的时间内未提出再注册申请的药包材;③注册检验不合格的药包材。

（3）《药包材注册证书》不得伪造、变造、出租、出借。《药包材注册证书》所列内容发生变化的,持证单位应自发变化30日之内向原发证机关申请办理变更手续或重新注册。

三、药品标签与说明书的管理

为规范药品说明书和标签的管理,2006年3月10日经国家食品药品监督管理局局务会审议通过,颁布了《药品说明书和标签管理规定》,自2006年6月1日起施行。

（一）药品标签管理规定

在中华人民共和国境内上市销售的药品,其标签应当符合本规定的要求并由国家食品药品监督管理局予以核准。具体内容如下:

1. 药品的标签上必须注明药品的通用名称、成分、规格、生产企业、批准文号、产品批号、生产日期、有效期、适应证或者功能主治、用法、用量、禁忌、不良反应和注意事项。标签中的文字应当清晰易辨,标识应当清楚醒目,不得有印字脱落或者粘贴不牢等现象,不得以粘贴、剪切、涂改等方式进行修改或者补充。标签应当使用国家语言文字工作委员会公布的规范化汉字,增加其他文字对照的,应当以汉字表述为准。

2. 药品的标签应当以药品说明书为依据,其内容不得超出说明书的范围,不得印有暗示疗效、误导使用和不适当宣传产品的文字和标识。因此,药品标签不得印制"××省专销""原装正品""进口原料""驰名商标""专利药品""××监制""××总经销""××总代理"等字样。"企业防伪标识""企业识别码""企业形象标志"等不违背上述规定的文字图案可以印制。"印刷企业""印刷批次"等与药品的使用无关的,不得在药品标签中标注。以企业名称等作为标签底纹的,不得以突出显示某一名称来弱化药品的通用名称。

3. 药品的内标签应当包含药品通用名称、适应证或者功能主治、规格、用法用量、生产日期、产品批号、有效期、生产企业等内容。

包装尺寸过小无法全部标明上述内容的,至少应当标注药品通用名称、规格、产品批号、有效期等内容。

4. 药品外标签应当注明药品通用名称、成分、性状、适应证或者功能主治、规格、用法用量、不良反应、禁忌、注意事项、贮藏、生产日期、产品批号、有效期、批准文号、生产企业等内容。适应证或者功能主治、用法用量、不良反应、禁忌、注意事项不能全部注明的,应当标出主要内容并注明"详见说明书"字样。

5. 用于运输、储藏的包装的标签,至少应当注明药品通用名称、规格、贮藏、生产日期、产品批号、有效期、批准文号、生产企业,也可以根据需要注明包装数量、运输注意事项或者其他标记等必要内容。

6. 原料药的标签应当注明药品名称、贮藏、生产日期、产品批号、有效期、执行标准、批准文号、生产企业,同时还需注明包装数量以及运输注意事项等必要内容。

7. 非处方药标签。除按一般规定执行外,非处方药标签必须印制非处方药专有标识和忠告语。

8. 进口药品标签。包装、标签除按一般规定执行外,还应标明"进口药品注册证号"或"医药产品注册证号"、生产企业名称等;进口分包装药品的包装、标签应标明原生产国或地区企业名称、生产日期、批号、有效期及国内分包装企业名称等。

9. 同一药品生产企业生产的同一药品,药品规格和包装规格均相同的,其标签的内容、格式及颜色必须一致;药品规格或者包装规格不同的,其标签应当明显区别或者规格项明显标注。

10. 对贮藏有特殊要求的药品,应当在标签的醒目位置注明。

11. 特殊管理的药品、外用药品标签。麻醉药品、精神药品、医疗用毒性药品、放射性药品和外用药品标签,必须印有规定的标识。根据相关规定,麻醉药品和精神药品标签可以标注监管码。

12. 药品标签中的有效期应当按照年、月、日的顺序标注,年份用四位数字表示,月、日用两位数表示。其具体标注格式为"有效期至××××年××月"或者"有效期至××××年××月××日";也可以用数字和其他符号表示为"有效期至××××.××."或者"有效期至××××/××/××"等。

预防用生物制品有效期的标注按照国家食品药品监督管理局批准的注册标准执行,治疗用生物制品有效期的标注自分装日期计算,其他药品有效期的标注自生产日期计算。

有效期若标注到日,应当为起算日期对应年月日的前一天,若标注到月,应当为起算月份对应年月的前一个月。

13. 根据《反兴奋剂条例》,药品中含有兴奋剂目录所列禁用物质的,其说明书或者标签应当注明"运动员慎用"的字样。

14. 药品标签使用注册商标的,应当印刷在药品标签的边角,含文字的,其字体以单字面积计不得大于通用名称所用字体的四分之一。

15. 药品标签上的药品商品名称不得与通用名称同行书写,其字体和颜色不得比通用名称更突出和显著,其字体以单字面积计不得大于通用名称所用字体的二分之一。

16. 出于保护公众健康和指导正确合理用药的目的,药品生产企业可以主动提出在药品说明书或者标签上加注警示语,国家食品药品监督管理局也可以要求药品生产企业在说明书或者标签上加注警示语。

17. 麻醉药品、精神药品、医疗用毒性药品、放射性药品、外用药品和非处方药品等国家规定有专用标识的,其说明书和标签必须印有规定的标识。

（二）说明书管理规定

1. 药品说明书和标签由国家食品药品监督管理局予以核准。药品生产企业生产供上市销售的最小包装必须附有说明书。

2. 药品说明书和标签的文字表述应当科学、规范、准确。非处方药说明书还应当使用容易理解的文字表述,以便患者自行判断、选择和使用。

3. 药品说明书和标签中的文字应当清晰易辨,标识应当清楚醒目,不得有印字脱落或者粘贴不牢等现象,不得以粘贴、剪切、涂改等方式进行修改或者补充。

4. 药品说明书和标签应当使用国家语言文字工作委员会公布的规范化汉字,增加其他文字对照的,应当以汉字表述为准。

5. 药品说明书应当包含药品安全性、有效性的重要科学数据、结论和信息,用以指导安全、合理使用药品。药品说明书的具体格式、内容和书写要求由国家食品药品监督管理总局制定并发布。

6. 药品说明书对疾病名称、药学专业名词、药品名称、临床检验名称和结果的表述,应当采用国家统一颁布或规范的专用词汇,度量衡单位应当符合国家标准的规定。

7. 药品说明书应当列出全部活性成分或者组方中的全部中药药味。注射剂和非处方药还应当列出所用的全部辅料名称。药品处方中含有可能引起严重不良反应的成分或者辅料的,应当予以说明。

8. 药品生产企业应当主动跟踪药品上市后的安全性、有效性情况,需要对药品说明书进行修改的,应当及时提出申请。根据药品不良反应监测、药品再评价结果等信息,国家食品药品监督管理局也可以要求药品生产企业修改药品说明书。

9. 药品说明书获准修改后,药品生产企业应当将修改的内容立即通知相关药品经营企业、使用单位及其他部门,并按要求及时使用修改后的说明书和标签。

10. 药品说明书应当充分包含药品不良反应信息,详细注明药品不良反应。药品生产企业未根据药品上市后的安全性、有效性情况及时修改说明书或者未将药品不良反应在说明书中充分说明的,由此引起的不良后果由该生产企业承担。

11. 药品说明书核准日期和修改日期应当在说明书中醒目标示。

12. 药品说明书和标签中标注的药品名称必须符合国家食品药品监督管理总局公布的药品通用名称和商品名称的命名原则,并与药品批准证明文件的相应内容一致。

(三) 说明书的格式

药品说明书应依照国家要求的格式及批准的内容,由生产厂家制备。为了公众的利益,说明书应包含有关药品的安全性、有效性等基本科学信息,内容应尽可能准确并定时修订。每个药品包装中应有一份适用的说明书,供患者和医务工作者使用。另外,同一品种、同一剂型、同一规格但生产厂家不同的产品,其说明书的内容应彼此接近,不应有较大的差异。因此,药品的说明书应该规范化。化学药品与生物制品说明书、中药说明书标准格式如下:

1. 化学药品和治疗用生物制品说明书格式

核准日期(国家批准药品注册时间)
修改日期(按历次修改的时间顺序逐行书写)

特殊药品、外用药品标识(位置)

×××(药品通用名)说明书

请仔细阅读说明书并在医师指导下使用

警示语(位置)

【药品名称】

通用名称:

商品名称:

英文名称:

汉语拼音:

【成分】

化学名称:

化学结构式:

分子式:

分子量:

【性状】

【适应证】

【规格】

【用法用量】

【不良反应】

【禁忌】

【注意事项】

【孕妇及哺乳期妇女用药】

【儿童用药】

【老年用药】

【药物相互作用】

【药物过量】

【临床试验】

【药理毒理】

【药代动力学】

【贮藏】

【包装】

【有效期】

【执行标准】

【批准文号】

【生产企业】

2. 中药、天然药物处方药说明书格式

核准日期（国家批准药品注册时间）

修改日期（按历次修改的时间顺序逐行书写）

特殊药品、外用药品标识（位置）

×××（药品通用名）说明书

请仔细阅读说明书并在医师指导下使用

警示语（位置）

【药品名称】

通用名称：

汉语拼音：

【成分】

【性状】

【功能主治】/【适应证】

【规格】

【用法用量】

【不良反应】

【禁忌】

【注意事项】

【孕妇及哺乳期妇女用药】

【儿童用药】

【老年用药】

【药物相互作用】

【临床试验】

【药理毒理】

【药代动力学】

【贮藏】

【包装】

【有效期】

【执行标准】

【批准文号】

【生产日期】

企业名称：

生产地址：

邮政编码：

电话号码：

传真号码：

注册地址：

网　　址：

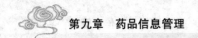

（四）化学药品和治疗用生物制品说明书书写要求

化学药品和治疗用生物制品说明书各项内容书写要求见表9-2。

表9-2　化学药品和治疗用生物制品说明书各项内容书写要求

项目	项目内容书写要求
核准和修改日期	核准日期为国家批准该药品注册的时间。修改日期为此后历次修改的时间。核准和修改日期应当印制在说明书首页左上角。修改日期位于核准日期下方,按时间顺序逐行书写。
特殊药品、外用药品标识	麻醉药品、精神药品、医疗用毒性药品、放射性药品和外用药品等专用标识在说明书首页右上方标注。
说明书标题	×××说明书中的"×××"是指该药品的通用名称。"请仔细阅读说明书并在医师指导下使用",该内容必须标注,并印制在说明书标题下方。
警示语	是指对药品严重不良反应及其潜在的安全性问题的警告,还可以包括药品禁忌、注意事项及剂量过量等需提示用药人群特别注意的事项。有该方面内容的,应当在说明书标题下以醒目的黑体字注明。无该方面内容的,不列该项。
药品名称	按顺序列出:通用名、商品名称(未批准使用商品名称的药品不列该项)、英文名称(无英文名称的药品不列该项)、汉语拼音。
成分	(1)列出活性成分的化学名称、化学结构式、分子式、分子量。 (2)复方制剂可以不列出每个活性成分的化学名称、化学结构式、分子式、分子量内容。本项可以表达为"本品为复方制剂,其组分为:×××"。组分按一个制剂单位(如每片、粒、支、瓶等)分别列出所含的全部活性成分及其量。 (3)多组分或者化学结构尚不明确的化学药品或者治疗用生物制品,应当列出主要成分名称,简述活性成分来源。 (4)处方中含有可能引起严重不良反应的辅料的,该项下应当列出该辅料名称。 (5)注射剂应当列出全部辅料名称。
性状	包括药品的外观、臭、味、溶解度以及物理常数等。
适应证	应当根据该药品的用途,采用准确的表述方式,明确用于预防、治疗、诊断、缓解或者辅助治疗某种疾病(状态)或者症状。
规格	每支、每片或其他每一单位制剂中含有主药(或效价)的重量或含量或装量。生物制品应标明每支(瓶)有效成分的效价(或含量及效价)及装量(或冻干制剂的复溶后体积)。表示方法一般按照《中国药典》要求规范书写,有两种以上规格的应当分别列出。
用法用量	应当包括用法和用量两部分。需按疗程用药或者规定用药期限的,必须注明疗程、期限。应当详细列出该药品的用药方法,准确列出用药的剂量、计量方法、用药次数以及疗程期限,并应当特别注意与规格的关系。用法上有特殊要求的,应当按实际情况详细说明。
不良反应	应当实事求是地详细列出该药品的不良反应。并按不良反应的严重程度、发生的频率或症状的系统性列出。

项目	项目内容书写要求
禁忌	应当列出禁止应用该药品的人群或者疾病情况。
注意事项	列出使用时必须注意的问题,包括需要慎用的情况(如肝、肾功能的问题),影响药物疗效的因素(如食物、烟、酒),用药过程中需观察的情况(如过敏反应,定期检查血象、肝功、肾功)及用药对于临床检验的影响等。滥用或者药物依赖性内容可以在该项目下列出。
孕妇及哺乳期妇女用药	着重说明该药品对妊娠、分娩及哺乳期母婴的影响,并写明可否应用本品及用药注意事项。未进行该项实验且无可靠参考文献的,应当在该项下予以说明。
儿童用药	主要包括儿童由于生长发育的关系而对于该药品在药理、毒理或药代动力学方面与成人的差异,并写明可否应用本品及用药注意事项。未进行该项实验且无可靠参考文献的,应当在该项下予以说明。
老年用药	主要包括老年人由于机体各种功能衰退的关系而对于该药品在药理、毒理或药代动力学方面与成人的差异,并写明可否应用本品及用药注意事项。未进行该项实验且无可靠参考文献的,应当在该项下予以说明。
药物相互作用	列出与该药产生相互作用的药品或者药品类别,并说明相互作用的结果及合并用药的注意事项。未进行该项实验且无可靠参考文献的,应当在该项下予以说明。
药物过量	详细列出过量应用该药品可能发生的毒性反应、剂量及处理方法。未进行该项实验且无可靠参考文献的,应当在该项下予以说明。
临床试验	为本品临床试验概述,应当准确、客观地进行描述。包括临床试验的给药方法、研究对象、主要观察指标、临床试验的结果包括不良反应等。没有进行临床试验的药品不书写该项内容。
药理毒理	包括药理作用和毒理研究两部分内容:一是药理作用为临床药理中药物对人体作用的有关信息。也可列出与临床适应证有关或有助于阐述临床药理作用的体外试验和(或)动物实验的结果。复方制剂的药理作用可以为每一组成成分的药理作用。二是毒理研究所涉及的内容是指与临床应用相关,有助于判断药物临床安全性的非临床毒理研究结果。应当描述动物种属类型、给药方法(剂量、给药周期、给药途径)和主要毒性表现等重要信息。复方制剂的毒理研究内容应当尽量包括复方给药的毒理研究结果,若无该信息,应当写入单药的相关毒理内容。未进行该项实验且无可靠参考文献的,应当在该项下予以说明。
药代动力学	应当包括药物在体内吸收、分布、代谢和排泄的全过程及其主要的药代动力学参数,以及特殊人群的药代动力学参数或特征。说明药物是否通过乳汁分泌、是否通过胎盘屏障及血脑屏障等。应以人体临床试验结果为主,如缺乏人体临床试验结果,可列出非临床试验的结果,并加以说明。未进行该项实验且无可靠参考文献的,应当在该项下予以说明。
贮藏	具体条件的表示方法按《中国药典》要求书写,并注明具体温度。如:阴凉处(不超过20℃)保存。生物制品应当同时注明保存和运输的环境条件,特别应明确具体温度。

续表

项目	项目内容书写要求
包装	包括直接接触药品的包装材料和容器及包装规格,并按该顺序表述。
有效期	以月为单位表述。
执行标准	列出执行标准的名称、版本,如《中国药典》2015 年版二部。或者药品标准编号,如 WS-10001(HD-0001)-2002。
批准文号	该药品的药品批准文号,进口药品注册证号或者医药产品注册证号。麻醉药品、精神药品、蛋白同化制剂和肽类激素还需注明药品准许证号。
生产企业	国产药品该项内容应当与《药品生产许可证》载明的内容一致,进口药品应当与提供的政府证明文件一致。并按下列方式列出:企业名称、生产地址、邮政编码、电话和传真(须标明区号)、网址(如无网址可不写,此项不保留)。

(五)中药、天然药物处方药说明书内容书写要求

中药、天然药物处方药说明书内容书写的要求与化学药品说明书的书写要求基本一致,书写不同的部分见表 9-3。

表 9-3　中药、天然药物处方药说明书内容书写的特殊要求

项目	项目内容书写要求
特殊药品、外用药品标识	按医疗毒性药品管理的药材及其饮片制成的单方制剂,必须标注医疗用毒性药品标识。凡国家标准中用法项下规定只可外用,不可口服、注射、滴入或吸入,仅用于体表或某些特定黏膜部位的液体、半固体或固体中药、天然药物,均需标注外用药品标识。对于既可内服,又可外用的中药、天然药物,可不标注外用药品标识。外用药品标识为红色方框底色内标注白色"外"字,样式:外。药品标签中的外用药标识应当彩色印制,说明书中的外用药品标识可以单色印制。
警示语	含有化学药品(维生素类除外)的中药复方制剂,应注明本品含××(化学药品通用名称)。有该方面内容的,应当在说明书标题下以醒目的黑体字注明。无该方面内容的,可不列此项。
药品名称	药品名称应与国家批准的该品种药品标准中的药品名称一致。
成分	应列出处方中所有的药味或有效部位、有效成分等。注射剂还应列出所用的全部辅料名称;处方中含有可能引起严重不良反应的辅料的,在该项下也应列出该辅料名称。成分排序应与国家批准的该品种药品标准一致,辅料列于成分之后。对于处方已列入国家秘密技术项目的品种,以及获得中药一级保护的品种,可不列此项。
性状	应与国家批准的该品种药品标准中的性状一致。
功能主治/适应证	应与国家批准的该品种药品标准中的功能主治或适应证一致。
规格	应与国家批准的该品种药品标准中的规格一致。同一药品生产企业生产的同一品种,如规格或包装规格不同,应使用不同的说明书。
用法用量	应与国家批准的该品种药品标准中的用法用量一致。

续表

项目	项目内容书写要求
不良反应	应当实事求是地详细列出该药品不良反应。并按不良反应的严重程度、发生的频率或症状的系统性列出。尚不清楚有无不良反应的,可在该项下以"尚不明确"来表述。
禁忌	应当列出该药品不能应用的各种情况,例如禁止应用该药品的人群、疾病等情况。尚不清楚有无禁忌的,可在该项下以"尚不明确"来表述。
注意事项	列出使用时必须注意的问题,包括需要慎用的情况(如肝、肾功能的问题),影响药物疗效的因素(如食物、烟、酒),用药过程中需观察的情况(如过敏反应,定期检查血象、肝功、肾功)及用药对于临床检验的影响等。 如有药物滥用或者药物依赖性内容,应在该项下列出。 如有与中医理论有关的证候、配伍、妊娠、饮食等注意事项,应在该项下列出。 处方中如含有可能引起严重不良反应的成分或辅料,应在该项下列出。 注射剂如需进行皮内敏感试验的,应在该项下列出。 中药和化学药品组成的复方制剂,必须列出成分中化学药品的相关内容及注意事项。 尚不清楚有无注意事项,可在该项下以"尚不明确"来表述。

第四节　药品广告的管理

药品广告不仅对患者安全、有效、经济、合理的用药具有重要的意义,对医药企业的长远发展同样具有重大的作用。但近些年来,随着药品广告快速发展,出现的问题层出不穷,治理难度也较大。因此,我国政府发布药品广告管理的相关法律法规,对药品广告的管理提出了明确要求。

一、药品广告的概念和作用

(一) 药品广告的概念

药品广告属于广告的一种,是以销售药品为目的的产品广告,因此,凡利用各种媒介或者形式发布的广告含有药品名称、药品适应证(功能主治)或者与药品有关的其他内容的,为药品广告。药品广告与其他药品广告相比,在广告内容的确定、媒体的选择及审批部门与程序等方面均有严格的规定。

(二) 药品广告的作用

药品广告是传播药品信息的一种经济、迅速和有效的方式。药品广告能使医生、药师、患者了解有关药品的性能、成分、用途和特点,以及适应证、作用机制、注意事项等,有助于医生或患者用药选择。同时,药品广告信息的传播,特别是非处方药大众媒介广告,对增强人们自我保健意识,培养新的保健需求有一定作用。对制药企业扩大药品销售量、开拓新市场和开发新产品都具有积极作用。但是,一些医药企业在市场经济环境竞争中以盈利为目的,导致大量的药品广告虚假违法,严重侵害了消费者的合法权益,影响患者用药安全,扰乱了药品市场秩序,需要对药品市场加强管理。

二、药品广告的特性

真实性、合法性、科学性是药品广告必须具备的特性。

(一)真实性

是指药品广告应真实客观地传播药品的有关信息,不夸大,不弄虚作假。世界各国为了规范药品广告市场,维护消费者的权益,都在各自的法规中对保证药品广告的真实性做出了明确规定。药品广告的真实性也是我国政府对药品生产企业、经营企业及发布药品广告的媒体的基本要求,同时体现了药品生产、经营企业对药品使用者负责的态度。

(二)合法性

是指药品广告必须符合《药品管理法》和《中华人民共和国广告法》等法律法规和部门规章的要求,要经过省级药品监督管理部门的审查和批准,并发给药品广告批准文号,未取得药品广告批准文号的,不得发布药品广告。

(三)科学性

是指药品广告的内容不能违背药学和医学的基本原理,不得含有不科学的表示功效的断言或者保证,不得利用国家机关、医药科研单位、学术机构或专家、学者、医师、患者的名义或形象进行广告宣传活动。

三、药品广告审查标准

为了加强药品广告管理,保证药品广告真实、合法、科学,原国家工商行政管理总局和原国家食品药品监督管理局在总结和调研的基础上,修订了原《药品广告审查标准》,于2007年3月15日联合发布了《药品广告审查发布标准》(简称《标准》),并于2007年5月1日起实施。主要内容如下:

(一)不得发布广告的药品

1. 麻醉药品、精神药品、医疗用毒性药品和放射性药品。
2. 医疗机构配制的制剂。
3. 军队特需药品。
4. 国家药品监督管理部门依法明令停止或者禁止生产、销售和使用的药品。
5. 批准试生产的药品。

(二)处方药发布广告的范围

处方药可以在原卫生部和原国家食品药品监督管理总局共同指定的医学、药学专业刊物上发布广告,但不得在大众传播媒介发布广告或者以其他方式进行以公众为对象的广告宣传。不得以赠送医学、药学专业刊物等形式向公众发布处方药广告。

(三)药品广告内容的有关规定

《药品管理法》和《广告法》规定,药品广告内容必须真实、合法,以国家食品药品监督局批准的说明书为准,《药品广告审查发布标准》进一步做出具体的规定:

1. 药品广告内容涉及药品适应证或者功能主治、药理作用等内容的宣传,应当以国务院食品药品监督管理部门批准的说明书为准,不得进行扩大或者恶意隐瞒的宣传,不得含有说明书以外的理论、观点等内容。

2. 药品广告中必须标明药品的通用名称、忠告语、药品广告批准文号、药品生产批准文号;以非处方药商品名称为各种活动冠名的,可以只发布药品商品名称。

药品广告必须标明药品生产企业或者药品经营企业名称,不得单独出现"咨询热线""咨询电话"等内容。非处方药广告必须同时标明非处方药专用标识(OTC)。药品广告中不得以产品注册商标代替药品名称进行宣传,但经批准作为药品商品名称使用的文字型注册商标除外。已经审查批准的药品广告在广播电台发布时,可不播出药品广告批准文号。

3. 处方药广告的忠告语是:"本广告仅供医学药学专业人士阅读"。非处方药广告的忠告语是:"请按药品说明书或在药师指导下购买和使用"。

(四) 药品广告内容的禁止性规定

1. 处方药名称与该药品的商标、生产企业字号相同的,不得使用该商标、企业字号在医学、药学专业刊物以外的媒介变相发布广告。不得以处方药名称或者以处方药名称注册的商标以及企业字号为各种活动冠名。

2. 药品广告中有关药品功能疗效的宣传应当科学准确,不得出现下列情形:

(1) 含有不科学地表示功效的断言或者保证的。

(2) 说明治愈率或者有效率的。

(3) 与其他药品的功效和安全性进行比较的。

(4) 违反科学规律,明示或者暗示包治百病、适应所有症状的。

(5) 含有"安全无毒副作用""毒副作用小"等内容的。

(6) 含有明示或者暗示中成药为"天然"药品,因而安全性有保证等内容的。

(7) 含有明示或者暗示该药品为正常生活和治疗病症所必需等内容的。

(8) 含有明示或暗示服用该药能应付现代紧张生活和升学、考试等需要,能够帮助提高成绩、使精力旺盛、增强竞争力、增高、益智等内容的。

(9) 其他不科学的用语或者表示,如"最新技术""最高科学""最先进制法"等。

3. 非处方药广告不得利用公众对于医药学知识的缺乏,使用公众难以理解和容易引起混淆的医学、药学术语,造成公众对药品功效与安全性的误解。

4. 药品广告应当宣传和引导合理用药,不得直接或者间接怂恿任意、过量地购买和使用药品,不得含有以下内容:

(1) 含有不科学的表述或者使用不恰当的表现形式,引起公众对所处健康状况和所患疾病产生不必要的担忧和恐惧,或者使公众误解不使用该药品会患某种疾病或加重病情的。

(2) 含有免费治疗、免费赠送、有奖销售、以药品作为礼品或者奖品等促销药品内容的。

(3) 含有"家庭必备"或者类似内容的。

(4) 含有"无效退款""保险公司保险"等保证内容的。

(5) 含有评比、排序、推荐、指定、选用、获奖等综合性评价内容的。

5. 药品广告不得含有利用医药科研单位、学术机构、医疗机构或者专家、医生、患者的名义和形象作证明的内容。药品广告不得使用国家机关和国家机关工作人员的名义。药品广告不得含有军队单位或者军队人员的名义、形象。不得利用军队装备、设施从事药品广告宣传。

6. 药品广告不得含有涉及公共信息、公共事件或其他与公共利益相关联的内容,如各类疾病信息、经济社会发展成果或医药科学以外的科技成果。

7. 药品广告不得含有医疗机构的名称、地址、联系办法、诊疗项目、诊疗方法以及有关义诊、医疗（热线）咨询、开设特约门诊等医疗服务的内容。

（五）药品广告发布对象和时间的规定

1. 药品广告不得在未成年人出版物和广播电视频道、节目、栏目上发布。药品广告不得以儿童为诉求对象，不得以儿童名义介绍药品。

2. 按照本标准第 7 条规定必须在药品广告中出现的内容，其字体和颜色必须清晰可见、易于辨认。上述内容在电视、电影、互联网、显示屏等媒体发布时，出现时间不得少于 5 秒。

3. 药品广告中涉及改善和增强性功能内容的，电视台、广播电台不得在 7：00—22：00 发布。

四、药品广告的审批程序

（一）药品广告的审批机关

2001 年 5 月 1 日以前，药品广告的审查批准部门为国家和省两级药品监督管理部门，其中国家药品监督管理部门负责新药、境外药品及在国家重点媒介发布广告的药品的审查，省级药品监督管理部门则负责其他药品广告的审批。

自 2001 年 5 月 1 日起，国家药品监督管理局对药品广告的审批部门作了重新调整，各省级药品监督部门为药品广告的审查机关，所有的药品广告一律由省级药品监督部门在同级工商管理部门的指导下审查批准，国家药品监督部门不再受理药品广告的申请。

（二）药品广告的审批程序

药品企业拟在不同媒介发布广告，需向省级药品监督管理部门提出申请，并递交相应文件，按照受理、审查、备案审批程序进行。药品广告的审批程序见图 9-1。

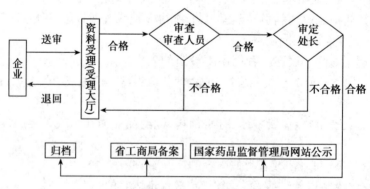

图 9-1 药品广告审批程序

1. 受理 药品广告审查机关收到药品广告批准文号申请后，对申请材料齐全并符合法定要求的，发给《药品广告受理通知书》；申请材料不齐全或者不符合法定要求的，应当当场或者在 5 个工作日内一次告知申请人需要补正的全部内容；逾期不告知的，自收到申请材料之日起即为受理。

2. 审查 药品广告审查机关应当自受理之日起 10 个工作日内，对申请人提交的证明文件的真实性、合法性、有效性进行审查,并依法对广告内容进行审查。对审查合格的药品广告,发给药品广告批准文号;对审查不合格的药品广告,应当作出不予核发药品广告批准文号的决定,书面通知申请人并说明理由,同时告知申请人享有依法申请行政复议或者提起行政诉讼的权利。

3. 备案 对批准的药品广告,药品广告审查机关应当报国家药品监督管理局备案,并将批准的《药品广告审查表》送同级广告监督管理机关备案。国家药品监督管理局对备案中存在问题的药品广告,医学教育网搜集整理应当责成药品广告审查机关予以纠正。

4. 异地发布药品广告备案申请 药品广告审查机关在受理备案申请后5个工作日内应当给予备案,在《药品广告审查表》上签注"已备案",加盖药品广告审查专用章,并送同级广告监督管理机关备查。

备案地药品广告审查机关认为药品广告不符合有关规定的,应当填写《药品广告备案意见书》,交原审批的药品广告审查机关进行复核,并抄报国家药品监督管理局。

原审批的药品广告审查机关应当在收到《药品广告备案意见书》后的5个工作日内,将意见告知备案地药品广告审查机关。原审批的药品广告审查机关与备案地药品广告审查机关意见无法达成一致的,可提请国家药品监督管理局裁定。

五、药品广告监督管理

由于药品广告对人们用药安全、有效、经济的重大影响,对合理用药有重要指导作用,以及对医药企业发展的重大影响。更因为当今社会药品广告的问题层出不穷,管理难度大。许多国家在药品管理法律法规中,明确规定了对药品广告的管理。WHO制定的《药品促销道德准则》中,对药品广告的管理和企业的促销道德也提出明确要求。

我国政府对药品广告的管理,经历了原则到具体,从一般行政管理到法制管理的过程,有关药品广告管理的法律法规见表9-5。

表9-5 我国发布的药品广告管理法律法规

时间	颁布部门	法律法规名称
1959 年	卫生部、化工部、商业部	关于未大批生产的药不登广告的通知
1963 年	卫生部、化工部、商业部	关于药政管理若干规定
1964 年	卫生部、化工部、商业部	关于药品宣传工作的几点意见
1978 年	国务院批转卫生部	药政管理条例(试行)
1982 年	国务院	广告管理暂行条例
1984 年	人大常委会	中华人民共和国药品管理法
1985 年	国家工商局、卫生部	药品广告管理办法
1987 年	卫生部、国家工商局、广电部、新闻出版署	关于进一步加强药品广告宣传管理的通知
1992 年	国家工商局、卫生部	药品广告管理办法

续表

时间	颁布部门	法律法规名称
1994 年	人大常委会	中华人民共和国广告法
1995 年	国家工商局	药品广告审查标准
	国家工商局、卫生部	药品广告审查办法
2001 年	人大常委会	中华人民共和国药品管理法(修订)
2007 年	SFDA、国家工商局	药品广告审查办法
	国家工商局、SFDA	药品广告审查发布标准
2015 年	人大常委会	中华人民共和国药品管理法(修订)

扫一扫，
测一测

复习思考题

1. 什么是药品信息管理,药品信息管理作用是什么?
2. 什么是药品标识物,药品说明书的作用有哪些?
3. 简述药品说明书的规定。
4. 简述我国药品广告的审批程序。
5. 药品广告不得出现含有的内容有哪些?

(刘东平)

第十章

药品的知识产权保护

 学习要点

药品知识产权的概念、种类及特征；药品知识产权保护的法律渊源；专利的概念、授予条件和审批程序；商标的概念、特征，药品商标的注册管理。

第一节 药品知识产权概述

医药行业既是涉及国计民生和人们身心健康的特殊领域，也是高新科技运用广泛、无形资产集中的主要领域。因此，世界各国对医药领域的知识产权保护问题都十分重视。我国对医药知识产权的保护有药品专利权保护和商标权保护等。加强医药知识产权保护，对于鼓励医药科技创新，推动医药科技产业化发展，提高医药企业竞争意识和能力，加强医药国际交流与贸易等方面都有着极其重要的意义。

一、药品知识产权的概念

（一）知识产权的概念

知识产权（intellectual property）又称"智慧财产权""智力财产权"，是指公民、法人和其他社会组织依照法律的规定，对其在科学、技术、文化、艺术领域从事智力活动而创造的智力成果所享有的专有权利。知识产权包括著作权、专利权、商标权、发明权、发现权、商业秘密、商业标记、地理标记等科学技术成果权在内的一类民事权利的统称。

（二）药品知识产权的概念

药品知识产权是指一切与医药行业有关的发明创造和智力劳动成果的财产权。这种财产权通常被称为无形资产，与动产、不动产并称为人类财产的三大形态。《世界知识产权组织公约》第 2 条第 8 款和《与贸易有关的知识产权协议》第 1 部分第 1 条第 2 款对知识产权范围作出了规定，只要其中的某项权利与医药有关，就可纳入到医药知识产权研究范围。

药品知识产权保护有利于推动药品的发明创造，有利于推动医药科技产业化发展，有利于提高企业的竞争力，有利于加快国际交流和技术贸易的发展，有利于促进技术信息交流和有效配置技术创新资源。

二、药品知识产权的种类

目前,医药知识产权的种类包括以下五类:

(一)药品专利权

医药专利也分为发明、实用新型和外观设计。具有新颖性、创造性和实用性的医药新产品、新配方、新剂型、新生产工艺、新加工处理方法、新医疗器械,具有新颖性的医药外观设计包括药品包装,药品造型以及根据《中药品种保护条例》有关规定取得行政保护的中药品种等。

(二)药品商标权

医药商标主要是医药企业用以标明自己的医药产品和服务的一种专用标记。如"潘高寿""东阿阿胶""同仁堂""太极"等。

(三)医药著作权

医药著作权主要是医药类专著、百科全书、文献、产品说明书、医药计算机软件、数据库、网络系统等作品的版权,如药物信息咨询系统、GMP 管理系统等的版权。

(四)医药商业秘密

医药商业秘密是指不为公众所知悉的,能为权利人带来经济利益,医药企业对其采取保密措施的生产经营和技术信息。如中药组方、炮制方法等。

(五)医药植物新品种

是指经过人工培育的中药材新品种和对野生植物加以开发,具备新颖性、创造性和稳定性的中药材新品种。如树形金银花、大果枸杞等。

三、药品知识产权的特征

药品知识产权和其他知识产权一样,属于民事权利的范畴。与其他民事权利相比,它具有以下独特的法律特征。

(一)无形性

医药知识产权是人们对非物质性、无形性的智力成果所拥有的权利,其客体只能是无形财产的所有权和使用权,而不是有形物的使用权和所有权。由于知识产权客体的无形性,使得法律上对知识产权保护、侵权认定及知识产权贸易比有形财产在相同情况下更为复杂。

(二)法定性

医药知识产权的种类和内容是由法律直接予以规定的,不允许当事人自由创设。如专利权和商标权取得要严格依照法律规定的申请、审批程序进行;专利权、商标权和著作权的保护期限法律都有明确规定。

(三)专有性

专有性又称独占性、排他性和垄断性,即这些权利一经法律确认或授予,就为权利人所专有。知识产权所有人在法定保护期内享有此权利的所有权和使用许可权。其他人未经权利人许可,不得使用此知识产权。

(四)时间性

法律规定了对医药知识产权的保护有一定的期限,即知识产权仅在法定保护期内受到保护。超过这一期限专有权则终止,其智力成果就可为人类所共享,成为社会公共财富。如各国对专利权的保护期限一般为 10～20 年,商标权一般为 10 年。

（五）地域性

医药知识产权的效力受空间限制。依一个国家的法律确认和授予的知识产权,仅在该国内受到保护,在其他国家则不发生法律效力。若知识产权人希望在他国享有独占权,则应依他国法律规定申请取得,本国签有国际公约和双边协定除外。

四、药品知识产权保护的法律渊源

（一）国际药品知识产权保护的法律渊源

国际社会缔结的比较重要的知识产权保护公约有以下几个:

1.《保护工业产权巴黎公约》 简称《巴黎公约》,于 1983 年 3 月 20 日在巴黎签订,是保护工业产权最早,也是最主要的国际公约,到 2000 年 1 月已有 157 个公约成员国。其实质性内容,主要是在工业产权的保护范围、国民待遇原则、优先权原则、专利和商标的独立原则、共同规则强制许可等方面形成共识。

2.《保护文学艺术作品伯尔尼公约》 简称《伯尔尼公约》,其宗旨是尽可能有效、尽可能一致地保护作者对其文学和艺术作品所享有的权利。公约对著作权的保护对象、作者的权力、保护期限、对版权的限制以及对发展中国家实行强制许可证等问题,作了较为详尽的规定。

3.《世界版权公约》 《世界版权公约》是在联合国教科文组织的主持下,于 1952 年 9 月 6 日在瑞士日内瓦缔结。《世界版权公约》是《伯尔尼公约》之后在著作权国际保护方面又一个非常重要的国际公约,它保护的权利主体较《伯尔尼公约》广泛,包括作者及其他版权所有者,但保护水平较后者低。

4.《商标国际注册马德里协定》 简称《马德里协定》,1891 年 4 月 14 日在西班牙马德里签订。《马德里协定》是巴黎公约成员国为了简化同一商标在不同成员国的注册申请手续而缔结的。其主旨是解决商标的国际注册问题,主要内容包括商标国际注册的程序,国际注册的效力,国际注册的有效期,国际注册与国内注册的关系等。

5.《专利合作公约》 《专利合作公约》于 1970 年 6 月 19 日在美国华盛顿签订,是继《巴黎公约》之后又一个重要的国际性专利公约。其宗旨是为简化国际间申请专利的手续,加快信息传播,加强对发明的法律保护,促进缔约国的技术进步和经济发展。

6.《保护录音制品制作者禁止未经许可复制其录音制品日内瓦公约》 简称《录音制品公约》,该公约于 1971 年 10 月 29 日正式缔结,公约的宗旨是保护录音制品的作者,以及法律手段防止非权利人擅自复制他人的录音制品。

7.《与贸易有关的知识产权协议》 世界贸易组织的《与贸易有关的知识产权协议》(TRIPS 协议)是 WTO 的重要附件,加入 WTO 的国家都有义务遵守该协议。其目标和宗旨是:减少对国际贸易的扭曲和阻塞,促进对知识产权国际范围内更充分、有效的保护,确保知识产权的实施及程序不会对合法贸易构成壁垒。

8.《世界知识产权组织版权条约》和《世界知识产权组织表演和录音制品条约》世界知识产权组织于 1996 年 12 月通过了这两个条约。《世界知识产权组织版权条约》于 2002 年 3 月 6 日生效,目的是为了在信息技术和通讯技术领域,特别是互联网领域更充分地保护版权人的利益。《世界知识产权组织表演和录音录制品条约》于 2002 年 5 月 20 日生效,目的是为了在数字领域,特别是互联网领域更好地保护表演者和录音制品制作者的权利。

知识链接

与知识产权保护相关的国际组织

1. 世界知识产权组织(WIPO)　是目前国际社会中处理国际性知识产权问题的唯一管理机构,隶属于联合国。根据 1967 年 7 月 14 日由 51 个国家在斯德哥尔摩签署的《建立世界知识产权组织公约》成立。WIPO 的主要宗旨是通过国与国之间的合作和与其他国际组织的合作,促进全世界对知识产权的保护,具体职责有 7 个方面。

2. 世界贸易组织(WTO)　于 1995 年 1 月 1 日建立,其前身是 1947 年建立的《关税与贸易总协定》(GATT)缔约组织。WTO 是世界各国、地区管理贸易政策的国际机构,在商品、服务以及知识产权等的国际贸易、交流与协作方面发挥着经济联合国的作用,是 20 世纪以来新的世界性多边贸易体制的典型体现。《与贸易有关的知识产权协定》(TRIPS)草案,于 1991 年在 GATT 缔约国的乌拉圭回合谈判中获得通过。WTO 正式成立后,专门成立知识产权理事会,监督和管理 TRIPS 的实施,它已成为世界知识产权组织以外另一个管辖知识产权的国际经济贸易组织。

(二)我国药品知识产权保护的法律渊源

1. 药品的专利权保护　药品实行专利保护,已成为国际上知识产权法律发展趋势。专利保护是药品知识产权保护的有效途径之一。1985 年 4 月 1 日《中华人民共和国专利法》的实施,标志着我国专利制度的建立。该法于 1992 年、2000 年和 2008 年进行了三次修订。至此,我国对医药产品的保护已从相对保护上升到绝对保护,从而使我国药品专利保护与国际相接轨。

2. 药品的商标权保护　我国法律对医药领域的知识产权保护起步较晚,最早涉及药品知识产权保护是对药品商标的保护。1983 年 1 月 1 日实施的《中华人民共和国商标法》,此后于 1993 年、2001 年和 2013 年进行了三次修订。1984 年 9 月 20 日颁布了《中华人民共和国药品管理法》,并于 2001 年和 2015 年先后修订了两次。与之配套的《中华人民共和国药品管理法实施条例》自 2002 年 9 月施行。几部法律强化了对药品商标的保护,有效地阻止了驰名商标被抢注的现象,促使我国医药企业开创知名品牌之路。

3. 药品的行政保护　在《专利法》《商标法》等法律进行药品知识产权保护的同时,我国相关部门还出台了一系列药品保护的行政法规和规章。1987 年 3 月 24 日卫生部颁布了《关于新药保护和技术转让的规定》,对一至四类新药的保护期、技术许可与转让作了规定,有效保护了新药所有者的专利权。1999 年 4 月 12 日国家药品监督管理局进一步修订颁布了《新药保护和技术转让的规定》,延长了新药的保护期,新药种类由四类扩大到五类。随着我国加入 WTO 以及《药品管理法》和《药品管理法实施条例》的颁布实施,新药的保护也发生改变。2002 年 12 月 1 日国家药品监督管理局颁布了《药品注册管理办法》(试行),同时废止了《新药保护和技术转让的规定》。该办法中引入了专利保护的链接条款及未披露数据的保护内容。2005 年 5 月 1 日出台了新的《药品注册管理办法》,2007 年 7 月 10 日又重新修订了《药品注册管理办法》,

该办法于 2007 年 10 月 1 日起施行。1992 年我国颁布了《中药品种保护条例》及《药品行政保护条例》,1992 年 12 月 30 日国家医药管理局颁布了《药品行政保护条例实施细则》(2000 年 4 月 14 日国家药品监督管理局对《药品行政保护条例实施细则》进行了修订)。1997 年 3 月,国务院颁布了《植物新品种保护条例》。对于符合一定条件的外国专利药品及其制造方法给予行政保护,在一定历史时期内《药品行政保护条例》对药品知识产权的保护起到了重要作用。

目前,我国已基本建立了以《专利法》《商标法》等为主的法律保护和以《中药品种保护条例》《药品行政保护条例》等为主的行政保护有机结合的药品知识产权保护体系,同时我国已先后加入多种知识产权国际公约和组织。加入 WTO 后,我国将进一步履行各种与知识产权有关的国际条约,使药品知识产权保护体系日臻完善。

第二节 药品专利保护

一、药品专利概述

(一) 概念

医药专利即指专利权,是指国家专利主管机关依照法定条件和程序授予符合医药专利条件的申请人在法定保护期内享有专有权。

(二) 主体

医药专利权的主体是指符合法律规定资格申请并取得医药专利权的单位和个人。依据专利权法的规定,医药专利权的主体包括:

1. 发明人或设计人 发明人是指完成发明创造的人;设计人是指完成实用新型或外观设计的人。其中,发明人或设计人完成的是职务发明创造,申请专利的权利属于其所在单位。申请被批准后,该单位为专利权人。发明人或设计人完成的是非职务发明创造,申请专利的权利属于发明人或设计人。申请被批准后,该发明人或设计人为专利权人。

2. 共同发明创造人 共同发明创造人是指由两个以上单位或者个人合作完成的发明创造、一个单位或者个人接受其他单位或者个人委托所完成的发明创造。依《专利法》规定,除另有协议外,申请专利的权利属于完成或者共同完成的单位或者个人;申请被批准后,申请的单位或者个人为专利权人。

3. 合法受让人 发明人或设计人可以依法将自己的专利申请权和专利权转让给其他个人或者单位。例:通过继承、受赠或合同转让等方式成为专利权人。

4. 外国人或外国组织 在中国没有经常居所或者营业场所的外国人、外国企业或者外国其他组织在中国申请专利的,依照其所属国同中国签订的协议或者共同参加的国际条约,或者依照互惠原则依法办理。

(三) 客体

依我国《专利法》的规定,专利分为发明、实用新型及外观设计三类。在实践中,医药专利可分为中医药发明、中医药实用新型和中医药外观设计。

1. 中医药发明 中医药发明是指对产品、方法或者其改进所提出的新的技术方案。医药领域可授予专利权的发明分为两大类:

（1）中医药产品发明：包括新化合物、已知化合物、药物组合物、微生物及其代谢产物、新制药设备及药物分析仪器、医疗器械等。主要有以下几种形式：

1）中药新药：包括新发现的中药材及其制剂、中药材人工制成品、中药注射剂、中药材及复方中提取的有效成分、中药材新的药用部位及其制剂、中药材、天然药物中提取的有效部位及其制剂，复方中提取的有效部位，中药材以人工方法在动物体内的制取物及其制剂，国内外异地引种或野生变家养的动植物药材、增加新主治病症的药品。

2）中药复方制剂：包括新中药复方制剂、以中药疗效为主的中药和化学药品的复方制剂。

3）中药饮片炮制品：我国传统中药在使用时因其药材性能与医疗用途的不同，有时需要经过一定的加工处理（中药的炮制加工）而成为中药饮片炮制品。它可以申报专利，如海螺蛸的炒黄炮制、鸡内金炒焦炮制、香附的醋制等。

4）新制药设备及药物分析仪器、医疗器械。制药机械及设备与中药产品有着密不可分的联系。如，一种中药有效成分的分离纯化机。医疗器械主要是指含中药的治疗仪。如，一种可以加药的电子治疗仪。

（2）中医药方法发明：中医药方法发明包括：生产工艺、工作方法、制备方法及药物的新用途。

1）中药生产方法发明：包括中药栽培生产技术发明、中药养殖生产技术发明、矿物类中药的开采与加工技术发明、中药炮制技术、中药保鲜技术及中药制药工程技术。

2）中药工作方法发明：主要包括中药测试方法发明、使用方法和维修方法发明。

3）中药医药用途发明：一种老药发现新的适应证，可通过限定用途的形式申请方法发明专利。

2. 中医药实用新型　中医药实用新型是指对产品的形状、构造或其结合提出的适于实用的新技术方案。在医药领域中，某些与功能相关的药物剂型、形状、结构的改变；诊断用药的试剂盒与功能有关的形状、结构；与中药有关的医疗机械新结构。药物制剂方面的实用新型有：某些与功能相关的药物剂型、形状、结构的改变；某些新型缓释制剂及控释制剂；某些单剂量给药器以及包装容器的形状、结构、开关技巧等。

3. 中医药外观设计　中医药外观设计是指药品的形状、图案或结合以及色彩与形状、图案的结合所作出的富有美感并适于工业应用的新设计。主要包括药品新造型或与图案、色彩的搭配组合；新的盛放容器，如药瓶、瓶盖及药袋等；富有美感和特色的药品说明书、容器、包装盒等。

（四）内容

1. 专利权人的主要权利

（1）独占权：专利权人有自己制造、使用和销售专利产品，或使用专利方法的权利，即实施专利的权利。但这种权利要在保护期内行使。

（2）许可权：专利权人有许可他人实施其专利权的权利。任何单位或者个人实施他人专利的，应当与专利权人订立书面实施许可合同，向专利权人支付专利使用费。被许可人无权允许合同规定以外的任何单位或者个人实施该专利。

（3）转让权：《专利法》规定，专利申请权和专利权可以转让。中国单位或者个人向外国人转让专利申请权或者专利权的，必须经国务院有关主管部门批准。转让专利申请权或者专利权的，当事人应当订立书面合同，并向国务院专利行政部门登记，由国务院专利行政部门予以公告。专利申请权或者专利权的转让自登记之日起生效。

（4）标记权:专权利人依法享有在其专利产品或产品包装上标明专利标记和专利号。发明人或设计人不论是否为专利权人,都有在专利文件上署名的权利。

2. 专利权人的主要义务

（1）缴纳专利年费的义务。

（2）合理行使专利权的义务。

（3）奖励发明人或设计人的义务。

（五）专利权的授予条件

1. 发明和实用新型专利权的授予条件

（1）新颖性:新颖性是授予专利权的最基本的条件之一。依据我国《专利法》第22条第2款规定,新颖性是指申请日以前没有同样的发明或实用新型在国内外出版物上公开发表过,在国内公开使用过或者其他方式为公众所知,也没有同样的发明或者实用新型由他人向专利局提出过申请并且记载在申请日以后公布的专利申请文件中。简而言之就是说,申请专利的技术方案不能与现有技术的内容一样,其关键问题是该技术方案没有"公开",或者说在于一个"新"字。

在有些情况下,虽然技术方案以某些方式公开了,但考虑到社会稳定和公平性问题,在一段时间内,视为未公开。我国《专利法》第24条规定,申请专利的发明创造在申请日以前6个月内,有下列情形之一的,不丧失新颖性:在中国政府主办或者承认的国际展览会上首次展出的;在规定的学术会议或者技术会议上首次发表的;他人未经申请人同意而泄露其内容的。

（2）创造性:创造性是授予专利权的必要条件之一,也是专利审查的重点内容。我国《专利法》规定,创造性是指与申请日以前已有的技术相比,该发明具有突出的实质性特点和显著的进步,该实用新型有实质性特点和进步。由此可知,发明要求的创造性程度高于实用新型。总之,实质性特点和进步,是创造性的客观标志。所谓"实质性特点",是指一项发明创造与现有技术相比具有本质性的区别。所谓"进步",是指一项发明创造与现有技术相比有所提高（改良）,而不是倒退（改劣）。

（3）实用性:实用性是授予专利权的必要条件之一。专利法上的实用性审查相对于新颖性和创造性要简单些。所谓实用性是指该发明或实用新型能够制造或使用,并且能产生积极的效果。它具体包括两方面含义:一是可实施性,二是有益性。这说明获得专利的发明创造不能仅是一种纯理论方案,它必须能够解决技术问题,必须能够在实际生产中得到应用。

2. 外观设计专利权的授予条件

授予专利权的外观设计只需具备新颖性。是指应当同申请日以前在国内外出版物上公开发表过或者国内公开使用过的外观设计不相同和不相近似。可见,对于外观设计新颖性的要求,出版物方式的书面公开以世界地域为标准,使用公开则以本国地域为标准。此外,授予专利权的外观设计,还应当具有美感并能实际应用于工业生产。

3. 不能授予专利权的情形

依据我国《专利法》规定,对以下各项不授予专利权:①科学发现。②智力活动的规则和方法。③疾病的诊断和治疗方法。④动物和植物品种。⑤用原子核变换方法获得的物质。⑥对平面印刷品的图案、色彩或者两者的结合作出的主要起标识作用的设计。但对动物和植物品种产品的生产方法,可以依照本法规定授予专利权。

（六）药品专利权的申请与审批

1. 药品专利权的申请

（1）申请原则:根据《专利法》(2000 年修订)规定,专利的申请遵循以下基本原则:①书面申请原则。即办理专利申请手续时,必须采用书面形式。②单一性原则。即一件专利申请只限于一项发明创造。③先申请原则。即两个或两个以上申请人就同样的发明申请专利时,专利权授予最先申请的人。④优先权原则。申请人自发明或实用新型在外国第一次提出专利申请之日起 12 个月内,或外观设计在外国第一次提出专利申请之日起 6 个月内,又在中国就相同主题提出申请的,依照该外国同中国签订的协议或者共同参加的国际条约,或者依照相互承认优先权的原则,可以享有优先权。申请人自发明或实用新型在中国第一次提出专利申请之日起 12 个月内,又向国务院专利行政主管部门就相同主题提出专利申请的,可以享有优先权。

（2）申请文件:专利申请既可以由专利申请权人自己申请,亦可以委托专利代理人申请。申请医药发明或实用新型专利的,提交请求书、说明书及其摘要和权利要求书等文件;申请外观专利设计的,应当提交请求书以及该外观设计的图片或者照片等文件,并且应当写明使用该外观设计的产品及其所属类别。

2. 药品专利权的审批

（1）药品发明专利的审批程序:我国对发明专利实行早期公开与请求审查制相结合的审查制度,具体程序分为受理、初步审查、公布、实质审查、授权 5 个阶段。

1）受理:国务院专利行政部门收到发明专利申请的请求书、说明书和权利要求书后,应该明确申请日、给予申请号并通知申请人;对于不予受理的情况,通知申请人。

2）初步审查:又称形式审查,是国务院专利行政部门对专利申请是否具备形式条件进行的审查,为以后的专利公开和实质审查做准备。

3）公布申请:国务院专利行政部门对发明专利申请经初步审查认为符合《专利法》规定要求的,自申请日起 18 个月,以专利公报和出版物的形式将说明书和专利要求书等予以公布。申请人也可以申请早日公布其申请。

4）实质审查:实质审查是国务院专利行政部门根据申请人的请求,从技术角度对发明的新颖性、创造性、实用性等实质性条件进行的审查。

5）授权公告:发明专利申请经实质审查没有发现驳回理由的,由国务院专利行政部门做出授予发明专利权的决定,发给专利证书,在《发明专利公告》上予以登记和公告。发明专利权自公告之日起生效。

（2）药品实用新型和外观设计的审批程序:我国对实用新型和外观设计专利采取初审登记制度。即该类专利申请经初步审查没有发现驳回理由的,由国务院专利行政部门作出授予实用新型专利权或者外观设计专利权的决定,发给相应的专利证书,同时予以登记和公告。实用新型专利权和外观设计专利权自公告之日起生效。

（3）复审:专利申请人对国务院专利行政部门驳回申请的决定不服的,可自收到通知之日起 3 个月内向国务院专利行政部门内部设立的专利复审委员会请求复审。专利申请人对复审决定不服的,可自收到通知之日起 3 个月内向人民法院起诉。

（七）药品专利权的保护范围、保护期限、终止和无效

1. 保护范围 《专利法》规定,发明或者实用新型专利权的保护范围以其权利要

求的内容为准,说明书及附图可以用于解释权利要求。外观设计专利权的保护范围以表示在图片或者照片中的该外观设计专利产品为准。

2. 保护期限　《专利法》规定:发明专利权的保护期限为 20 年,实用新型和外观设计专利权保护期限为 10 年,均自申请日起计算。

3. 终止情形

(1) 专利权期限届满自行终止。

(2) 专利权人以书面声明放弃其专利权。

(3) 专利权人不按时缴纳年费而终止。专利权终止后,专利人的发明创造就成为公共财富,任何人都可利用。

4. 宣告无效　专利权的无效是指已经取得的专利权因不符合《专利法》规定,根据有关单位和个人的请求,经专利复审委员会审核后被宣布无效。自国务院专利行政部门公告授予专利权之日起,任何单位或个人认为该专利权的授予不符合《专利法》有关规定的,可请求专利复审委员会宣告该专利无效。专利复审委员会对请求及时审查,并公告专利权无效的决定,由国务院专利行政部门登记公告。宣告无效的专利权视为自始即不存在。

(八) 药品专利侵权的保护

专利侵权的行为主要是指未经专利权人的许可,实施其专利而引起的侵权行为。侵权行为主要有以下两种:

1. 除法律另有规定以外,未经专利权人许可,为生产经营目的制造、使用、许诺销售、销售、进口专利产品或者使用专利方法及使用、许诺销售、销售、进口依照该方法直接获得的产品的行为。

2. 假冒他人专利的行为　指在与专利产品类似的产品或者包装上加上他人的专利标志和专利号,冒充他人专利产品,以假充真的行为。

当发生专利侵权引起纠纷的,由当事人协商解决,不愿协商或者协商不成的,专利权人或利害关系人可以向人民法院起诉,也可请求地方政府管理专利工作的部门协调处理。侵权行为若经认定,侵权人应立即停止侵权行为。侵权当事人不服可自收到处理通知之日起 15 日内向人民法院提起诉讼;侵权当事人期满不起诉又不停止侵权行为的可由专利工作部门申请法院强制执行。专利侵权的诉讼时效为 2 年,自专利权人或者利害关系人得知或者应当得知侵权行为之日起计算。

二、药品注册中的专利链接

(一) 概念

药品专利链接是指仿制药上市申请与批准上市的创新药品专利相"链接",即仿制药注册申请应当考虑先前已上市药品的专利状况,从而避免可能的专利侵权。

(二) 我国药品注册中的专利链接规定

1. 信息公示规定　药品监督管理部门应当向申请人提供可查询的药品注册受理、检查、检验、审评、审批的进度和结论等信息。药品监督管理部门应当在行政机关网站或者注册申请受理场所公开下列信息:

(1) 药品注册申请事项、程序、收费标准和依据、时限,需要提交的全部材料目录和申请书示范文本。

（2）药品注册受理、检查、检验、审评、审批各环节人员名单和相关信息。

（3）已批准的药品目录等综合信息。

2. 数据独占规定　申请药品上市许可的研究资料和数据可以来源于符合我国法规和相关国际通行原则的研究机构或者实验室,并符合相应评价原则和指南的要求。使用的研究资料和数据非申请人所有的,应当提供研究资料和数据所有者许可使用的证明文件。

3. 仿制药申请上市规定　对他人已获得中国专利权的药品,申请人可以提出上市申请。国家药品监督管理局予以审查,符合规定的核发药品注册批件。

4. 药品专利状况和不侵权声明规定　申请人应当对其申请注册的药物或者使用的处方、工艺、用途等,提供申请人或者他人在中国的专利及其权属状态的说明;他人在中国存在专利的,申请人应当提交对他人的专利不构成侵权的声明。对申请人提交的说明或者声明,国家药品监督管理部门应当在行政机关网站予以公示。

5. 监测期保护规定　国家药品监督管理局根据保护公众健康的要求,可以对批准上市的新药品种设立监测期。监测期自新药批准上市之日起计算,最长不得超过5年。

新药进入监测期之日起,不再受理其他申请人的同品种上市申请。待监测期满后,可受理其他申请人的同品种上市申请。

第三节　药品商标保护

一、药品商标概述

（一）药品商标

1. 药品商标的概念　药品商标是指药品的生产者、经营者为了使自己生产、经营的药品或药学服务,同他人生产、经营的同类药品或药学服务相区别而使用的一种标记。

2. 药品商标的特征

（1）显著性:使用商标的目的是为了区别与他人的商品来源或服务项目,便于消费者识别,所以要求它具有显著的特征,即不与他人的商标相混同。只有将具有鲜明个性的标记用于特定的商品或服务,才能便于消费者识别。

（2）独占性:注册商标所有人对其商标具有专有权、独占权,未经注册商标所有人许可,他人不得擅自使用,否则,即构成侵权。

（3）商标依附于商品或服务而存在:商标是区别商品来源的标记,只有附着在商品上用来表明商品来源并区别其他同类商品的标志才是商标。

（4）价值性:商标代表着一种商品或服务的质量、信誉、社会影响及其包含的专有技术和管理水平,它能吸引消费者认牌购物,给经营者带来丰厚的利润。商标的价值可以通过评估确定。

（5）竞争性:商标是参与市场竞争的工具。生产经营者的竞争就是商品或服务质量与信誉的竞争,商标知名度越高,其商品或服务的竞争力就越强。

3. 药品商标的分类

商标的分类方法很多,常见的有根据商标的构成、使用对象、作用和功能、市场知名度和是否注册来分类,具体见下表10-1。

表 10-1 商标的分类

分类依据	商标的类别
构成	1. 平面商标:一般又可分为文字商标、图形商标、数字商标以及文字和图形结合的组合商标 2. 立体商标:商品或其包装的外形或者表示服务特征的外形组成的商标
使用对象	1. 商品商标:用于生产销售的商品上的标记 2. 服务商标:用于服务行业,与其他服务行业相区别的标记
作用和功能	1. 集体商标:是指以团体、协会或者其他组织名义注册,供该组织成员在商事活动中使用,以表明使用者在该组织中的成员资格的标志 2. 证明商标:是指由对某种商品或者服务具有监督能力的组织所控制,而由该组织以外的单位或者个人使用于商品或者服务,用以证明该商品或者服务的原产地、原料、制造方法、质量或者其他特定品质的标志 3. 联合商标:商标所有人在自己生产或销售的相同或类似的商品上注册几个近似的商标,以构成一张立体交叉的保护网,有效地防止近似商标的出现,扩大注册商标的专用权范围
知名度	1. 知名商标:指由市一级工商行政管理部门认可的,在该行政区划范围内具有较高声誉和市场知名度的商标 2. 著名商标:指由省级工商行政管理部门认可的,在该行政区划范围内具有较高声誉和市场知名度的商标 3. 驰名商标:指由国务院工商行政管理部门商标局认定的在市场上享有较高声誉并为相关公众所熟知的商标
是否注册	注册商标是经国务院工商行政管理部门商标局核准的商标,包括商品商标、服务商标和集体商标、证明商标

4. 药品商标的作用

(1) 识别功能:商标可以帮助消费者迅速地识别所需的商品与服务。消费者熟悉某一商品商标后,可以凭商标知道该商品是哪家企业生产的。该品牌的质量好,消费者会继续购买,否则会选择其他品牌。因此,商标不仅能区别不同商品的质量和预测商品的消费水准,而且能标示商品或服务的来源。

(2) 具有品牌宣传作用,提高企业的市场竞争力:质量好的商品会使其商标的知名度不断扩大,知名度高、信誉好的商标又会使该商品的市场竞争力增强。

(3) 商标是一种无形资产:商标作为企业的工业产权,与其他财产一样,是企业的财富。具有一定知名度的商标更是如此,甚至是巨额财富。据报道,"可口可乐"商标价值约240亿美元。

(二)药品商标权的主体

药品商标权的主体是指可以申请医药商标注册并享有医药商标专用权的单位或个人。依据商标法的规定,药品商标权的主体包括:

1. 注册人(原始取得主体)　自然人、法人或者其他组织对其生产、制造、加工、拣选或者经销的商品以及对其提供的服务项目,需要取得商标专用权的,应当向商标局申请商品商标注册。

2. 受让人(继受取得主体)　商标权的继受取得主要有两种情况:一种是根据注册商标转让合同,由受让人从转让人处有偿或无偿地取得商标权;另一种是根据继承程序,由合法继承人继承被继承人的商标权。而且要经过法定程序后,受让人才依法取得商标权。

3. 共同申请人　两个以上的自然人、法人或者其他组织可以共同向商标局申请注册同一商标,共同享有和行使该商标专用权。

4. 外国人或者外国企业　外国人或者外国企业在中国申请商标注册的,应当按其所属国同中华人民共和国签订的协议或者共同参加的国际条约办理,或者按对等原则办理。

(三) 药品商标权的客体

1. 药品商标权的客体的含义　医药商标权的客体是指经国家商标局依法核准注册的医药商标,即注册商标。但如果是驰名商标,则不管其是否注册,都是医药商标权的客体。

我国商标法规定:任何能够将自然人、法人或者其他组织的商品与他人的商品区别开的标志,包括文字、图形、字母、数字、三维标志、颜色组合和声音等,以及上述要素的组合,均可以作为商标申请注册。申请注册的商标,应当有显著特征,便于识别,并不得与他人在先取得的合法权利相冲突。

2. 禁止作为商标使用的标志:

(1) 同中华人民共和国的国家名称、国旗、国徽、国歌、军旗、军徽、军歌、勋章等相同或者近似的,以及同中央国家机关的名称、标志、所在地特定地点的名称或者标志性建筑物的名称、图形相同的。

(2) 同外国的国家名称、国旗、国徽、军旗等相同或者近似的,但经该国政府同意的除外。

(3) 同政府间国际组织的名称、旗帜、徽记等相同或者近似的,但经该组织同意或者不易误导公众的除外。

(4) 与表明实施控制、予以保证的官方标志、检验印记相同或者近似的,但经授权的除外。

(5) 同"红十字""红新月"的名称、标志相同或者近似的。

(6) 带有民族歧视性的。

(7) 带有欺骗性,容易使公众对商品的质量等特点或者产地产生误认的。

(8) 有害于社会主义道德风尚或者有其他不良影响的。

县级以上行政区划的地名或者公众知晓的外国地名,不得作为商标。但是,地名具有其他含义或者作为集体商标、证明商标组成部分的除外;已经注册的使用地名的商标继续有效。

(四) 药品商标权的内容

商标权的内容是指商标权人对其注册商标依法享有的各种权利和应承担的义务。

1. 商标权人的权利

(1) 注册商标专用权:即商标权人有独占使用其注册商标的权利,其他任何人未经权利人许可不得使用。这是商标权人享有的最基本的权利。

（2）注册商标转让权：即商标权人依法享有转让其注册商标的权利。

（3）注册商标许可使用权：即商标权人通过签订合同的形式许可他人有偿使用其注册商标的权利。

（4）注册商标投资权：即商标权人有权将其注册商标作价投资。

2. 商标权人的义务

（1）应当标明注册标记：凡使用注册商标的，应当标明"注册商标"字样，或者标明注册标记。

（2）应当正确使用注册商标：在商标使用的过程当中要严格按照注册时的规定，不得自行改变。

（3）必须保证使用注册商标的商品质量。

二、药品商标的注册

经商标局核准注册的商标为注册商标，包括商品商标、服务商标、集体商标和证明商标。商标注册人享有商标专用权，受到法律保护。

《商标法》规定，国家规定必须使用注册商标的商品，必须申请商标注册，未经核准注册的，不得在市场销售。

（一）商标注册的原则

1. 自愿注册与强制注册相结合的原则 我国实行自愿注册为主、强制注册为辅的商标注册原则。目前我国对烟草制品实行强制性注册管理。其他商品或服务项目上使用的商标是否注册由使用人自主决定。

2. 申请在先与使用在先相结合原则 《商标法》规定，两个或者两个以上的商标注册申请人，在同一种商品或者类似商品上，以相同或者近似的商标申请注册的，初步审定并公告申请在先的商标；同一天申请的，初步审定并公告使用在先的商标，驳回其他人的申请，不予公告。因此，实质上我国实行的是申请在先为主，使用在先为补充的原则。

3. 优先权原则 商标注册申请人自其商标在外国第一次提出商标注册申请之日起六个月内，又在中国就相同商品以同一商标提出商标注册申请的，依照该外国同中国签订的协议或者共同参加的国际条约，或者按照相互承认优先权的原则，可以享有优先权。商标在中国政府主办的或者承认的国际展览会展出的商品上首次使用的，自该商品展出之日起六个月内，该商标的注册申请人可以享有优先权。

4. 多样化原则 商标注册申请人应当按规定的商品分类表填报使用商标的商品类别和商品名称，提出注册申请。商标注册申请人可以通过一份申请就多个类别的商品申请注册同一商标。

（二）药品商标注册的程序

1. 商标注册申请 商标注册申请等有关文件，可以以书面方式或者数据电文方式提出。申请商标注册所申报的事项和所提供的材料应当真实、准确、完整。

2. 初步审定并公告 申请注册的商标，凡符合《商标法》有关规定的，由商标局初步审定，予以公告。申请注册的商标，凡不符合《商标法》有关规定或者同他人在同一种商品或者类似商品上已经注册的或者初步审定的商标相同或者近似的，由商标局驳回申请，不予公告。

3. **核准注册与公告** 对初步审定的商标,自公告之日起三个月内,任何人均可以提出异议。公告期满无异议的,予以核准注册,发给商标注册证,并予公告。对初步审定、予以公告的商标提出异议的,商标局应当听取异议人和被异议人陈述事实和理由,经调查核实后,做出裁定。当事人在法定期限内对商标局做出的裁定不申请复审或者对商标评审委员会做出的裁定不向人民法院起诉的,裁定生效。经裁定异议不能成立的,予以核准注册,发给商标注册证,并予公告;经裁定异议成立的,不予核准注册。经裁定异议不能成立而核准注册的,商标注册申请人取得商标专用权的时间自初审公告三个月期满之日起计算。

三、药品注册商标的保护期限、转让和使用许可

(一)注册商标的保护期限

根据《商标法》规定,注册商标的有效期为 10 年,自核准注册之日起计算。注册商标有效期满需要继续使用的,应当在期满前 12 个月内申请续展注册;在此期间未能提出申请的,可以给予 6 个月的宽展期。宽展期满仍未提出申请的,注销其注册商标。每次续展注册的有效期为 10 年,自该商标上一届有效期满次日起计算。

(二)注册商标的转让和使用许可

转让注册商标的,转让人和受让人应当签订转让协议,并共同向商标局提出申请。受让人应当保证使用该注册商标的商品质量。转让注册商标经核准后,予以公告。受让人自公告之日起享有商标专用权。

商标注册人可以通过签订商标使用许可合同,许可他人使用其注册商标。许可人应当监督被许可人使用其注册商标的商品质量。被许可人应当保证使用该注册商标的商品质量。经许可使用他人注册商标的,必须在使用该注册商标的商品上标明被许可人的名称和商品产地。商标使用许可合同应当报商标局备案。

四、药品注册商标专用权的保护

商标一经注册,即受法律保护。国家运用法律制止和严惩一切商标侵权行为,保护商标权人的合法利益。

(一)商标侵权行为

我国《商标法》规定,商标注册人享有商标专用权,受到法律保护。有下列行为之一的,均属侵犯注册商标专用权:

1. 未经商标注册人的许可,在同一种商品上使用与其注册商标相同的商标的。

2. 未经商标注册人的许可,在同一种商品上使用与其注册商标近似的商标,或者在类似商品上使用与其注册商标相同或者近似的商标,容易导致混淆的。

3. 销售侵犯注册商标专用权的商品的。

4. 伪造、擅自制造他人注册商标标识或者销售伪造、擅自制造的注册商标标识的。

5. 未经商标注册人同意,更换其注册商标并将该更换商标的商品又投入市场的。

6. 故意为侵犯他人商标专用权行为提供便利条件,帮助他人实施侵犯商标专用权行为的。

7. 给他人的注册商标专用权造成其他损害的。

（二）驰名商标的特殊保护

驰名商标是指为公众所熟知的,在市场上具有很高知名度和美誉度的商标。我国《商标法》规定,认定驰名商标应当考虑下列因素:

1. 相关公众对该商标的知晓程度。

2. 该商标使用的持续时间。

3. 该商标的任何宣传工作的持续时间、程度和地理范围。

4. 该商标作为驰名商标受保护的记录。

5. 该商标驰名的其他因素。

我国对驰名商标做出了特殊保护:就相同或者类似商品申请注册的商标是复制、摹仿或者翻译他人未在中国注册的驰名商标,容易导致混淆的,不予注册并禁止使用。就不相同或者不相类似商品申请注册的商标是复制、摹仿或者翻译他人已经在中国注册的驰名商标,误导公众,致使该驰名商标注册人的利益可能受到损害的,不予注册并禁止使用。

（三）商标侵权行为的保护

1. 民事责任　注册商标所有人因商标侵权行为而遭受损失的,有权向人民法院起诉,人民法院根据具体情况追究侵权人的民事责任。如停止侵权、消除影响、赔偿损失等。

2. 行政责任　工商行政管理机关在认定商标侵权行为成立后,有权责令专利侵权人停止侵权行为、责令改正、罚款等,还可应当事人的请求,就赔偿数额进行调解。

3. 刑事责任　依《商标法》和《刑法》规定,对于情节严重、构成犯罪的商标侵权行为应当追究其刑事责任。如假冒注册商标罪、销售假冒注册商标商品罪、非法制造和销售假冒注册商标标识罪。

复习思考题

1. 简述药品知识产权保护的概念、意义。

2. 简述药品知识产权的种类、特征。

3. 简述医药专利的含义及申请专利的原则。

4. 简述药品商标的概念、特征。

（张蓓蓓）

PPT
11章PPT

扫一扫，
知重点

第十一章

药品生产管理

学习要点

药品生产的概念及特点；药品生产法制化管理；《药品生产质量管理规范》（GMP）的主要内容。GMP认证管理。

第一节 药品生产概述

一、药品生产的概念

药品生产是指将原料加工制备成可供医疗使用的药品的过程。按照药品生产的品种，包括的类别比较多，但根据我国现行版药典收载的品种，主要分为三大类：一是中药材及其制剂；二是化学药品（包括抗生素、放射性药品等）；三是生化药品及生物制品（包括疫苗、血清及血液制品）。按照药品生产的过程，可以分为原料药生产阶段和将原料药制成一定剂型（供临床使用的制剂）的制剂生产阶段。此外，对某些药品来说，还包括药物中间体的生产。

（一）原料药的生产

原料药有药用植物、动物、矿物或其他生物产品，以及这些物质内部存在的具有生理活性的成分，或由微生物产生的抗生素，或由组织培养产生的新的药用活性成分，另外还包括无机元素、无机化合物和有机化合物等。原料药的生产根据原材料来源性质的不同，又可分为化学原料药、中药材、生物生化原料药的生产。

（二）药物中间体的生产

药物中间体是指在药物化学合成或生物合成过程中所得到的各种中间产物的泛称。药物中间体是药物合成的关键原料，它也是制药工业发展的重要物质基础。药物中间体又属于精细化工产品，生产厂家除了分布在制药厂以外，化工厂、农药厂和染料厂等也能够生产。常见的药物中间体有杂环类中间体、甾族中间体，脂肪胺类中间体等。

（三）药物制剂的生产

由于各种来源不同、制作方法不同的原料药（中间体）必须经过进一步的加工，制成适合于医疗或预防用的不同形式,即药物剂型或药物制剂,才能用于医疗需要。如注射剂、片剂、胶囊剂、颗粒剂、软膏剂等,而且不同的剂型有不同的生产制作方法。

药物制剂的生产根据原料药的来源又可分为化学药品制剂、中成药、生物生化制品的生产。

对于上述不同类别和不同阶段的药品生产,药品生产企业可以只进行其中某类药品某一阶段的生产,也可以进行某类药品全部阶段的生产。

目前我国对药品生产企业生产质量管理实施《药品生产质量管理规范》(GMP)强制性认证管理。

二、药品生产的特点

由于药品生产的类别多、品种多,药品生产的准入受到法律的严格控制,药品生产必须实行生产全过程的控制,因此药品生产具有其独特的特点。

(一)原料、辅料品种多,消耗大

无论是化学原料药及其制剂,或是抗生素、生化药品、生物制品,或是中成药,从总体上看,投入的原料、辅料的种类大大超过其他工业产品的生产。其范围从无机物到有机物,从植物到动物、矿物,几乎是无所不及、无所不用。所以,它生产的品种多、范围广,而且物料消耗大。

(二)先进的生产技术

现代药品生产企业属于技术密集型行业。药品生产需要以电力、蒸汽、压缩空气等为动力,一般都必须配备成套的生产设备、动力设备、空气净化系统等。随着 GMP的实施,生产自动化程度越来越高,各种仪表、仪器、电子技术、生物技术和自动控制的一体化,其制造的设备在药品生产中的运用愈来愈多,如高速压片机、全自动胶囊灌装机、高效包衣机、沸腾制粒机等,这些先进制药设备的应用,促进了制药生产技术的发展。

(三)严格的质量要求

药品的质量不仅以产品检验合格与否作为衡量产品出厂的标准,而且体现在药品生产的全过程。不合格的原辅料不能用于投产,不合格的中间品(中间体)不能进入下一道生产工序,不合格的产品不能出厂。一般的工业产品质量控制,可以依据企业标准、行业标准或地方标准。我国对药品实行法定的国家药品标准,药品的质量必须依据国家药品标准,不符合国家药品标准的药品不能销售和使用。

(四)迫切的环境保护

制药工业对环境的污染也是不可忽视的,它是我国环保治理的重点行业之一。由于药品生产原料、辅料消耗大,如化学原料药的合成、中药材的提取等,往往一吨原料只能产出数公斤甚至数克原料药,产生大量的废渣、废气、废液("三废")。所以,如何保证制药工业的可持续发展,减少对环境的污染,也是制药企业面临的一项重要任务。

(五)严格的法律规范

由于药品质量的至关重要性及药品、药品生产和药品生产管理的一系列特殊性,世界各国政府都制定有本国的药品生产的法律规范。我国对药品生产实行许可证制度,进行准入控制,并对药品生产企业全面实行《药品生产质量管理规范》及实施《药品生产监督管理办法》,从而对药品生产的质量保证和质量控制都作了明确而严格的规定。

第二节　药品生产的法制管理

药品生产的法制管理,是指药品监督管理部门依照《药品管理法》《药品管理法实施条例》及相关法律法规,对药品生产条件和生产过程进行审查、许可、监督检查等管理活动。它对规范药品生产企业的药品生产行为,保证药品质量,保障人民群众用药安全,维护人民群众用药的合法权益,起到法律的保证作用。

一、开办药品生产企业的法定条件

开办药品生产企业,除应当符合国家制定的药品行业发展规划和产业政策,防止重复建设外还应当符合以下条件:

（一）人员要求

具有依法经过资格认定的药学技术人员、工程技术人员及相应的技术工人,企业法定代表人或者企业负责人、质量负责人无《药品管理法》第七十五条规定的情形。

（二）厂房、设施要求

具有与其药品生产相适应的厂房、设施和卫生环境。

（三）机构要求

具有能对所生产药品进行质量管理和质量检验的机构、人员以及必要的仪器设备。

（四）制度要求

具有保证药品质量的规章制度。

国家有关法律、法规对生产麻醉药品、精神药品、医疗用毒性药品、放射性药品、药品类易制毒化学品等另有规定的,依照其规定。

二、开办药品生产企业的申请与审批

（一）《药品生产许可证》的申请与审批

开办药品生产企业,申办人应当向拟办企业所在地省、自治区、直辖市人民政府药品监督管理部门提出申请。省、自治区、直辖市人民政府药品监督管理部门应当自收到申请之日起 30 个工作日内,依据《药品管理法》规定的开办条件组织验收;验收合格的,发给《药品生产许可证》。

（二）《药品生产许可证》许可事项的变更

药品生产企业变更《药品生产许可证》许可事项的,应当在许可事项发生变更 30 日前,向原发证机关申请《药品生产许可证》变更登记;未经批准,不得变更许可事项。原发证机关应当自收到申请之日起 15 个工作日内作出决定。

（三）《药品生产质量管理规范》的认证

新开办药品生产企业、药品生产企业新建药品生产车间或者新增生产剂型的,应当自取得药品生产证明文件或者经批准正式生产之日起 30 日内,按照规定向药品监

督管理部门申请《药品生产质量管理规范》认证。受理申请的药品监督管理部门应当自收到企业申请之日起 6 个月内,组织对申请企业是否符合《药品生产质量管理规范》进行认证;认证合格的,发给认证证书。

（四）《药品生产许可证》的有效期

《药品生产许可证》有效期为 5 年。有效期届满,需要继续生产药品的,持证企业应当在许可证有效期届满前 6 个月,按照国务院药品监督管理部门的规定申请换发《药品生产许可证》。

药品生产企业终止生产药品或者关闭的,《药品生产许可证》由原发证部门缴销。

三、药品生产许可证的管理

《药品生产许可证》是对药品生产企业生产能力、生产条件的要求和认可,它是具备药品生产资格的先决条件。

（一）《药品生产许可证》的印制

《药品生产许可证》分正本和副本,正本、副本具有同等法律效力,有效期为 5 年。《药品生产许可证》由国家食品药品监督管理总局统一印制。

（二）《药品生产许可证》的内容

《药品生产许可证》应当载明许可证编号、企业名称、法定代表人、企业负责人、企业类型、注册地址、生产地址、生产范围、发证机关、发证日期、有效期限等项目。其中由（食品）药品监督管理部门核准的许可事项为:企业负责人、生产范围、生产地址。

（三）《药品生产许可证》内容的变更

1. 药品生产企业变更《药品生产许可证》许可事项的,应当在原许可事项发生变更 30 日前,向原发证机关提出《药品生产许可证》变更申请。未经批准,不得擅自变更许可事项。

2. 药品生产企业变更《药品生产许可证》登记事项的,应当在工商行政管理部门核准变更后 30 日内,向原发证机关申请《药品生产许可证》变更登记。原发证机关应当自收到企业变更申请之日起 15 个工作日内办理变更手续。

3. 《药品生产许可证》变更后,原发证机关应当在《药品生产许可证》副本上记录变更的内容和时间,并按照变更后的内容重新核发《药品生产许可证》正本,收回原《药品生产许可证》正本,变更后的《药品生产许可证》有效期不变。

（四）《药品生产许可证》的遗失补发

《药品生产许可证》遗失的,药品生产企业应当立即向原发证机关申请补发,并在原发证机关指定的媒体上登载遗失声明。原发证机关在企业登载遗失声明之日起满 1 个月后,按照原核准事项在 10 个工作日内补发《药品生产许可证》。

（五）《药品生产许可证》备案与建档保存

省、自治区、直辖市（食品）药品监督管理部门应当将《药品生产许可证》核发、换发、变更、补发、吊销、撤销、缴销、注销等办理情况,在办理工作完成后 20 个工作日内报国家食品药品监督管理总局备案。对依法收回、作废的《药品生产许可证》,发证机关应当建档保存 5 年。

四、药品委托生产的管理

（一）委托方与受托方应具备的条件

1. 药品委托生产的委托方应当是取得该药品批准文号的药品生产企业。

2. 药品委托生产的受托方应当是持有与生产该药品的生产条件相适应的《药品生产质量管理规范》认证证书的药品生产企业。

（二）合同签署及双方权利和义务

1. 双方权利和义务

（1）委托方负责委托生产药品的质量和销售。委托方应当对受托方的生产条件、生产技术水平和质量管理状况进行详细考查，应当向受托方提供委托生产药品的技术和质量文件，对生产全过程进行指导和监督。

（2）受托方应当按照《药品生产质量管理规范》进行生产，并按照规定保存所有受托生产文件和记录。

2. 合同签署　委托生产药品的双方应当签署合同，内容应当包括双方的权利与义务，并具体规定双方在药品委托生产技术、质量控制等方面的权利与义务，且应当符合国家有关药品管理的法律法规。

（三）委托生产药品的受理和审批权限

注射剂、生物制品（不含疫苗制品、血液制品）和跨省、自治区、直辖市的药品委托生产申请，由国家药品监督管理局负责受理和审批。

疫苗制品、血液制品以及国家药品监督管理局规定的其他药品不得委托生产。

麻醉药品、精神药品、医疗用毒性药品、放射性药品、药品类易制毒化学品的委托生产按照有关法律法规规定办理。

其他药品委托生产申请，由委托生产双方所在地省、自治区、直辖市（食品）药品监督管理部门负责受理和审批。

（四）委托生产药品的申请与批准

1. 申请　药品委托生产的，由委托方向国家药品监督管理局或者省、自治区、直辖市（食品）药品监督管理部门提出申请，并提交规定的申请材料。

2. 受理与审查　受理申请的药品监督管理部门应当自受理之日起 20 个工作日内，按照规定的条件对药品委托生产的申请进行审查，并作出决定；20 个工作日内不能作出决定的，经本部门负责人批准，可以延长 10 个工作日，并应当将延长期限的理由告知委托方。

3. 批准　经审查符合规定的，予以批准，并自书面批准决定作出之日起 10 个工作日内向委托方发放《药品委托生产批件》；不符合规定的，书面通知委托方并说明理由，同时告知其享有依法申请行政复议或者提起行政诉讼的权利。

（五）《药品委托生产批件》的有效期

1.《药品委托生产批件》有效期不得超过 2 年，且不得超过该药品批准证明文件规定的有效期限。

2.《药品委托生产批件》有效期届满需要继续委托生产的，委托方应当在有效期届满 30 日前，按照规定提交有关材料，办理延期手续。

委托生产合同终止的，委托方应当及时办理《药品委托生产批件》的注销手续。

（六）委托生产药品的质量标准及信息标注

委托生产药品的质量标准应当执行国家药品质量标准,其处方、生产工艺、包装规格、标签、使用说明书、批准文号等应当与原批准的内容相同。在委托生产的药品包装、标签和说明书上,应当标明委托方企业名称和注册地址、受托方企业名称和生产地址。

（七）委托生产药品的备案

1. 药品生产企业接受境外制药厂商的委托在中国境内加工药品的,应当在签署委托生产合同后 30 日内向所在地省、自治区、直辖市（食品）药品监督管理部门备案。所加工的药品不得以任何形式在中国境内销售、使用。

2. 省、自治区、直辖市药品监督管理部门应当将药品委托生产的批准、备案情况报国家药品监督管理局。

五、药品生产的监督检查

（一）药品生产监督检查的职责权限

1. 国家药品监督管理局可以直接对药品生产企业进行监督检查,并对省、自治区、直辖市（食品）药品监督管理部门的监督检查工作及其认证通过的生产企业《药品生产质量管理规范》的实施及认证情况进行监督和抽查。

2. 省、自治区、直辖市药品监督管理部门负责本行政区域内药品生产企业的监督检查工作,应当建立实施监督检查的运行机制和管理制度,明确设区的市级药品监督管理机构和县级药品监督管理机构的监督检查职责。

3. 县级以上地方药品监督管理部门应当在法律、法规、规章赋予的权限内,建立本行政区域内药品生产企业的监管档案。监管档案包括药品生产许可、生产监督检查、产品质量监督抽查、不良行为记录和投诉举报等内容。

（二）药品生产监督检查的内容及有关规定

1. 监督检查的主要内容是药品生产企业执行有关法律、法规及实施《药品生产质量管理规范》的情况,监督检查包括《药品生产许可证》换发的现场检查、《药品生产质量管理规范》跟踪检查、日常监督检查等。

2. 各级（食品）药品监督管理部门组织监督检查时,应当制订检查方案,明确检查标准,如实记录现场检查情况,检查结果应当以书面形式告知被检查单位。需要整改的应当提出整改内容及整改期限,并实施跟踪检查。

在进行监督检查时,药品监督管理部门应当指派两名以上检查人员实施监督检查,检查人员应当向被检查单位出示执法证明文件。药品监督管理部门工作人员对知悉的企业技术秘密和业务秘密应当保密。

3. 监督检查时,药品生产企业应当提供有关情况和以下材料:企业生产情况和质量管理情况自查报告;《药品生产许可证》副本和营业执照复印件,《药品生产许可证》事项变动及审批情况;企业组织机构、生产和质量主要管理人员以及生产、检验条件的变动及审批情况;药品生产企业接受监督检查及整改落实情况;不合格药品被质量公报通告后的整改情况;检查机关需要审查的其他必要材料。

监督检查完成后,药品监督管理部门在《药品生产许可证》副本上载明检查情况。主要记载以下内容:检查结论;生产的药品是否发生重大质量事故,是否有不合格药品受到药品质量公报通告；药品生产企业是否有违法生产行为，及其查处情况。

4. 药品监督管理部门实施监督检查，不得妨碍药品生产企业的正常生产活动，不得索取或者收受药品生产企业的财物，不得谋取其他利益。

5. 个人和组织发现药品生产企业进行违法生产的活动，有权向药品监督管理部门举报，药品监督管理部门应当及时核实、处理。

6. 药品生产企业质量负责人、生产负责人发生变更的，应当在变更后 15 日内将变更人员简历及学历证明等有关情况报所在地省、自治区、直辖市药品监督管理部门备案。

7. 药品生产企业的关键生产设施等条件与现状发生变化的，应当自发生变化起 30 日内报所在地省、自治区、直辖市药品监督管理部门备案，省、自治区、直辖市药品监督管理部门根据需要进行检查。

8. 药品生产企业发生重大药品质量事故的，必须立即报告所在地省、自治区、直辖市药品监督管理部门和有关部门，省、自治区、直辖市药品监督管理部门应当在 24 小时内报告国家药品监督管理局。

9. 有《中华人民共和国行政许可法》第 70 条情形之一的，原发证机关应当依法注销《药品生产许可证》，并自注销之日起 5 个工作日内通知有关工商行政管理部门，同时向社会公布。

六、药品生产监督检查的其他规定

(一) GMP 飞行检查

飞行检查是对药品生产企业实施 GMP 跟踪检查的一种形式，它是在事先不通知被检查企业，而对其实施突然的现场检查。飞行检查与一般的 GMP 跟踪检查相比，有五个非常突出的特点。一是行动的保密性，二是检查的突然性，三是接待的绝缘性，四是现场的灵活性，五是记录的即时性。其重点检查对象是涉嫌违反药品 GMP 或有不良行为记录的药品生产企业，如：被举报的企业、药品质量公报不合格的药品生产企业等。此外，国家药品监管部门根据监管的需要，也将无菌药品等重点产品生产企业纳入飞行检查范围。飞行检查有利于监管部门掌握药品生产企业药品生产的真实状况，克服药品 GMP 实施过程中存在的形式主义和检查走过场的不足，对药品生产企业实施 GMP 也起到了监督和促进作用。

(二) 派驻药品监督检查员的检查

为了加强对血液制品、生物制品、注射剂和特殊药品等高风险品种的生产质量监督，药品监督管理部门对这些生产企业实行派驻药品监督检查员进行全程跟踪检查。它的重点检查环节和内容主要是：关键岗位人员的资质和实际能力；生产所用主要原辅料来源的合法性；生产工艺与批准工艺的一致性；药品是否按照标准检验和质量保证措施执行情况；其他按照 GMP 规范实施的情况；对特殊药品还需检查生产计划、购销数量及储存条件等情况。派驻监督员应定期向派出部门报告监督检查工作情况，发现质量安全隐患需及时报告。派驻药品监督检查员的检查，有利于督促企业规范生产行为，提高高风险药品和特殊药品生产的质量安全性。

第三节　药品 GMP 及其认证管理

一、药品 GMP 概述

GMP 是《药品生产质量管理规范》的英文简称。在国际上,药品 GMP 已成为药品生产和质量管理的基本准则,它也是国际贸易药品质量签证制度的组成部分,是进入世界药品市场的"准入证"。

GMP 的指导思想是:一切药品的质量形成是生产出来的,而不是靠检验出来的。药品生产要控制生产全过程所有影响药品质量的因素,防止药品生产中的混批、混杂、污染和交叉污染,保证生产的药品符合法定质量标准。

我国《药品管理法》规定:药品生产企业必须按《药品生产质量管理规范》组织生产;药品监督管理部门按照规定对药品生产企业是否符合药品生产质量管理规范要求进行认证,对合格的发给药品 GMP 认证证书。这从法律上规定了我国的药品生产企业必须实施药品生产质量管理规范,并通过其认证。

我国的 GMP 于 1988 年正式颁布,1992 年、1998 年、2010 年经过三次修订。现行 GMP 于 2010 年发布,自 2011 年 3 月 1 日起施行。GMP 自颁布实施以来,对规范我国药品生产企业的行为,提高药品质量起到非常大的保证作用。截止到 2017 年 9 月我国共有药品生产企业 7313 家,药品监督管理部门共发放 GMP 认证证书 28 447 张。

二、我国 GMP 内容介绍

现行《药品生产质量管理规范》(2010 年版)共 14 章 313 条,包括总则、质量管理、机构与人员、厂房与设施、设备、物料与产品、确认与验证、文件管理、生产管理、质量控制与质量保证、委托生产与委托检验、产品发运与召回、自检及附则。

(一) 总则

明确了制定《药品生产质量管理规范》的依据是《药品管理法》和《药品管理法实施条例》,目的是为了规范药品生产质量管理,要求药品生产企业应当建立药品质量管理体系,该体系应当涵盖影响药品质量的所有因素,并要求企业严格执行,坚持诚实守信,禁止任何虚假、欺骗行为。

(二) 质量管理

1. 原则　企业应当建立符合药品质量管理要求的质量目标,企业高层管理人员应当确保实现既定的质量目标,并为实现质量目标提供必要的条件。

2. 质量保证　规定企业必须建立质量保证系统,同时建立完整的文件体系,以保证系统有效运行。

3. 质量控制　质量控制包括相应的组织机构、文件系统以及取样、检验等,确保物料或产品在放行前完成必要的检验,确认其质量符合要求。

4. 质量风险管理　质量风险管理是在整个产品生命周期中采用前瞻或回顾的方式,对质量风险进行评估、控制、沟通、审核的系统过程。企业应当根据科学知识及经验对质量风险进行评估,以保证产品质量。质量风险管理过程所采用的方法、措施、形式及形成的文件应当与存在风险的级别相适应。

（三）机构与人员

1. 原则 企业应当建立与药品生产相适应的管理机构,并有组织机构图。企业应当配备足够数量并具有适当资质(含学历、培训和实践经验)的管理和操作人员,应当明确规定每个部门和每个岗位的职责。

2. 关键人员 企业的关键人员应当为企业的全职人员,至少应当包括企业负责人、生产管理负责人、质量管理负责人和质量受权人。

质量管理负责人和生产管理负责人不得互相兼任。质量管理负责人和质量受权人可以兼任。应当制定操作规程确保质量受权人独立履行职责,不受企业负责人和其他人员的干扰。

（1）企业负责人:企业负责人是药品质量的主要责任人,全面负责企业日常管理。

（2）生产管理负责人资质:应当至少具有药学或相关专业本科学历(或中级专业技术职称或执业药师资格),具有至少3年从事药品生产和质量管理的实践经验,其中至少有一年的药品生产管理经验,接受过与所生产产品相关的专业知识培训。

（3）质量管理负责人资质:应当至少具有药学或相关专业本科学历(或中级专业技术职称或执业药师资格),具有至少五年从事药品生产和质量管理的实践经验,其中至少1年的药品质量管理经验,接受过与所生产产品相关的专业知识培训。

（4）质量受权人资质:质量受权人应当至少具有药学或相关专业本科学历(或中级专业技术职称或执业药师资格),具有至少5年从事药品生产和质量管理的实践经验,从事过药品生产过程控制和质量检验工作。质量受权人应当具有必要的专业理论知识,并经过与产品放行有关的培训,方能独立履行其职责。

3. 培训 企业应当指定部门或专人负责培训管理工作,与药品生产、质量有关的所有人员都应当经过培训,高风险操作区(如:高活性、高毒性、传染性、高致敏性物料的生产区)的工作人员应当接受专门的培训。

4. 人员卫生 所有人员都应当接受卫生要求的培训,企业应当建立人员卫生操作规程,并应当对人员健康进行管理,建立健康档案,直接接触药品的生产人员上岗前应当接受健康检查,以后每年至少进行一次健康检查,最大限度地降低人员对药品生产造成污染的风险。

（四）厂房与设施

1. 原则 厂房的选址、设计、布局、建造、改造和维护必须符合药品生产要求,应当能够最大限度地避免污染、交叉污染、混淆和差错,便于清洁、操作和维护。

2. 生产区 降低污染和交叉污染的风险,厂房、生产设施和设备应当根据所生产药品的特性、工艺流程及相应洁净度级别要求合理设计、布局和使用。生产区和贮存区应当有足够的空间,确保有序地存放设备、物料、中间产品、待包装产品和成品,避免不同产品或物料的混淆、交叉污染,避免生产或质量控制操作发生遗漏或差错。应当根据药品品种、生产操作要求及外部环境状况等配置空调净化系统,使生产区有效通风,并有温度、湿度控制和空气净化过滤,保证药品的生产环境符合要求。

洁净区与非洁净区之间、不同级别洁净区之间的压差应当不低于10帕斯卡。必要时,相同洁净度级别的不同功能区域(操作间)之间也应当保持适当的压差梯度。

3. 仓储区　仓储区应当有足够的空间,确保有序存放待验、合格、不合格、退货或召回的原辅料、包装材料、中间产品、待包装产品和成品等各类物料和产品。

仓储区的设计和建造应当确保良好的仓储条件,并有通风和照明设施。仓储区应当能够满足物料或产品的贮存条件(如温湿度、避光)和安全贮存的要求,并进行检查和监控。

4. 质量控制区　质量控制实验室通常应当与生产区分开。生物检定、微生物和放射性同位素的实验室还应当彼此分开。实验动物房应当与其他区域严格分开。

5. 辅助区　休息室的设置不应当对生产区、仓储区和质量控制区造成不良影响。更衣室和盥洗室应当方便人员进出,并与使用人数相适应。盥洗室不得与生产区和仓储区直接相通。维修间应当尽可能远离生产区。

(五)设备

1. 原则　设备的设计、选型、安装、改造和维护必须符合预定用途,应当尽可能降低产生污染、交叉污染、混淆和差错的风险,便于操作、清洁、维护,以及必要时进行的消毒或灭菌。应当建立设备使用、清洁、维护和维修的操作规程,并保存相应的操作记录。应当建立并保存设备采购、安装、确认的文件和记录。

2. 设计和安装　生产设备不得对药品质量产生任何不利影响。应当配备有适当量程和精度的衡器、量具、仪器和仪表。应当选择适当的清洗、清洁设备,并防止这类设备成为污染源。设备所用的润滑剂、冷却剂等不得对药品或容器造成污染,应当尽可能使用食用级或级别相当的润滑剂。

3. 维护和维修　设备的维护和维修不得影响产品质量。应当制定设备的预防性维护计划和操作规程,设备的维护和维修应当有相应的记录。

4. 使用和清洁　主要生产和检验设备都应当有明确的操作规程;生产设备应当在确认的参数范围内使用。

应当按照详细规定的操作规程清洁生产设备;已清洁的生产设备应当在清洁、干燥的条件下存放;用于药品生产或检验的设备和仪器,应当有使用日志;生产设备应当有明显的状态标识,标明设备编号和内容物(如名称、规格、批号);没有内容物的应当标明清洁状态。

5. 校准　应当按照操作规程和校准计划定期对生产和检验用衡器、量具、仪表、记录和控制设备以及仪器进行校准和检查,并保存相关记录。校准的量程范围应当涵盖实际生产和检验的使用范围。

6. 制药用水　制药用水应当适合其用途,并符合《中华人民共和国药典》的质量标准及相关要求。制药用水至少应当采用饮用水。纯化水、注射用水的制备、贮存和分配应当能够防止微生物的滋生。纯化水可采用循环,注射用水可采用70℃以上保温循环。

(六)物料与产品

1. 原则　药品生产所用的原辅料、与药品直接接触的包装材料应当符合相应的质量标准。药品上直接印字所用油墨应当符合食用标准要求。

进口原辅料应当符合国家相关的进口管理规定。

2. 原辅料　应当制定相应的操作规程,采取核对或检验等适当措施,确认每一包装内的原辅料正确无误。仓储区内的原辅料应当有适当的标识。只有经质量管理部门批准放行并在有效期或复验期内的原辅料方可使用。

 知识链接

齐齐哈尔第二制药有限公司 "亮菌甲素注射液" 事件

2006 年 4 月 22 日和 4 月 24 日,广东省某医院住院的重症肝炎患者中先后出现 2 例急性肾功能衰竭症状,至 4 月 29 日、30 日又出现多例相同病症患者,引起该院高度重视,及时组织肝肾疾病专家会诊,分析原因,怀疑可能是患者新近使用齐齐哈尔第二制药有限公司生产的 "亮菌甲素注射液" 引起。

广东省药品检验所紧急检验查明该批号亮菌甲素注射液含有有毒有害物质二甘醇,原卫生部、国家药品监督管理局组织专家论证二甘醇是导致事件中患者急性肾功能衰竭的元凶。经药品监督管理部门、公安部门联合查明,齐齐哈尔第二制药有限公司原辅料采购、质量检验工序管理不完善,相关主管人员和工序责任人违反药品采购及质量检验的有关规定,购进了以二甘醇冒充的丙二醇,并用于亮菌甲素注射液生产,最终导致严重后果。

3. 中间产品和待包装产品　应当在适当的条件下贮存,并应当有明确的标识。

4. 包装材料　与药品直接接触的包装材料和印刷包装材料的管理和控制要求与原辅料相同。包装材料应当由专人按照操作规程发放,并采取措施避免混淆和差错,确保用于药品生产的包装材料正确无误。印刷包装材料应当设置专门区域妥善存放,未经批准人员不得进入。切割式标签或其他散装印刷包装材料应当分别置于密闭容器内储运,以防混淆。每批或每次发放的与药品直接接触的包装材料或印刷包装材料,均应当有识别标志,标明所用产品的名称和批号。

5. 成品　成品放行前应当待验贮存。成品的贮存条件应当符合药品注册批准的要求。

6. 特殊管理的物料和产品　麻醉药品、精神药品、医疗用毒性药品(包括药材)、放射性药品、药品类易制毒化学品及易燃、易爆和其他危险品的验收、贮存、管理应当执行国家有关的规定。

（七）确认与验证

企业应当确定需要进行的确认或验证工作,以证明有关操作的关键要素能够得到有效控制;企业的厂房、设施、设备和检验仪器应当经过确认,应当采用经过验证的生产工艺、操作规程和检验方法进行生产、操作和检验,并保持持续的验证状态和建立确认与验证的文件和记录;采用新的生产处方或生产工艺前,应当验证其常规生产的适用性;当影响产品质量的主要因素发生变更时,应当进行确认或验证;清洁方法应当经过验证,证实其清洁的效果,以有效防止污染和交叉污染;确认和验证不是一次性的行为;企业应当制定验证总计划,制定确认或验证方案,并按照预先确定和批准的方案实施;应当根据验证的结果确认工艺规程和操作规程。

（八）文件管理

1. 原则 文件是质量保证系统的基本要素。企业必须有内容正确的书面质量标准、生产处方和工艺规程、操作规程以及记录等文件。

2. 质量标准 物料和成品应当有经批准的现行质量标准；必要时，中间产品或待包装产品也应当有质量标准。

3. 工艺规程 每种药品的每个生产批量均应当有经企业批准的工艺规程，不同药品规格的每种包装形式均应当有各自的包装操作要求。工艺规程的制定应当以注册批准的工艺为依据，工艺规程不得任意更改，如需更改，应当按照相关的操作规程修订、审核、批准。

4. 批生产记录 每批产品均应当有相应的批生产记录，可追溯该批产品的生产历史以及与质量有关的情况。批生产记录应当依据现行批准的工艺规程的相关内容制定。在生产过程中，进行每项操作时应当及时记录，操作结束后，应当由生产操作人员确认并签注姓名和日期。

5. 批包装记录 每批产品或每批中部分产品的包装，都应当有批包装记录，以便追溯该批产品包装操作以及与质量有关的情况。批包装记录应当依据工艺规程中与包装相关的内容制定。在包装过程中，进行每项操作时应当及时记录，操作结束后，应当由包装操作人员确认并签注姓名和日期。

6. 操作规程和记录 操作规程的内容应当包括：题目、编号、版本号、颁发部门、生效日期、分发部门以及制定人、审核人、批准人的签名并注明日期，标题、正文及变更历史。

下述活动也应当有相应的操作规程，其过程和结果应当有记录：确认和验证；设备的装配和校准；厂房和设备的维护、清洁和消毒；培训、更衣及卫生等与人员相关的事宜；环境监测；虫害控制；变更控制；偏差处理；投诉；药品召回；退货。

（九）生产管理

1. 原则 所有药品的生产和包装均应当按照批准的工艺规程和操作规程进行操作并有相关记录，以确保药品达到规定的质量标准，并符合药品生产许可和注册批准的要求。应当建立划分产品生产批次的操作规程，生产批次的划分应当能够确保同一批次产品质量和特性的均一性。应当建立编制药品批号和确定生产日期的操作规程。每批药品均应当编制唯一的批号。

2. 防止生产过程中的污染和交叉污染 生产过程中应当尽可能采取措施，防止污染和交叉污染。应当定期检查防止污染和交叉污染的措施并评估其适用性和有效性。

3. 生产操作 生产开始前应当进行检查，确保设备和工作场所没有上批遗留的产品、文件或与本批产品生产无关的物料，设备处于已清洁及待用状态。检查结果应当有记录。生产操作前，还应当核对物料或中间产品的名称、代码、批号和标识，确保生产所用物料或中间产品正确且符合要求。应当进行中间控制和必要的环境监测，并予以记录。每批药品的每一生产阶段完成后必须由生产操作人员清场，并填写清场记录。

4. 包装操作 包装操作规程应当规定降低污染和交叉污染、混淆或差错风险的措施。包装开始前应当进行检查，确保工作场所、包装生产线、印刷机及其他设备已处于清洁或待用状态,无上批遗留的产品、文件或与本批产品包装无关的物料。检查结果应当有记录。包装操作前,还应当检查所领用的包装材料正确无误,核对待包装产品和所用包装材料的名称、规格、数量、质量状态,且与工艺规程相符。包装结束时,已打印批号的剩余包装材料应当由专人负责全部计数销毁,并有记录。如将未打印批号的印刷包装材料退库,应当按照操作规程执行。

（十）质量控制与质量保证

1. 质量控制实验室管理 质量控制实验室的人员、设施、设备应当与产品性质和生产规模相适应。质量控制负责人应当具有足够的管理实验室的资质和经验,可以管理同一企业的一个或多个实验室。质量控制实验室的检验人员至少应当具有相关专业中专或高中以上学历,并经过与所从事的检验操作相关的实践培训且通过考核。质量控制实验室应当配备药典、标准图谱等必要的工具书,以及标准品或对照品等相关的标准物质。

2. 物料和产品放行 应当分别建立物料和产品批准放行的操作规程,明确批准放行的标准、职责,并有相应的记录。物料和产品的放行应当至少符合规定要求。

3. 持续稳定性考察 持续稳定性考察的目的是在有效期内监控已上市药品的质量,以发现药品与生产相关的稳定性问题(如杂质含量或溶出度特性的变化),并确定药品能够在标示的贮存条件下,符合质量标准的各项要求。

持续稳定性考察主要针对市售包装药品,但也需兼顾待包装产品。持续稳定性考察应当有考察方案,结果应当有报告。应当根据所获得的全部数据资料,包括考察的阶段性结论,撰写总结报告并保存。应当定期审核总结报告。

4. 变更控制 企业应当建立变更控制系统,对所有影响产品质量的变更进行评估和管理。需要经药品监督管理部门批准的变更应当在得到批准后方可实施。应当建立操作规程,规定原辅料、包装材料、质量标准、检验方法、操作规程、厂房、设施、设备、仪器、生产工艺和计算机软件变更的申请、评估、审核、批准和实施。质量管理部门应当指定专人负责变更控制。变更都应当评估其对产品质量的潜在影响。质量管理部门应当保存所有变更的文件和记录。

5. 偏差处理 各部门负责人应当确保所有人员正确执行生产工艺、质量标准、检验方法和操作规程,防止偏差的产生。企业应当建立偏差处理的操作规程,规定偏差的报告、记录、调查、处理以及所采取的纠正措施,并有相应的记录。任何偏差都应当评估其对产品质量的潜在影响。任何偏离生产工艺、物料平衡限度、质量标准、检验方法、操作规程等的情况均应当有记录,并立即报告主管人员及质量管理部门,应当有清楚的说明,重大偏差应当由质量管理部门会同其他部门进行彻底调查,并有调查报告。质量管理部门应当负责偏差的分类,保存偏差调查、处理的文件和记录。

6. 纠正措施和预防措施 企业应当建立纠正措施和预防措施系统,对投诉、召回、偏差、自检或外部检查结果、工艺性能和质量监测趋势等进行调查并采取纠正和预防措施。企业应当建立实施纠正和预防措施的操作规程。实施纠正和预防措施应当有文件记录,并由质量管理部门保存。

7. 供应商的评估和批准 质量管理部门应当对所有生产用物料的供应商进行质量评估,会同有关部门对主要物料供应商(尤其是生产商)的质量体系进行现场质量审计,并对质量评估不符合要求的供应商行使否决权。企业法定代表人、企业负责人及其他部门的人员不得干扰或妨碍质量管理部门对物料供应商独立做出质量评估。

应当建立物料供应商评估和批准的操作规程,明确供应商的资质、选择的原则、质量评估方式、评估标准、物料供应商批准的程序。

8. 产品质量回顾分析　应当按照操作规程,每年对所有生产的药品按品种进行产品质量回顾分析,以确认工艺稳定可靠,以及原辅料、成品现行质量标准的适用性,及时发现不良趋势,确定产品及工艺改进的方向。回顾分析应当有报告。应当对回顾分析的结果进行评估。

9. 投诉与不良反应报告　应当建立药品不良反应报告和监测管理制度,设立专门机构并配备专职人员负责管理。应当主动收集药品不良反应,对不良反应应当详细记录、评价、调查和处理,及时采取措施控制可能存在的风险,并按照要求向药品监督管理部门报告。

应当有专人及足够的辅助人员负责进行质量投诉的调查和处理,所有投诉、调查的信息应当向质量受权人通报。所有投诉都应当登记与审核,与产品质量缺陷有关的投诉,应当详细记录投诉的各个细节,并进行调查。投诉调查和处理应当有记录,并注明所查相关批次产品的信息。应当定期回顾分析投诉记录,以便发现需要警觉、重复出现以及可能需要从市场召回药品的问题,并采取相应措施。

(十一)委托生产与委托检验

1. 原则　为确保委托生产产品的质量和委托检验的准确性和可靠性,委托方和受托方必须签订书面合同,明确规定各方责任、委托生产或委托检验的内容及相关的技术事项。

2. 委托方　委托方应当对受托方进行评估,对受托方的条件、技术水平、质量管理情况进行现场考核,确认其具有完成受托工作的能力,并能保证符合本规范的要求。委托方应当向受托方提供所有必要的资料,以使受托方能够按照药品注册和其他法定要求正确实施所委托的操作。委托方应当对受托生产或检验的全过程进行监督。委托方应当确保物料和产品符合相应的质量标准。

3. 受托方　受托方必须具备足够的厂房、设备、知识和经验以及人员,满足委托方所委托的生产或检验工作的要求。受托方应当确保所收到委托方提供的物料、中间产品和待包装产品适用于预定用途。受托方不得从事对委托生产或检验的产品质量有不利影响的活动。

4. 合同　委托方与受托方之间签订的合同应当详细规定各自的产品生产和控制职责,其中的技术性条款应当由具有制药技术、检验专业知识和熟悉本规范的主管人员拟订。委托生产及检验的各项工作必须符合药品生产许可和药品注册的有关要求并经双方同意。合同应当详细规定质量受权人批准放行每批药品的程序,确保每批产品都已按照药品注册的要求完成生产和检验。合同应当明确规定委托方可以对受托方进行检查或现场质量审计。委托检验合同应当明确受托方有义务接受药品监督管理部门检查。

(十二)产品发运与召回

1. 原则　企业应当建立产品召回系统,必要时可迅速、有效地从市场召回任何一批存在安全隐患的产品。

2. 发运　每批产品均应当有发运记录。药品发运的零头包装只限两个批号为一个合箱,合箱外应当标明全部批号,并建立合箱记录。发运记录应当至少保存至药品有效期后一年。

3. 召回　应当制定召回操作规程,确保召回工作的有效性。应当指定专人负责组织协调召回工作,并配备足够数量的人员。召回应当能够随时启动,并迅速实施。已召回的产品应当有标识。召回的进展过程应当有记录,并有最终报告。应当定期对产品召回系统的有效性进行评估。

（十三）自检

1. 原则　质量管理部门应当定期组织对企业进行自检,监控本规范的实施情况,评估企业是否符合本规范要求,并提出必要的纠正和预防措施。

2. 自检　自检应当有计划,对项目定期进行检查。应当由企业指定人员进行独立、系统、全面的自检,也可由外部人员或专家进行独立的质量审计。自检应当有记录,自检完成后应当有自检报告,自检情况应当报告企业高层管理人员。

（十四）附则

GMP 为药品生产质量管理的基本要求。对无菌药品、生物制品、血液制品等药品或生产质量管理活动的特殊要求,由原国家食品药品监督管理总局以附录方式另行制定。

GMP 主要术语(按汉语拼音排序)的含义是:

包装材料:药品包装所用的材料,包括与药品直接接触的包装材料和容器、印刷包装材料,但不包括发运用的外包装材料。

操作规程:经批准用来指导设备操作、维护与清洁、验证、环境控制、取样和检验等药品生产活动的通用性文件,也称标准操作规程。

产品:包括药品的中间产品、待包装产品和成品。

成品:已完成所有生产操作步骤和最终包装的产品。

放行:对一批物料或产品进行质量评价,做出批准使用或投放市场或其他决定的操作。

批:经一个或若干加工过程生产的、具有预期均一质量和特性的一定数量的原辅料、包装材料或成品。为完成某些生产操作步骤,可能有必要将一批产品分成若干亚批,最终合并成为一个均一的批。在连续生产情况下,批必须与生产中具有预期均一特性的确定数量的产品相对应,批量可以是固定数量或固定时间段内生产的产品量。

例如:口服或外用的固体、半固体制剂在成型或分装前使用同一台混合设备一次混合所生产的均质产品为一批;口服或外用的液体制剂以灌装(封)前经最后混合的药液所生产的均质产品为一批。

批号:用于识别一个特定批的具有唯一性的数字和(或)字母的组合。

批记录:用于记述每批药品生产、质量检验和放行审核的所有文件和记录,可追溯所有与成品质量有关的历史信息。

验证:证明任何操作规程(或方法)、生产工艺或系统能够达到预期结果的一系列活动。

印刷包装材料:指具有特定式样和印刷内容的包装材料,如印字铝箔、标签、说明书、纸盒等。

原辅料:除包装材料之外,药品生产中使用的任何物料。

三、GMP 认证管理

为加强药品生产质量管理规范检查认证工作的管理,进一步规范检查认证行为,推动《药品生产质量管理规范》(2010 年修订)的实施,原国家食品药品监督管理局于 2011 年 8 月 2 日组织对《药品生产质量管理规范认证管理办法》进行了修订,并于 2011 年 8 月 2 日发布,自发布之日起施行。

（一）药品 GMP 认证的含义

药品 GMP 认证是药品监督管理部门依法对药品生产企业药品生产质量管理进行监督检查的一种手段,是对药品生产企业实施药品 GMP 情况的检查、评价并决定是否发给认证证书的监督管理过程。

（二）GMP 认证工作的职责划分

1. 国家药品监督管理部门职责

（1）主管全国药品 GMP 认证管理工作。

（2）负责注射剂、放射性药品、生物制品等药品 GMP 认证和跟踪检查工作。

（3）负责进口药品 GMP 境外检查和国家或地区间药品 GMP 检查的协调工作。

（4）负责对药品认证检查机构质量管理体系进行评估。

2. 省级药品监督管理部门职责　负责本辖区内除注射剂、放射性药品、生物制品以外其他药品 GMP 认证和跟踪检查工作以及原国家食品药品监督管理总局委托开展的药品 GMP 检查工作。

3. 药品认证检查机构职责

（1）省级以上药品监督管理部门设立的药品认证检查机构承担药品 GMP 认证申请的技术审查、现场检查、结果评定等工作。

（2）负责建立和完善质量管理体系,确保药品 GMP 认证工作质量。

（三）申请、形式审查与受理及技术审查

1. 申请

（1）新开办药品生产企业或药品生产企业新增生产范围、新建车间的,应当按照《药品管理法实施条例》的规定申请药品 GMP 认证。

（2）已取得《药品 GMP 证书》的药品生产企业应在证书有效期届满前 6 个月,重新申请药品 GMP 认证。

药品生产企业改建、扩建车间或生产线的,应按本办法重新申请药品 GMP 认证。

（3）申请药品 GMP 认证的生产企业,应按规定填写《药品 GMP 认证申请书》,并报送相关资料。属于国家局认证范围的,企业经省、自治区、直辖市药品监督管理部门出具日常监督管理情况的审核意见后,将申请资料报国家药品监督管理局。属于省局认证范围的,企业将申请资料报省、自治区、直辖市药品监督管理部门。

2. 形式审查与受理　省级以上药品监督管理部门对药品 GMP 申请书及相关资料进行形式审查,申请材料齐全、符合法定形式的予以受理;未按规定提交申请资料的,以及申请资料不齐全或者不符合法定形式的,当场或者在 5 日内一次性书面告知申请人需要补正的内容。

3. 技术审查　药品认证检查机构对申请资料进行技术审查,需要补充资料的,应当书面通知申请企业。申请企业应按通知要求,在规定时限内完成补充资料,逾期未报的,其认证申请予以终止。

技术审查工作时限为自受理之日起 20 个工作日。需补充资料的,工作时限按实际顺延。

（四）现场检查

1. 药品认证检查机构完成申报资料技术审查后,应当制定现场检查工作方案,并组织实施现场检查。制订工作方案及实施现场检查工作时限为 40 个工作日。

2. 现场检查实行组长负责制,检查组一般由不少于 3 名药品 GMP 检查员组成,从药品 GMP 检查员库中随机选取,并应遵循回避原则。检查员应熟悉和了解相应专业知识,必要时可聘请有关专家参加现场检查。

3. 药品认证检查机构应在现场检查前通知申请企业。现场检查时间一般为 3~5天,可根据具体情况适当调整。

4. 申请企业所在地省级药品监督管理部门应选派一名药品监督管理工作人员作为观察员参与现场检查,并负责协调和联络与药品 GMP 现场检查有关的工作。

5. 现场检查开始时,检查组应向申请企业出示药品 GMP 检查员证或其他证明文件,确认检查范围,告知检查纪律、注意事项以及企业权利,确定企业陪同人员。申请企业在检查过程中应及时提供检查所需的相关资料。

6. 检查组应严格按照现场检查方案实施检查,检查员应如实做好检查记录。检查方案如需变更的,应报经派出检查组的药品认证检查机构批准。

7. 现场检查结束后,检查组应对现场检查情况进行分析汇总,并客观、公平、公正地对检查中发现的缺陷进行风险评定。

分析汇总期间,企业陪同人员应回避。

8. 检查缺陷的风险评定应综合考虑产品类别、缺陷的性质和出现的次数。缺陷分为严重缺陷、主要缺陷和一般缺陷,其风险等级依次降低。具体如下:

（1）严重缺陷指与药品 GMP 要求有严重偏离,产品可能对使用者造成危害的。

（2）主要缺陷指与药品 GMP 要求有较大偏离的。

（3）一般缺陷指偏离药品 GMP 要求,但尚未达到严重缺陷和主要缺陷程度的。

9. 检查组向申请企业通报现场检查情况,对检查中发现的缺陷内容,经检查组成员和申请企业负责人签字,双方各执一份。

申请企业对检查中发现的缺陷无异议的,应对缺陷进行整改,并将整改情况及时报告派出检查的药品认证检查机构。如有异议,可做适当说明。如不能形成共识,检查组应做好记录并经检查组成员和申请企业负责人签字后,双方各执一份。

10. 现场检查工作完成后,检查组应根据现场检查情况,结合风险评估原则提出评定建议。现场检查报告应附检查员记录及相关资料,并由检查组成员签字。

检查组应在检查工作结束后 10 个工作日内,将现场检查报告、检查员记录及相关资料报送药品认证检查机构。

11. 现场检查如发现申请企业涉嫌违反《药品管理法》等相关规定,检查组应及时将证据通过观察员移交企业所在地药品监督管理部门,并将有关情况上报派出检查组的药品认证检查机构,派出机构根据情况决定是否中止现场检查活动。检查组应将情况在检查报告中详细记录。中止现场检查的,药品认证检查机构应根据企业所在地药品监督管理部门调查处理结果,决定是否恢复认证检查。

（五）审批、发证与公告

1. 审批

（1）药品认证检查机构可结合企业整改情况对现场检查报告进行综合评定。必要时,可对企业整改情况进行现场核查。综合评定应在收到整改报告后40个工作日内完成,如进行现场核查,评定时限顺延。

（2）综合评定应采用风险评估的原则,综合考虑缺陷的性质、严重程度以及所评估产品的类别对检查结果进行评定。

现场检查综合评定时,低一级缺陷累计可以上升一级或二级缺陷,已经整改完成的缺陷可以降级,严重缺陷整改的完成情况应进行现场核查。

只有一般缺陷,或者所有主要和一般缺陷的整改情况证明企业能够采取有效措施进行改正的,评定结果为"符合";有严重缺陷或有多项主要缺陷,表明企业未能对产品生产全过程进行有效控制的,或者主要和一般缺陷的整改情况或计划不能证明企业能够采取有效措施进行改正的,评定结果为"不符合"。

（3）药品认证检查机构完成综合评定后,应将评定结果予以公示,公示期为10个工作日。对公示内容有异议的,药品认证检查机构或报同级药品监督管理部门及时组织调查核实。调查期间,认证工作暂停。

对公示内容无异议或对异议已有调查结果的,药品认证检查机构应将检查结果报同级药品监督管理部门,由药品监督管理部门进行审批。

2. 发证　经药品监督管理部门审批,符合药品 GMP 要求的,向申请企业发放《药品 GMP 证书》;不符合药品 GMP 要求的,认证检查不予通过,药品监督管理部门以《药品 GMP 认证审批意见》方式通知申请企业。行政审批工作时限为20个工作日。

3. 公告　药品监督管理部门应将审批结果予以公告。省级药品监督管理部门应将公告上传国家药品监督管理部门网站。

（六）跟踪检查

1. 药品监督管理部门应对持有《药品 GMP 证书》的药品生产企业组织进行跟踪检查。《药品 GMP 证书》有效期内至少进行一次跟踪检查。

2. 药品监督管理部门负责组织药品 GMP 跟踪检查工作;药品认证检查机构负责制订检查计划和方案,确定跟踪检查的内容及方式,并对检查结果进行评定。检查组的选派按照本办法第13条规定。

国家药品监督管理部门药品认证检查机构负责组织或委托省级药品监督管理部门药品认证检查机构对注射剂、放射性药品、生物制品等进行跟踪检查。

3. 跟踪检查的结果按照本办法第19条、第24条的规定办理。

（七）《药品 GMP 证书》管理

1. 《药品 GMP 证书》载明的内容应与企业药品生产许可证明文件所载明相关内容相一致。

企业名称、生产地址名称变更但未发生实质性变化的,可以药品生产许可证明文件为凭证,企业无需申请《药品 GMP 证书》的变更。

2. 《药品 GMP 证书》有效期内,与质量管理体系相关的组织结构、关键人员等如发生变化的,企业应自发生变化之日起30日内,按照有关规定向原发证机关进行备案。其变更后的组织结构和关键人员等应能够保证质量管理体系有效运行并符合要求。

原发证机关应对企业备案情况进行审查,必要时应进行现场核查。如经审查不符合要求的,原发证机关应要求企业限期改正。

3. 有下列情况之一的,由药品监督管理部门收回《药品 GMP 证书》:

(1) 企业(车间)不符合药品 GMP 要求的。

(2) 企业因违反药品管理法规被责令停产整顿的。

(3) 其他需要收回的。

4. 药品监督管理部门收回企业《药品 GMP 证书》时,应要求企业改正。企业完成改正后,应将改正情况向药品监督管理部门报告,经药品监督管理部门现场检查,对符合药品 GMP 要求的,发回原《药品 GMP 证书》。

5. 有下列情况之一的,由原发证机关注销《药品 GMP 证书》:

(1) 企业《药品生产许可证》依法被撤销、撤回,或者依法被吊销的。

(2) 企业被依法撤销、注销生产许可范围的。

(3) 企业《药品 GMP 证书》有效期届满未延续的。

(4) 其他应注销《药品 GMP 证书》的。

6. 应注销的《药品 GMP 证书》上同时注有其他药品认证范围的,药品监督管理部门可根据企业的申请,重新核发未被注销认证范围的《药品 GMP 证书》。核发的《药品 GMP 证书》重新编号,其有效期截止日与原《药品 GMP 证书》相同。

7. 药品生产企业《药品 GMP 证书》遗失或损毁的,应在相关媒体上登载声明,并可向原发证机关申请补发。原发证机关受理补发《药品 GMP 证书》申请后,应在 10 个工作日内按照原核准事项补发,补发的《药品 GMP 证书》编号、有效期截止日与原《药品 GMP 证书》相同。

8.《药品 GMP 证书》的收(发)回、补发、注销等管理情况,由原发证机关在其网站上发布相关信息。省级药品监督管理部门应将信息上传至国家药品监督管理部门网站。

(八)《药品 GMP 证书》的印制

《药品 GMP 证书》由国家药品监督管理部门统一印制。

复习思考题

1. 飞行检查与以往的 GMP 检查相比,具有哪些突出的特点?

2. GMP 的指导思想和最终目标是什么?

3. 简述药品生产企业 GMP 认证的程序。

4. GMP 对药品生产企业质量管理负责人的资质有何要求?

5. 具有药品 GMP 认证职责的组织机构有哪些? 分别有哪些主要职能?

(查道成)

扫一扫,
测一测

第十二章

药品经营及流通监督管理

学习要点

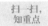

药品经营、药品流通的相关概念,《药品经营许可证》的管理,GSP 的主要内容及其认证管理,药品流通监督管理,电子商务。

第一节 概 述

药品经营管理是指药品经营企业对药品的采购、验收、储存、养护、出库、运输以及药品广告、价格、销售、售后服务等环节进行一系列的规范化管理的过程。药品经营管理包括药品经营企业的管理,药品经营过程的管理。药品经营管理是以质量管理为核心,以法律法规为依据的规范化管理。

药品流通监督管理是指政府有关部门根据国家药事法规、标准、制度,对药品流通这一环节的药品质量、药学服务质量、药品销售机构的质量保证体系及药品广告、药品价格进行监督管理活动的总和。

一、药品流通

药品流通是药品从生产者转移到患者的活动、体系和过程,包括药品流、货币流、药品所有权流和药品信息流。

(一)药品流通的特点

1. **要求严格的质量** 保证药品质量是药品安全有效的前提,药品从生产出来经检验合格,在流通环节必须确保药品不变质,不失效。同时,还必须防止假冒、伪劣药品进入流通环节。

2. **药品品种多、规格多** 我国地域辽阔、人口众多,市场上流通的药品数以万计。药品同一品种有多种规格,同一种规格又有多家药厂生产。各地区人们根据不同的用药习惯和对药品品牌知名度的认同选择其品种和规格。

3. **药品名称复杂** 药品是一种特殊商品,有国家统一规定使用的药品通用名称,还有别名、商品名等。商品名是企业为了利益的需要申请并获得批准而使用的药品商业名称。例如羟氨苄青霉素的别名为阿莫西林,商品名有阿莫灵、阿莫仙等。

4. 药品消费大多为被动消费 药品在用于防病治病的消费过程中,除少数病症确切,消费者可自行选购 OTC 药(非处方药)外,大部分是在医生和药师指导下消费。

5. 对人员和机构要求高 因为药品存在上述特点,要求药品流通领域从业人员要有一定的专业素质和规范的管理制度。从采购到销售都必须有执业药师参与管理指导,有的关键环节要直接操作。在流通全过程所提供的药学服务,只有合格的药师才能完成。

(二)药品流通渠道

药品流通渠道又称药品的销售渠道,是指药品从生产企业转移到消费者手中所经过的途径。它是沟通药品生产者和消费者的纽带。

1. 药品流通渠道的类型 流通渠道是由一系列销售机构所组成。根据目前药品流通的实际情况,流通渠道有下列几种类型。

(1)药品生产企业的销售系统:它是由药品生产者自己建立的销售体系。只能销售自己生产的药品,不得销售其他的药品。

(2)药品经营企业的销售系统:是具备法人资格的药品经营企业(药品批发企业、药品零售企业)专门从事药品购销业务。是独立的药品销售体系,是药品流通渠道中的主要系统。

(3)医疗机构药房销售系统:医院药房是通过医师处方将药品销售给消费者(患者)。

(4)代理商销售系统:药品生产企业将自己生产出来的药品委托给有销售网络的人或机构进行销售。这种人或机构我们称它为代理商。代理商在药品销售过程中必须受到委托方的约束。

2. 药品销售渠道的构成 药品从生产企业流通到消费者手中有多种方式可以选择。最常见的也是最基本的是下列两种形式。

(1)直接销售:是指药品生产企业不经过药品流通领域,将药品直接销售给消费者。法律规定药品生产企业能直接销售给消费者的药品仅限于本企业生产的非处方药。自种的中药材可以通过城乡集贸市场直接销售给消费者。一般这种销售方式很少用。

(2)间接销售:是指药品生产企业通过药品流通领域,将药品销售给消费者。这是目前普遍采用的一种销售方式。

知识链接

"两票制"

"两票制"是指药品从药厂卖到一级经销商开一次发票,经销商卖到医院再开一次发票,以"两票"替代目前常见的 7 票、8 票,减少流通环节的层层盘剥,并且每个品种的一级经销商不得超过 2 个。

2017 年 2 月国务院印发了《关于进一步完善药品生产流通使用政策若干意见》,意见指出要大力推行药品购销"两票制"。要求综合医改试点省(区、市)和公立医院改革试点城市要率先推行"两票制",鼓励其他地区实行"两票制",争取到 2018 年在全国推开。

二、药品经营

（一）药品经营的概念

药品经营是指将药品生产企业生产出来的药品供给医疗机构及消费者使用的过程。也就是说药品在流通环节的整个过程都是药品经营的过程，药品只有通过经营才能实现其流通，也才能实现药品价值的增加。

（二）药品经营的方式

药品和普通商品一样，存在着批发和零售的两种经营方式。普通商品经营，批发和零售业务没有严格的区分。我国药品管理法律法规对药品的经营方式做了严格的规定。药品经营企业只能按照批准的经营方式进行药品经营。《药品经营许可证》标明是批发的药品经营企业只能从事药品批发业务，不得从事药品零售业务；《药品经营许可证》标明是零售的药品经营企业只能从事药品零售业务，不得从事药品批发业务。

三、药品经营企业

药品经营企业是指药品的专营和兼营企业。它包括药品批发企业和药品零售企业。在法律上和经济上一般都是独立的具有法人资格的经济组织。

药品经营企业是药品流通环节的主要载体，药品通过药品经营企业流通到医疗机构和消费者，从而使药品进入使用环节，实现其价值。在药品流通中药品经营企业发挥了重要作用。

（一）药品批发企业

药品批发企业是指将购进的药品销售给药品生产企业、药品经营企业、医疗机构的药品经营企业。

1. 药品批发企业的重要性　药品批发企业是药品销售渠道中不可缺少的机构，在沟通药品生产与销售的过程中，发挥了重要作用，绝大部分的药品是通过批发企业转售给医疗机构药房（医院药房）及社会药房（零售药店）。批发企业在药品流通中起到蓄水池的作用。任何一个药品生产企业生产的药品品种及规格是有限的，而药品销售市场是无限的。任何一种药品在市场的任何一个地方都可能有需求。生产的有限性和市场的无限性，决定着药品批发企业存在的重要性和必要性。

2. 药品批发企业的作用　①降低药品销售中交易次数。药品生产企业直接与医疗机构药房和社会药房进行交易，其交易次数远远多于通过批发企业转售的交易次数，而且交易的时间长，工作量大。②集中与分散的作用。也就是习惯上说的"蓄水池"作用。药品批发企业根据市场需求把各药品生产企业生产的药品预先采购进来，再根据各医院药房及社会药房的具体需要批发给他们。这样医院药房和社会药房能够在很短的时间里得到满足自己需要的药品品种及数量。既方便又快捷，同时又可以避免医院药房和社会药房过多地储存药品。

3. 药品批发企业的类型　药品批发企业过去大都为国营医药公司，随着现代企业制度的建立，药品批发企业的名称也呈现多样化，常见的有如下几种类型：①医药股份有限公司。是按股份制管理的企业，一般规模都较大，大多为上市公司。②医药有限责任公司。这也是由股东共同投资，按现代企业制度管理的一种公司形式。③医药集团公司。是由几家相对独立的药品经营企业(有的还有药品生产企业)联合组建的,规模一般都很大,有上市公司也有非上市公司。

　　(二)药品零售企业

　　药品零售企业是指将购进的药品直接销售给消费者的药品经营企业。在我国这种企业有两种形式,一种是零售连锁经营企业,另一种是独立的零售企业,又称单体药店。为了与医院药房进行区别,我们又把药品零售企业统称为社会药房。社会药房与医院药房最本质的区别是前者为具有独立法人资格的药品经营企业,是一种经济组织;而后者是医疗机构的组成部分,不具备法人资格。

　　1. 药品零售企业的特点　药品零售企业与批发企业相比,由于它直接服务消费者,具有小型化、数量多、分布广、经营多元化、私有化程度高等特点。与医院药房相比具有如下特征。

　　(1) 具有企业性质:药品零售企业从事药品经营活动,给社会提供药品和药学服务,是一种以盈利为目的的企业法人经济组织。独立核算、自主经营、自负盈亏。由于它为社会提供的是一种特殊商品——药品,带有社会福利性,必须把社会效益放在重要的位置。

　　(2) 经营多种商品:大多数药品零售企业为了提高经济效益,尽量在力所能及的范围扩大经营品种。不但经营多种药品,而且经营相关的保健品、食品,以达到利润最大化。

　　(3) 数量众多、分布广:我国人口众多、地域辽阔,需要数量充足的从事药品零售业务的药品经营企业从不同层次、不同范围为广大群众服务。至 2015 年 12 月,全国药品零售企业有 44.81 万家,连锁药店占 45.73%。平均 3011 人有一家社会药房,已接近 2500 人/店的饱和标准水平。但我国社会药房大多分布在城市,乡镇一级数量很少。

　　2. 药品零售企业的类型　按照药品分类管理要求,药店要分为处方药店和非处方药店(OTC)。根据传统习惯可分为中药店和西药店。依据药品零售企业实际组织形式,又把药品零售企业分为零售连锁药店和独立的单体零售药店。

　　(1) 零售连锁药店:药品零售连锁药店是指经营同类药品,使用同一商号的若干门店,在同一总部的管理下,采取统一配送、统一质量标准、采购同销售分离、实行规模化管理的组织形式。药品零售连锁药店是由总部、配送中心和若干门店构成。药品零售连锁药店总店和各个分店必须依法分别取得《药品经营许可证》。

　　(2) 零售单体药店:零售单体药店是指依法取得《药品经营许可证》的经营药品零售业务的药品经营企业。又称独立的零售药店。

　　(3) 处方药店:处方药店是指依法取得《药品经营许可证》从事处方药零售业务的药品经营企业。

　　(4) 非处方药店:非处方药店是指依法取得《药品经营许可证》从事非处方药零售业务的药品经营企业。

　　(5) 中药店:中药店是指依法取得《药品经营许可证》从事中药零售业务的药品经营企业。习惯又称国药店。

　　目前我国绝大多数药店都为综合型药店,其经营范围包括处方药、非处方药、中药等。

第二节　《药品经营许可证》的管理

《药品管理法》规定对药品经营企业实行许可证制度。为了更好地贯彻《药品管理法》,原国家食品药品监督管理局于 2004 年 1 月 2 日局务会审议通过,颁布了《药品经营许可证管理办法》,自 2004 年 4 月 1 日起施行,2017 年 11 月 7 日国家食品药品监督管理总局进行修正。其主要内容如下:

一、申领《药品经营许可证》的条件

(一)开办药品批发企业的条件

开办药品批发企业应符合省、自治区、直辖市药品批发企业合理布局的要求,并符合以下设置标准:

1. 具有保证所经营药品质量的规章制度。

2. 企业、企业法定代表人或企业负责人、质量管理负责人无《药品管理法》第 75 条、第 82 条规定的情形。

3. 具有与经营规模相适应的一定数量的执业药师。质量管理负责人具有大学以上学历,且必须是执业药师。

4. 具有能够保证药品储存质量要求的、与其经营品种和规模相适应的常温库、阴凉库、冷库。仓库中具有适合药品储存的专用货架和实现药品入库、传送、分拣、上架、出库现代物流系统的装置和设备。

5. 具有独立的计算机管理信息系统,能覆盖企业内药品的购进、储存、销售以及经营和质量控制的全过程;能全面记录企业经营管理及实施《药品经营质量管理规范》方面的信息;符合《药品经营质量管理规范》对药品经营各环节的要求,并具有可以实现接受当地药品监管部门监管的条件。

6. 具有符合《药品经营质量管理规范》对药品营业场所及辅助、办公用房以及仓库管理、仓库内药品质量安全保障和进出库、在库储存与养护方面的条件。

国家对经营麻醉药品、精神药品、医疗用毒性药品、预防性生物制品另有规定的,从其规定。

(二)开办药品零售企业应符合当地常住人口数量、地域、交通状况和实际需要的

要求,符合方便群众购药的原则,并符合以下设置规定:

1. 具有保证所经营药品质量的规章制度。

2. 具有依法经过资格认定的药学技术人员。

经营处方药、甲类非处方药的药品零售企业,必须配有执业药师或者其他依法经过资格认定的药学技术人员。质量负责人应有 1 年以上(含 1 年)药品经营质量管理工作经验。

经营乙类非处方药的药品零售企业,以及农村乡镇以下地区设立药品零售企业的,应当按照《药品管理法实施条例》第 15 条的规定配备业务人员,有条件的应当配备执业药师。

3. 企业、企业法定代表人、企业负责人、质量负责人无《药品管理法》第 75 条、第 82 条规定情形的。

4. 具有与所经营药品相适应的营业场所、设备、仓储设施以及卫生环境。在超市等其他商业企业内设立零售药店的,必须具有独立的区域。

5. 具有能够配备满足当地消费者所需药品的能力,并能保证 24 小时供应。药品零售企业应备有的国家基本药物品种数量由各省、自治区、直辖市(食品)药品监督管理部门结合当地具体情况确定。

二、申领《药品经营许可证》的程序

(一)开办药品批发企业办理《药品经营许可证》的程序

1. 申办人向拟办企业所在地的省、自治区、直辖市药品监督管理部门提出筹建申请,并提交以下材料。

(1)拟办企业法定代表人、企业负责人、质量负责人学历证明原件、复印件及个人简历。

(2)执业药师执业证书原件、复印件。

(3)拟经营药品的范围。

(4)拟设营业场所、设备、仓储设施及周边卫生环境等情况。

2. (食品)药品监督管理部门对申办人提出的申请,应当根据下列情况分别作出处理。

(1)申请事项不属于本部门职权范围的,应当即时作出不予受理的决定,发给《不予受理通知书》,并告知申办人向有关药品监督管理部门申请。

(2)申请材料存在可以当场更正错误的,应当允许申办人当场更正。

(3)申请材料不齐或者不符合法定形式的,应当当场或者在 5 日内发给申办人《补正材料通知书》,一次性告知需要补正的全部内容。逾期不告知的,自收到申请材料之日起即为受理。

(4)申请事项属于本部门职权范围,材料齐全、符合法定形式,或者申办人按要求提交全部补正材料的,发给申办人《受理通知书》。《受理通知书》中注明的日期为受理日期。

3. 药品监督管理部门自受理申请之日起 30 个工作日内,依据本办法第 4 条规定对申报材料进行审查,作出是否同意筹建的决定,并书面通知申办人。不同意筹建的,应当说明理由,并告知申办人享有依法申请行政复议或者提起行政诉讼的权利。

4. 申办人完成筹建后,向受理申请的药品监督管理部门提出验收申请,并提交以下材料。

(1)药品经营许可证申请表。

(2)企业营业执照。

(3)拟办企业组织机构情况。

(4)营业场所、仓库平面布置图及房屋产权或使用权证明。

(5)依法经过资格认定的药学专业技术人员资格证书及聘书。

(6)拟办企业质量管理文件及仓储设施、设备目录。

5. 受理申请的药品监督管理部门在收到验收申请之日起 30 个工作日内,依据开办药品批发企业验收实施标准组织验收,作出是否发给《药品经营许可证》的决定。符合条件的,发给《药品经营许可证》;不符合条件的,应当书面通知申办人并说明理由,同时告知申办人享有依法申请行政复议或提起行政诉讼的权利。

（二）开办药品零售企业办理《药品经营许可证》的程序

1. 申办人向拟办企业所在地设区的市级药品监督管理机构或省、自治区、直辖市药品监督管理部门直接设置的县级药品监督管理机构提出筹建申请,并提交以下材料。

（1）拟办企业法定代表人、企业负责人、质量负责人的学历、执业资格或职称证明原件、复印件及个人简历及专业技术人员资格证书、聘书。

（2）拟经营药品的范围。

（3）拟设营业场所、仓储设施、设备情况。

2. 药品监督管理机构对申办人提出的申请,应当根据下列情况分别作出处理。

（1）申请事项不属于本部门职权范围的,应当即时作出不予受理的决定,发给《不予受理通知书》,并告知申办人向有关药品监督管理部门申请。

（2）申请材料存在可以当场更正的错误的,应当允许申办人当场更正。

（3）申请材料不齐或者不符合法定形式的,应当当场或者在 5 日内发给申办人《补正材料通知书》,一次性告知需要补正的全部内容。逾期不告知的,自收到申请材料之日起即为受理。

（4）申请事项属于本部门职权范围,材料齐全、符合法定形式,或者申办人按要求提交全部补正材料的,发给申办人《受理通知书》。《受理通知书》中注明的日期为受理日期。

3. 药品监督管理机构自受理申请之日起 30 个工作日内,依据本办法第 5 条规定对申报材料进行审查,作出是否同意筹建的决定,并书面通知申办人。不同意筹建的,应当说明理由,并告知申办人依法享有申请行政复议或者提起行政诉讼的权利。

4. 申办人完成筹建后,向受理申请的药品监督管理机构提出验收申请,并提交以下材料。

（1）药品经营许可证申请表。

（2）企业营业执照。

（3）营业场所、仓库平面布置图及房屋产权或使用权证明。

（4）依法经过资格认定的药学专业技术人员资格证书及聘书。

（5）拟办企业质量管理文件及主要设施、设备目录。

5. 受理申请的药品监督管理机构在收到验收申请之日起 15 个工作日内,依据开办药品零售企业验收实施标准组织验收,作出是否发给《药品经营许可证》的决定。不符合条件的,应当书面通知申办人并说明理由,同时,告知申办人享有依法申请行政复议或提起行政诉讼的权利。

三、《药品经营许可证》的变更与换发

（一）《药品经营许可证》的变更

《药品经营许可证》变更事项分为许可事项变更和登记事项变更。

1. 许可事项变更是指经营方式、经营范围、注册地址、仓库地址（包括增减仓库）、企业法定代表人或负责人以及质量负责人的变更。

（1）药品经营企业变更《药品经营许可证》许可事项的,应当在原许可事项发生变更 30 日前,向原发证机关申请《药品经营许可证》变更登记。未经批准,不得变更

许可事项。原发证机关应当自收到企业变更申请和变更申请资料15个工作日内作出准予变更或不予变更的决定。

（2）申请许可事项变更的，由原发证部门按照本办法规定的条件验收合格后，方可办理变更手续。

（3）药品经营企业依法变更《药品经营许可证》的许可事项后，应依法向工商行政管理部门办理企业注册登记的有关变更手续。

2. 登记事项变更是指上述事项以外的其他事项的变更。

（1）药品经营企业变更《药品经营许可证》的登记事项的，应在工商行政管理部门核准变更后30日内，向原发证机关申请《药品经营许可证》变更登记。原发证机关应当在收到变更申请和变更申请资料15个工作日内为其办理变更。

（2）《药品经营许可证》登记事项变更后，应由原发证机关在《药品经营许可证》副本上记录变更的内容和时间，并按变更后的内容重新核发《药品经营许可证》正本，收回原《药品经营许可证》正本。变更后的《药品经营许可证》有效期不变。

（二）《药品经营许可证》的换发

《药品经营许可证》有效期为5年。有效期届满，需要继续经营药品的，持证企业应在有效期届满前6个月内，向原发证机关申请换发《药品经营许可证》。原发证机关按本办法规定的申办条件进行审查，符合条件的，收回原证，换发新证。不符合条件的，可限期3个月进行整改，整改后仍不符合条件的，注销原《药品经营许可证》。

药品监督管理部门根据药品经营企业的申请，应当在《药品经营许可证》有效期届满前作出是否准予其换证的决定。逾期未作出决定的，视为准予换证。

四、监督检查

（一）监督检查的内容

1. 企业名称、经营地址、仓库地址、企业法定代表人（企业负责人）、质量负责人、经营方式、经营范围、分支机构等重要事项的执行和变动情况。

2. 企业经营设施设备及仓储条件变动情况。

3. 企业实施《药品经营质量管理规范》情况。

4. 发证机关需要审查的其他有关事项。

（二）现场检查

有下列情况之一的企业，必须进行现场检查：

1. 上一年度新开办的企业。

2. 上一年度检查中存在问题的企业。

3. 因违反有关法律、法规，受到行政处罚的企业。

4. 发证机关认为需要进行现场检查的企业。

《药品经营许可证》换证工作当年，监督检查和换证审查工作可一并进行。

发证机关依法对药品经营企业进行监督检查时，应当将监督检查的情况和处理结果予以记录，由监督检查人员签字后归档。公众有权查阅有关监督检查记录。现场检查的结果，发证机关应当在《药品经营许可证》副本上记录并予以公告。

（三）《药品经营许可证》的注销

有下列情形之一的，《药品经营许可证》由原发证机关注销：

1. 《药品经营许可证》有效期届满未换证的。
2. 药品经营企业终止经营药品或者关闭的。
3. 《药品经营许可证》被依法撤销、撤回、吊销、收回、缴销或者宣布无效的。
4. 不可抗力导致《药品经营许可证》的许可事项无法实施的。
5. 法律、法规规定的应当注销行政许可的其他情形。

药品监督管理部门(机构)注销《药品经营许可证》的,应当自注销之日起 5 个工作日内通知有关工商行政管理部门。企业终止经营药品或者关闭的,《药品经营许可证》由原发证机关缴销。发证机关吊销或者注销、缴销《药品经营许可证》的,应当及时通知工商行政管理部门,并向社会公布。

第三节　药品经营质量管理规范

药品经营质量管理规范(good supply practice for pharmaceutical products,GSP),是指在药品经营全过程中针对计划采购、验收检查、储存养护、出库运输、销售及售后服务等环节而制定的保证药品符合质量标准的一系列管理原则和要求。其核心是通过严格的管理程序和制度,对药品经营全过程进行质量控制,保证向用户提供优质的药品和优质的服务。药品经营质量管理从原始的商品质量管理,经过全面质量管理逐步走向规范化的 GSP 管理,经历了一个漫长的过程。

一、GSP 制度的发展与演变

(一)国外 GSP 简介

药品在流通领域的质量管理规范(GSP)在国际上尚未形成像 GMP 那样较为系统和通行的方法,在世界上还没有得到广泛的推广。1980 年国际药品联合会在西班牙马德里召开的全体大会上,通过决议呼吁各成员国实施《药品供应管理规范》(GSP),对世界在药品流通领域中推行 GSP 起到积极的作用。日本是世界上实施 GSP 较早的国家,起到了良好的管理效果。西欧一些国家在推行与 GSP 相类似的 GDP(《良好的药品分销管理规范》),欧共体要求所有成员国的药品商业企业必须遵循 GDP。英国于 1984 开始推行 GDP,并取得良好效果。美国没有全国统一的 GDP,但通过各州立法委员会立法予以大力推行。

(二)我国 GSP 实施情况

《药品经营质量管理规范》(GSP)是国家药品监督管理局于 2000 年 4 月 30 日发布的,自 2000 年 7 月 1 日起实施。2012 年 11 月 6 日经卫生部部务会审议通过,2013 年 1 月 22 日公布,同年 6 月 1 日起施行。2013 年 10 月 23 日原国家食品药品监督管理总局公告 2013 年第 38 号,发布《冷藏、冷冻药品的储存与运输管理》《药品经营企业计算机系统》《温湿度自动监测》《药品收货与验收》和《验证管理》5 个附录,作为《药品经营质量管理规范》配套文件。药品 GSP 附录属于规范性附录类别,是药品 GSP 内容不可分割的部分,可以视为药品 GSP 正文的附加条款,与药品 GSP 正文条款具有同等效力。2015 年 5 月 18 日经原国家食品药品监督管理总局局务会议审议通过,并于 2015 年 6 月 25 日公布,自公布之日起施行。2016 年 6 月 30 日原国家食品药品监督管理总局对《药品经营质量管理规范》进行了修正,本书主要介绍 2016 年新修正的《药品经营质量管理规范》的主要内容。

二、GSP 的特点与基本要求

（一）GSP 的特点

GSP 是药品经营质量管理实践中总结出来，并经过抽象、升华而成的规范化条款，它的目的是为了指导药品经营企业规范经营，避免不良经营行为导致药品质量发生变化，致使假、劣药品流入市场进入药品使用消费领域。作为一种规范，它是全行业的共同行为准则。因此 GSP 一般具有如下特点：

1. GSP 条款是目标要求　要达到 GSP 提出的要求，各经营企业必须根据本企业的实际情况制订出一系列规范化程序文件，才能确保达到目标。

2. GSP 条款是经营过程的全面质量管理　经营过程的全面质量管理，也就是防范性管理，对凡能引起药品质量变化的关键环节，必须严格管理，强调经营流程的检查与防范紧密结合，且以防范为主要手段。

3. GSP 强调药品经营和质量管理的法律责任　从事药品经营业务，开办药品经营企业都必须依法履行审批手续，自觉接受药品监督管理部门的监督。

4. GSP 将经营服务工作质量纳入管理范畴　药品经营是一种特殊商品的经营，对人员及工作质量要求高。经营就是服务，服务工作质量的好坏直接影响药品经营质量。

5. GSP 具有时效性　GSP 作为国家强制推行的法规，具有很强的时效性。它要根据国家发展需要进行修订和完善，在不同的时期使用不同的版本，只有现行版才具有法律效力。

（二）GSP 的基本要求

GSP 的要求内容很多，它从药品经营各个不同的角度对药品经营工作进行了规范，主要概括起来有以下三大部分：

1. 人员及培训的要求　GSP 根据药品经营环节提出了对各岗位人员素质的要求，包括身体素质、知识技能素质。所有人员必须进行法律法规的培训，各专业岗位除进行法律法规培训外，还要进行专业知识培训，培训考试考核不合格者不得上岗。

2. 设施、设备的要求　GSP 对不同的药品经营企业提出了不同的硬件设施及设备要求，达不到要求的不得从事药品经营业务。

3. 管理制度的要求　GSP 主要强调的是过程的控制和管理，所以管理程序和管理制度，是 GSP 的工作重点。GSP 要求每一个工作环节都要有管理制度、操作规程，并严格按制度和规程执行，如实按规定做好记录，确保药品经营质量的可控性和可追溯性。

三、我国现行 GSP 的主要内容

《药品管理法》第 16 条规定："药品经营企业必须按照国务院药品监督管理部门依据本法制定的《药品经营质量管理规范》经营药品。药品监督管理部门按照规定对药品经营企业是否符合《药品经营质量管理规范》要求进行认证，对认证合格的，发给证书。"

我国《药品经营质量管理规范》于 2000 年 4 月 30 日以国家药品监督管理局令第 20 号公布，2012 年 11 月 6 日卫生部部务会议第 1 次修订，2015 年 5 月 18 日原国家食品药品监督管理总局局务会议第 2 次修订。根据 2016 年 6 月 30 日国家食品药品监督管理总局局务会议通过、2016 年 7 月 13 日国家食品药品监督管理总局令第 28 号公布的《关于修改〈药品经营质量管理规范〉的决定》修正。《规范》分总则、药品批发的质量管理、药品零售的质量管理、附则 4 章 184 条,自发布之日起施行。

（一）总则

明确了《药品经营质量管理规范》是药品经营质量管理的基本准则;药品经营企业应当严格执行规范。药品经营企业应当坚持诚实守信,依法经营。禁止任何虚假、欺骗行为。在药品采购、储存、销售、运输等环节采取有效的质量控制措施,确保药品质量,并按照国家有关要求建立药品追溯系统,实现药品可追溯。

药品生产企业销售药品、药品流通过程中其他涉及储存与运输药品的,也应当符合规范相关要求。

（二）药品批发的质量管理

1. 质量管理体系　企业应当依据有关法律法规及本规范的要求建立质量管理体系,确定质量方针,制定质量管理体系文件,开展质量策划、质量控制、质量保证、质量改进和质量风险管理等活动。企业质量管理体系应当与其经营范围和规模相适应,包括组织机构、人员、设施设备、质量管理体系文件及相应的计算机系统等。定期以及在质量管理体系关键要素发生重大变化时,组织开展内审。对内审的情况进行分析,依据分析结论制定相应的质量管理体系改进措施,不断提高质量控制水平,保证质量管理体系持续有效运行。

2. 组织机构与质量管理　企业负责人是药品质量的主要责任人。企业质量负责人应当由高层管理人员担任,全面负责药品质量管理工作,独立履行职责,在企业内部对药品质量管理具有裁决权。企业应当设立质量管理部门,有效开展质量管理工作。质量管理部门的职责不得由其他部门及人员履行。

3. 人员与培训

（1）企业负责人:应当具有大学专科以上学历或者中级以上专业技术职称,经过基本的药学专业知识培训,熟悉有关药品管理的法律法规及本规范。

（2）企业质量负责人:应当具有大学本科以上学历、执业药师资格和 3 年以上药品经营质量管理工作经历,在质量管理工作中具备正确判断和保障实施的能力。

（3）企业质量管理部门负责人:应当具有执业药师资格和 3 年以上药品经营质量管理工作经历,能独立解决经营过程中的质量问题。

（4）企业质量管理人员:应当具有药学中专或者医学、生物、化学等相关专业大学专科以上学历或者具有药学初级以上专业技术职称。

（5）企业药品验收、养护人员:应当具有药学或者医学、生物、化学等相关专业中专以上学历或者具有药学初级以上专业技术职称。

（6）企业中药材、中药饮片验收人员:应当具有中药学专业中专以上学历或者具有中药学中级以上专业技术职称;直接收购地产中药材的,验收人员应当具有中药学中级以上专业技术职称。

（7）企业中药材、中药饮片养护人员:应当具有中药学专业中专以上学历或者具有中药学初级以上专业技术职称。

（8）企业采购人员:应当具有药学或者医学、生物、化学等相关专业中专以上学历。

（9）企业销售、储存人员：应当具有高中以上文化程度。

从事疫苗配送的，还应当配备2名以上专业技术人员专门负责疫苗质量管理和验收工作，专业技术人员应当具有预防医学、药学、微生物学或者医学等专业本科以上学历及中级以上专业技术职称，并有3年以上从事疫苗管理或者技术工作经历。

企业应当对各岗位人员进行与其职责和工作内容相关的岗前培训和继续培训，以符合规范要求。质量管理、验收、养护、储存等直接接触药品岗位的人员应当进行岗前及年度健康检查，并建立健康档案。患有传染病或者其他可能污染药品的疾病的，不得从事直接接触药品的工作。身体条件不符合相应岗位特定要求的，不得从事相关工作。

4. 质量管理体系文件　企业制定质量管理体系文件应当符合企业实际。文件包括质量管理制度、部门及岗位职责、操作规程、档案、报告、记录和凭证等。文件的起草、修订、审核、批准、分发、保管，以及修改、撤销、替换、销毁等应当按照文件管理操作规程进行，并保存相关记录。企业应当保证各岗位获得与其工作内容相对应的必要文件，并严格按照规定开展工作。记录及凭证应当至少保存5年。疫苗、特殊管理的药品的记录及凭证按相关规定保存。

5. 设施与设备　企业应当具有与其药品经营范围、经营规模相适应的经营场所和库房。库房的选址、设计、布局、建造、改造和维护应当符合药品储存的要求，防止药品的污染、交叉污染、混淆和差错。药品储存作业区、辅助作业区应当与办公区和生活区分开一定距离或者有隔离措施。

（1）库房设施设备：药品与地面之间有效隔离的设备；避光、通风、防潮、防虫、防鼠等设备；有效调控温湿度及室内外空气交换的设备；自动监测、记录库房温湿度的设备；符合储存作业要求的照明设备；用于零货拣选、拼箱发货操作及复核的作业区域和设备；包装物料的存放场所；验收、发货、退货的专用场所；不合格药品专用存放场所；经营特殊管理的药品有符合国家规定的储存设施。经营中药材、中药饮片的，应当有专用的库房和养护工作场所，直接收购地产中药材的应当设置中药样品室（柜）。

（2）冷藏、冷冻设施设备：与其经营规模和品种相适应的冷库，经营疫苗的应当配备两个以上独立冷库；用于冷库温度自动监测、显示、记录、调控、报警的设备；冷库制冷设备的备用发电机组或者双回路供电系统；对有特殊低温要求的药品，应当配备符合其储存要求的设施设备；冷藏车及车载冷藏箱或者保温箱等设备。运输药品应当使用封闭式货物运输工具。运输冷藏、冷冻药品的冷藏车及车载冷藏箱、保温箱应当符合药品运输过程中对温度控制的要求。冷藏车具有自动调控温度、显示温度、存储和读取温度监测数据的功能；冷藏箱及保温箱具有外部显示和采集箱体内温度数据的功能。储存、运输设施设备的定期检查、清洁和维护应当由专人负责，并建立记录和档案。

6. 校准与验证　企业应当按照国家有关规定，对计量器具、温湿度监测设备等定期进行校准或者检定。企业应当对冷库、储运温湿度监测系统以及冷藏运输等设施设备进行使用前验证、定期验证及停用时间超过规定时限的验证。

7. 计算机系统　企业应当建立能够符合经营全过程管理及质量控制要求的计算机系统，实现药品质量可追溯。

企业计算机系统应当符合以下要求：有支持系统正常运行的服务器和终端机；有安全、稳定的网络环境，有固定接入互联网的方式和安全可靠的信息平台；有实现部门之间、岗位之间信息传输和数据共享的局域网；有药品经营业务票据生成、打印和管理功能；有符合规范要求及企业管理实际需要的应用软件和相关数据库。

8. 采购企业的采购活动应当符合以下要求：

（1）确定供货单位的合法资格。

（2）确定所购入药品的合法性。

（3）核实供货单位销售人员的合法资格。

（4）与供货单位签订质量保证协议。

采购中涉及的首营企业、首营品种，采购部门应当填写相关申请表格，经过质量管理部门和企业质量负责人的审核批准。必要时应当组织实地考察，对供货单位质量管理体系进行评价。

企业应当定期对药品采购的整体情况进行综合质量评审，建立药品质量评审和供货单位质量档案，并进行动态跟踪管理。

9. 收货与验收　企业应当按照规定的程序和要求对到货药品逐批进行收货、验收，防止不合格药品入库。

（1）药品到货时，收货人员应当核实运输方式是否符合要求，并对照随货同行单（票）和采购记录核对药品，做到票、账、货相符。验收药品应当按照药品批号查验同批号的检验报告书。

（2）对每次到货药品进行逐批抽样验收，抽取的样品应当具有代表性。

（3）验收人员应当对抽样药品的外观、包装、标签、说明书以及相关的证明文件等逐一进行检查、核对；验收结束后，应当将抽取的完好样品放回原包装箱，加封并标示。做好验收记录，包括药品的通用名称、剂型、规格、批准文号、批号、生产日期、有效期、生产厂商、供货单位、到货数量、到货日期、验收合格数量、验收结果等内容。验收人员应当在验收记录上签署姓名和验收日期。

10. 储存与养护　企业应当根据药品的质量特性对药品进行合理储存，并符合以下要求：按包装标示的温度要求储存药品，包装上没有标示具体温度的，按照《中华人民共和国药典》规定的贮藏要求进行储存；储存药品相对湿度为35%～75%；在人工作业的库房储存药品，按质量状态实行色标管理：合格药品为绿色，不合格药品为红色，待确定药品为黄色；储存药品应当按照要求采取避光、遮光、通风、防潮、防虫、防鼠等措施；搬运和堆码药品应当严格按照外包装标示要求规范操作，堆码高度符合包装图示要求，避免损坏药品包装；药品按批号堆码，不同批号的药品不得混垛，垛间距不小于5厘米，与库房内墙、顶、温度调控设备及管道等设施间距不小于30厘米，与地面间距不小于10厘米；药品与非药品、外用药与其他药品分开存放，中药材和中药饮片分库存放；特殊管理的药品应当按照国家有关规定储存；拆除外包装的零货药品应当集中存放；储存药品的货架、托盘等设施设备应当保持清洁，无破损和杂物堆放；未经批准的人员不得进入储存作业区，储存作业区内的人员不得有影响药品质量和安全的行为；药品储存作业区内不得存放与储存管理无关的物品。

养护人员应当根据库房条件、外部环境、药品质量特性等对药品进行养护，主要内容是：指导和督促储存人员对药品进行合理储存与作业；检查并改善储存条件、防护措施、卫生环境;对库房温湿度进行有效监测、调控;按照养护计划对库存药品的外观、包装等质量状况进行检查,并建立养护记录;对储存条件有特殊要求的或者有效期较短的品种应当进行重点养护;发现有问题的药品应当及时在计算机系统中锁定和记录,并通知质量管理部门处理;对中药材和中药饮片应当按其特性采取有效方法进行养护并记录,所采取的养护方法不得对药品造成污染;定期汇总、分析养护信息。

11. 销售　企业应当将药品销售给合法的购货单位,并对购货单位的证明文件、采购人员及提货人员的身份证明进行核实,保证药品销售流向真实、合法。企业应当严格审核购货单位的生产范围、经营范围或者诊疗范围,并按照相应的范围销售药品。企业销售药品,应当如实开具发票,做到票、账、货、款一致,并做好销售记录。

12. 出库　出库时应当对照销售记录进行复核。发现以下情况不得出库,并报告质量管理部门处理:药品包装出现破损、污染、封口不牢、衬垫不实、封条损坏等问题;包装内有异常响动或者液体渗漏;标签脱落、字迹模糊不清或者标识内容与实物不符;药品已超过有效期;其他异常情况的药品。药品出库复核应当建立记录,包括购货单位、药品的通用名称、剂型、规格、数量、批号、有效期、生产厂商、出库日期、质量状况和复核人员等内容。药品出库时,应当附加盖企业药品出库专用章原印章的随货同行单(票)。

冷藏、冷冻药品的装箱、装车等项作业,应当由专人负责并符合以下要求:车载冷藏箱或者保温箱在使用前应当达到相应的温度要求;应当在冷藏环境下完成冷藏、冷冻药品的装箱、封箱工作;装车前应当检查冷藏车辆的启动、运行状态,达到规定温度后方可装车;启运时应当做好运输记录,内容包括运输工具和启运时间等。

13. 运输与配送　企业应当按照质量管理制度的要求,严格执行运输操作规程,并采取有效措施保证运输过程中的药品质量与安全。运输药品,应当根据药品的包装、质量特性并针对车况、道路、天气等因素,选用适宜的运输工具,采取相应措施防止出现破损、污染等问题。企业应当根据药品的温度控制要求,在运输过程中采取必要的保温或者冷藏、冷冻措施。运输过程中,药品不得直接接触冰袋、冰排等蓄冷剂,防止对药品质量造成影响。在冷藏、冷冻药品运输途中,应当实时监测并记录冷藏车、冷藏箱或者保温箱内的温度数据。企业委托其他单位运输药品的,应当对承运方运输药品的质量保障能力进行审计,索取运输车辆的相关资料,符合规范运输设施设备条件和要求的方可委托。

14. 售后　管理企业发现已售出药品有严重质量问题,应当立即通知购货单位停售、追回并做好记录,同时向药品监督管理部门报告。企业应当按照质量管理制度的要求,制定投诉管理操作规程,内容包括投诉渠道及方式、档案记录、调查与评估、处理措施、反馈和事后跟踪等。

(三) 药品零售的质量管理

1. 质量管理与职责　企业应当按照有关法律法规及本规范的要求制定质量管理文件,开展质量管理活动,确保药品质量。企业应当具有与其经营范围和规模相适应的经营条件,包括组织机构、人员、设施设备、质量管理文件,并按照规定设置计算机系统。企业负责人是药品质量的主要责任人,负责企业日常管理,负责提供必要的条件,保证质量管理部门和质量管理人员有效履行职责,确保企业按照本规范要求经营药品。

2. 人员管理 企业法定代表人或者企业负责人应当具备执业药师资格。企业应当按照国家有关规定配备执业药师,负责处方审核,指导合理用药。质量管理、验收、采购人员应当具有药学或者医学、生物、化学等相关专业学历或者具有药学专业技术职称。从事中药饮片质量管理、验收、采购人员应当具有中药学中专以上学历或者具有中药学专业初级以上专业技术职称。营业员应当具有高中以上文化程度或者符合省级药品监督管理部门规定的条件。中药饮片调剂人员应当具有中药学中专以上学历或者具备中药调剂员资格。

企业各岗位人员应当接受相关法律法规及药品专业知识与技能的岗前培训和继续培训。直接接触药品岗位的人员进行岗前及年度健康检查,并建立健康档案。患有传染病或者其他可能污染药品的疾病的,不得从事直接接触药品的工作。

3. 文件 企业应当按照有关法律法规及本规范规定,制定符合企业实际的质量管理文件。文件包括质量管理制度、岗位职责、操作规程、档案、记录和凭证等,并对质量管理文件定期审核、及时修订。企业应当采取措施确保各岗位人员正确理解质量管理文件的内容,保证质量管理文件有效执行。

4. 设施与设备 企业的营业场所应当与其药品经营范围、经营规模相适应,并与药品储存、办公、生活辅助及其他区域分开。营业场所应当具有相应设施或者采取其他有效措施,避免药品受室外环境的影响,并做到宽敞、明亮、整洁、卫生。

营业场所应当有以下营业设备:货架和柜台;监测、调控温度的设备;经营中药饮片的,有存放饮片和处方调配的设备;经营冷藏药品的,有专用冷藏设备。

经营第二类精神药品、毒性中药品种和罂粟壳的,有符合安全规定的专用存放设备;药品拆零销售所需的调配工具、包装用品。

企业应当建立能够符合经营和质量管理要求的计算机系统,并满足药品电子监管的实施条件。

企业设置库房的,应当做到库房内墙、顶光洁,地面平整,门窗结构严密;有可靠的安全防护、防盗等措施。

仓库应当有以下设施设备:药品与地面之间有效隔离的设备;避光、通风、防潮、防虫、防鼠等设备;有效监测和调控温湿度的设备;符合储存作业要求的照明设备;验收专用场所;不合格药品专用存放场所;经营冷藏药品的,有与其经营品种及经营规模相适应的专用设备。

5. 采购与验收 企业采购、验收药品,应当按照药品批发企业相关规定要求进行。

6. 陈列与储存 企业应当对营业场所温度进行监测和调控,以使营业场所的温度符合常温要求。企业应当定期进行卫生检查,保持环境整洁。存放、陈列药品的设备应当保持清洁卫生,不得放置与销售活动无关的物品,并采取防虫、防鼠等措施,防止污染药品。

药品的陈列应当符合以下要求:按剂型、用途以及储存要求分类陈列,并设置醒目标志,类别标签字迹清晰、放置准确;药品放置于货架(柜),摆放整齐有序,避免阳光直射;处方药、非处方药分区陈列,并有处方药、非处方药专用标识;处方药不得采用开架自选的方式陈列和销售;外用药与其他药品分开摆放;拆零销售的药品集中存放于拆零专柜或者专区;第二类精神药品、毒性中药品种和罂粟壳不得陈列;冷藏药品放置在冷藏设备中,按规定对温度进行监测和记录,并保证存放温度符合要求;中药饮片柜斗谱的书写应当正名正字;装斗前应当复核,防止错斗、串斗;应当定期清斗,防止饮片生虫、发霉、变质;不同批号的饮片装斗前应当清斗并记录;经营非药品应当设置专区,与药品区域明显隔离,并有醒目标志。

7. 销售管理 企业应当在营业场所的显著位置悬挂《药品经营许可证》、营业执照、执业药师注册证等。营业人员应当佩戴有照片、姓名、岗位等内容的工作牌,是执业药师和药学技术人员的,工作牌还应当标明执业资格或者药学专业技术职称。在岗执业的执业药师应当挂牌明示。

销售药品应当符合以下要求:处方经执业药师审核后方可调配;对处方所列药品不得擅自更改或者代用,对有配伍禁忌或者超剂量的处方,应当拒绝调配,但经处方医师更正或者重新签字确认的,可以调配;调配处方后经过核对方可销售;处方审核、调配、核对人员应当在处方上签字或者盖章,并按照有关规定保存处方或者其复印件;销售近效期药品应当向顾客告知有效期;销售中药饮片做到计量准确,并告知煎服方法及注意事项;提供中药饮片代煎服务,应当符合国家有关规定。

企业销售药品应当开具销售凭证,内容包括药品名称、生产厂商、数量、价格、批号、规格等,并做好销售记录。

8. 售后管理 企业应当在营业场所公布药品监督管理部门的监督电话,设置顾客意见簿,及时处理顾客对药品质量的投诉。企业应当按照国家有关药品不良反应报告制度的规定,收集、报告药品不良反应信息。

企业发现已售出药品有严重质量问题,应当及时采取措施追回药品并做好记录,同时向药品监督管理部门报告。

(四) 附则

明确药品零售连锁企业总部的管理应当符合本规范药品批发企业相关规定,门店的管理应当符合本规范药品零售企业相关规定。对企业信息化管理、药品储运温湿度自动监测、药品验收管理、药品冷链物流管理、零售连锁管理等具体要求,由原国家食品药品监督管理总局以附录方式另行制定。

《规范》中主要相关术语的含义是:

首营企业:采购药品时,与本企业首次发生供需关系的药品生产或者经营企业。

首营品种:本企业首次采购的药品。

(五) 附录内容简介

1. 附录一 《冷藏、冷冻药品的储存与运输管理》

经营冷藏、冷冻药品的企业,在收货、验收、储存、养护、出库、运输等环节,应根据药品包装标示的贮藏要求,采用经过验证确认的设施设备、技术方法和操作规程,对冷藏、冷冻药品储存过程中的温湿度状况、运输过程中的温度状况,进行实时自动监测和控制,保证药品的储运环境温湿度控制在规定范围内。对经营冷藏、冷冻药品的企业在储存与运输的过程中,确保温湿度控制在规定范围内,做了详细规定。

储存、运输过程中,冷藏、冷冻药品的码放应当符合以下要求:

(1) 冷库内药品的堆垛间距,药品与地面、墙壁、库顶部的间距符合《规范》的要求;冷库内制冷机组出风口100厘米范围内,以及高于冷风机出风口的位置,不得码放药品。

（2）冷藏车厢内,药品与厢内前板距离不小于10厘米,与后板、侧板、底板间距不小于5厘米,药品码放高度不得超过制冷机组出风口下沿,确保气流正常循环和温度均匀分布。

2. 附录二 《药品经营企业计算机系统》

药品经营企业应当建立与经营范围和经营规模相适应的计算机系统,能够实时控制并记录药品经营各环节和质量管理全过程,并符合药品追溯的实施条件。对企业计算机系统硬件及网络环境等方面做了详细的规定。

药品批发企业系统的硬件设施和网络环境应当符合以下要求:

（1）有支持系统正常运行的服务器。

（2）质量管理、采购、收货、验收、储存、养护、出库复核、销售等岗位配备专用的终端设备。

（3）有稳定、安全的网络环境,有固定接入互联网的方式和可靠的信息安全平台。

（4）有实现相关部门之间、岗位之间信息传输和数据共享的局域网。

（5）有符合《规范》及企业管理实际需要的应用软件和相关数据库。

3. 附录三 《温湿度自动监测》

企业应当按照 GSP 的要求,在储存药品的仓库中和运输冷藏、冷冻药品的设备中配备温湿度自动监测系统。系统应当对药品储存过程的温湿度状况和冷藏、冷冻药品运输过程的温度状况进行实时自动监测和记录,有效防范储存运输过程中可能发生的影响药品质量安全的风险,确保药品质量安全。并对自动监测系统的误差及监控记录时间做了具体的要求。

系统温湿度测量设备的最大允许误差应当符合以下要求:

（1）测量范围在 $0 \sim 40℃$ 之间,温度的最大允许误差为 $\pm0.5℃$。

（2）测量范围在 $-25 \sim 0℃$ 之间,温度的最大允许误差为 $\pm1.0℃$。

（3）相对湿度的最大允许误差为 $\pm5\%$ RH。

系统应当自动对药品储存运输过程中的温湿度环境进行不间断监测和记录。

应当至少每隔1分钟更新一次测点温湿度数据,在药品储存过程中至少每隔30分钟自动记录一次实时温湿度数据,在运输过程中至少每隔5分钟自动记录一次实时温度数据。当监测的温湿度值超出规定范围时,系统应当至少每隔2分钟记录一次实时温湿度数据。

4. 附录四 《药品收货与验收》

企业应当按照国家有关法律法规及 GSP 要求,制定药品收货与验收标准。对药品收货与验收过程中出现的不符合质量标准或疑似假、劣药的情况,应当交由质量管理部门按照有关规定进行处理,必要时上报药品监督管理部门。对药品收货、抽样检查、验收做了详细规定。

企业应当对每次到货的药品进行逐批抽样验收,抽取的样品应当具有代表性:

（1）对到货的同一批号的整件药品按照堆码情况随机抽样检查。整件数量在2件及以下的,要全部抽样检查;整件数量在2件以上至50件以下的,至少抽样检查3件;整件数量在50件以上的,每增加50件,至少增加抽样检查1件,不足50件的,按50件计。

（2）对抽取的整件药品需开箱抽样检查，从每整件的上、中、下不同位置随机抽取 3 个最小包装进行检查，对存在封口不牢、标签污损、有明显重量差异或外观异常等情况的，至少再增加一倍抽样数量，进行再检查。

（3）对整件药品存在破损、污染、渗液、封条损坏等包装异常的，要开箱检查至最小包装。

（4）到货的非整件药品要逐箱检查，对同一批号的药品，至少随机抽取一个最小包装进行检查。

企业按照《规范》的相关规定，进行药品直调的，可委托购货单位进行药品验收。购货单位应当严格按照《规范》的要求验收药品，建立专门的直调药品验收记录。验收当日应当将验收记录相关信息传递给直调企业。

5. 附录五　《验证管理》

GSP 中涉及的验证范围与内容，包括对冷库、冷藏车、冷藏箱、保温箱以及温湿度自动监测系统等进行验证。确认相关设施、设备及监测系统能够符合规定的设计标准和要求，并能安全、有效地正常运行和使用。确保冷藏、冷冻药品在储存、运输过程中的质量安全。

（1）按规范要求制定验证方案并根据验证方案实施验证。

（2）根据验证对象及项目，合理设置验证测点。

（3）根据验证的内容及目的，确定相应的验证项目。

（4）确定适宜的持续验证时间，以保证验证数据的充分、有效及连续。

（5）确保所有验证数据的真实、完整、有效、可追溯，并按规定保存。

（6）验证使用的温度传感器应当适用被验证设备的测量范围，其温度测量的最大允许误差为 ±0.5℃。

四、GSP 认证管理

《药品经营质量管理规范认证管理办法（试行）》运行一年多后，国家药品监督管理局对其进行修订，并于 2004 年 4 月 24 日正式印发《药品经营质量管理规范认证管理办法》，自发布之日起施行。

GSP 认证是药品监督管理部门依法对药品经营企业药品经营质量管理监督的一种手段，是对药品经营企业实施 GSP 情况的检查、评价并决定是否发给认证证书的监督管理过程。新开办的药品批发企业和药品零售企业，应当自取得《药品经营许可证》之日起 30 日内申请 GSP 认证。

（一）GSP 认证管理部门

1. 国家药品监督管理局负责全国 GSP 认证工作统一领导和监督管理；负责现国家认证认可监督管理部门在 GSP 认证方面的工作协调；负责国际间药品经营质量管理认证领域的互认工作；制定《GSP 认证现场检查评定标准》《GSP 认证现场检查项目》和《GSP 认证现场检查工作程序》。

2. 国家药品监督管理局药品认证管理中心负责实施国家药品监督管理局组织的有关 GSP 认证的监督检查；负责对省、自治区、直辖市 GSP 认证机构进行技术指导。

3. 省、自治区、直辖市 GSP 药品监督管理部门负责组织本地区药品经营企业的 GSP 认证；建立 GSP 认证检查员库，并制定适应本地区认证管理需要的规章制度和工作程序;在本地区设置 GSP 认证机构,承担 GSP 认证工作。

（二）GSP 认证申请与受理

1. 申请 GSP 认证的药品经营企业应具备的条件　具有企业法人资格的药品经营企业,或非专营药品的企业法人下属的药品经营企业,或不具有企业法人资格且无上级主管单位承担质量管理责任的药品经营实体;具有依法领取的《药品经营许可证》和《企业法人营业执照》或《营业执照》。

2. 申请 GSP 认证的药品经营企业应填报的资料　申请认证的企业填报的资料应包括《药品经营质量管理规范认证申请书》;《药品经营许可证》和营业执照复印件;企业实施 GSP 情况自查报告;企业非违规经销假劣药品问题的说明及有效的证明文件;企业负责人员和质量管理人员情况表;企业验收、养护人员情况表;企业质量管理组织、机构的设置与职能框图;企业经营场所和仓库的平面布局图;企业药品经营质量管理制度目录。

3. 申请材料初审

（1）药品经营企业将认证申请书及资料报所在地设区的市级药品监督管理机构或者省、自治区、直辖市药品监督管理部门直接设置的县级药品监督管理机构进行初审。

（2）初审一般仅限于对申请书及申报资料的审查。但如果对申报资料有疑问而需要现场核实,或者企业在提出申请前 12 个月内发生过经销假劣药品的问题而需要现场核查时,应对申请认证企业进行现场核查,并根据现场核查结果对申请予以处理。

（3）初审部门应在收到认证申请书及资料起 10 个工作日内完成初审,初审合格的将其认证申请书和资料移送省、自治区、直辖市 GSP 药品监督管理部门审查。

4. 省、自治区、直辖市 GSP 药品监督管理部门对申请材料的审查

（1）在收到认证申请书及资料之日起 25 个工作日内完成审查,并将是否受理意见填入认证申请书,在 3 个工作日内以书面形式通知初审部门和申请认证企业。

（2）对同意受理的认证申请,应在通知初审部门和企业的同时,将认证申请书及资料转送本地区设置的认证机构;不同意受理的,应说明原因。

（3）审查中对认证申请书和资料中有疑问的,应一次性通知初审部门,由初审部门要求企业限期予以说明或补充资料;逾期未说明或资料仍不符合要求的予以退审。

（三）GSP 现场检查

1. 现场检查前的准备

（1）认证机构自收到企业认证申请资料之日起 15 个工作日内,应组织对企业进行现场检查。检查前,应将现场检查通知书提前 3 日发送至被检查企业,同时抄送省、自治区、直辖市 GSP 药品监督管理部门和初审部门。

（2）认证机构应按照预先规定的方法,从认证检查员库随机抽取 3 名 GSP 认证检查员组成现场检查组。

（3）对企业非法人分支机构,应按规定进行抽查。其中,药品批发企业分支机构按其数量以 30% 的比例抽查。药品零售连锁企业门店数量小于或等于 30 家的,按 20% 的比例抽查,但不得少于 3 家;大于 30 家的,按 10% 的比例抽查,但不得少于 6 家。

2. 现场检查工作程序及内容

（1）现场验收组依照《GSP 认证现场检查工作程序》及有关规定，实施现场检查，检查结果将作为评定和审核的主要依据。

（2）现场检查时，有关药品监督管理部门可选派 1 名观察员协助工作。

（3）现场检查结束后，检查组应依据检查结果对照《GSP 认证现场检查评定标准》作出检查结论并提交检查报告。如企业对检查结论产生异议，可向检查组作出说明或解释，直至提出复议。如最终双方仍未达成一致，应将上述记录和检查报告等有关资料一并交认证机构。

（4）通过现场检查的企业，应针对检查结论中提出的缺陷项目提交整改报告，并于现场检查 7 个工作日内报送认证机构。

（四）审批与发证

1. GSP 认证企业的审批

（1）认证机构在收到报告之日起 10 个工作日内，根据检查组现场报告并结合有关情况，提出审核意见，送交省、自治区、直辖市 GSP 药品监督管理部门审批。

（2）省、自治区、直辖市 GSP 药品监督管理部门在收到审核意见之日起 15 个工作日内进行审查，作出认证是否合格或者限期整改的结论。

（3）被要求限期整改的企业，应在接到通知的 3 个月内向省、自治区、直辖市 GSP 药品监督管理部门和认证机构报送整改报告，提出复查申请。认证机构应在收到复查申请的 15 个工作日内组织复查。

（4）省、自治区、直辖市 GSP 药品监督管理部门对通过认证现场检查的企业，在进行审查前应通过媒体向社会公示，其中药品批发企业应通过国家药品监督管理局政府网站向社会公示。在审查的规定时间内，如果没有出现针对这一企业的投诉、举报等问题，可根据审查结果作出结论；如果出现问题，必须在组织核查后，根据核查结果再作结论。

（5）认证合格的企业，省、自治区、直辖市 GSP 药品监督管理部门应在本地区公布；对认证合格的药品批发企业，除在本地区公布外，还应通过国家药品监督管理局政府网站向全国公布。

2. GSP 认证证书的发放

（1）省、自治区、直辖市 GSP 药品监督管理部门对认证合格的企业颁发《药品经营质量管理规范认证证书》；对认证不合格的企业，应予以书面通知。企业可在通知下发之日 6 个月重新申请 GSP 认证。

（2）《药品经营质量管理规范认证证书》仅对认证企业发放，对其所属分支机构不予发放。

（3）《药品经营质量管理规范认证证书》有效期 5 年，有效期满前 3 个月内，由企业提出重新认证的申请。省、自治区、直辖市 GSP 药品监督管理部门依照规定的程序，对申请企业进行检查和复审，合格的换发证书；审查不合格以及认证证书期满但未重新申请认证的，应收回或撤销原认证证书，并按规定予以公布。

（4）《药品经营质量管理规范认证证书》由国家药品监督管理局统一印制。

（五）监督检查

1. 监督检查的形式　各级药品监督管理部门应对认证合格的药品经营企业进行

监督检查,以确认认证合格企业是否仍然符合认证标准。监督检查包括跟踪检查、日常抽查和专项检查3种形式。国家药品监督管理局对各地的GSP认证工作进行监督检查,必要时可对企业进行实地检查。

(1)跟踪检查:省、自治区、直辖市GSP药品监督管理部门应在企业认证合格后24个月内,组织对其认证的药品经营企业进行一次跟踪检查,检查企业质量管理的运行状况和认证检查中出现问题的整改情况。

(2)日常抽查:设区的市级药品监督管理机构或省、自治区、直辖市GSP药品监督管理部门直接设置的县级药品监督管理机构应结合日常监督管理工作,定期对辖区内认证合格企业进行一定比例的抽查,检查企业是否能按照GSP的规定从事药品经营活动。

(3)专项检查:认证合格的药品经营企业在认证证书有效期内,如果改变经营规模和经营范围,或在经营场所、经营条件等方面以及零售连锁门店数量上发生变化,省、自治区、直辖市GSP药品监督管理部门应组织对其进行专项检查。具体有以下3种情况:

1)药品批发企业和药品零售连锁企业(总部)的办公、营业场所和仓库迁址。

2)企业经营规模扩大,导致企业类型改变。

3)零售连锁企业增加了门店数量。

2. 监督检查的处罚　发现不符合GSP要求的认证合格企业,药品监督管理部门应按照《药品管理法》第79条的规定,要求限期予以纠正或者给予行政处罚。对严重违反或屡次违反GSP规定的企业,其所在地省、自治区、直辖市GSP药品监督管理部门应依法撤销其GSP认证证书并按规定予以公布。对撤销认证证书以及认证证书过期失效的企业,如再次申请认证,需在撤销证书和证书失效之日6个月后方可提出。

第四节　《药品流通监督管理办法》的主要内容

1999年6月15日,国家药品监督管理局就发布了《药品流通监督管理办法(暂行)》,同年8月1日开始施行。通过近8年的执法实践,原国家食品药品监督管理局对暂行本进行修改。于2007年1月31日正式颁布了《药品流通监督管理办法》(以下简称《办法》),同年5月1日开始施行。《办法》共分5章47条。

一、总则

明确了制定《办法》的目的、适用范围。药品生产、经营企业、医疗机构应对其生产、经营、使用的药品质量负责。

目的:为了加强药品监督管理,规范药品流通秩序,保证药品质量。

范围:适用于在中华人民共和国境内从事药品购销及其监督管理的单位或者个人。

二、药品生产、经营企业购销药品的管理

(一)药品生产、经营企业在购销药品时应履行的职责

1. 对其药品购销行为负责并承担法律责任。

2. 应对其药品购销人员进行相关法律、法规和专业知识培训,建立培训档案。

3. 加强药品销售人员的管理,并对其销售行为作出具体的规定。

4. 药品生产企业和药品批发企业销售药品时,应提供下列资料。

(1) 加盖本企业原印章的《药品生产许可证》或《药品经营许可证》和营业执照的复印件。

(2) 加盖本企业原印章的所销售药品的批准证明文件复印件。

(3) 销售进口药品的,按照国家有关规定提供相关证明文件。

药品生产企业、药品批发企业派出人员销售药品,除提供上述资料外,还应当提供加盖本企业印章的授权书复印件。授权书原件应当载明授权销售的品种、地域、期限,注明销售人员的身份证号码,并加盖本企业原印章和企业法定代表人印章(或者签名)。销售人员应出示授权书原件及本人身份证原件,供药品采购方核实。

5. 药品生产企业、药品批发企业销售药品时,应当开具标明供货单位名称、药品名称、生产厂商、批号、数量、价格等内容的销售凭证。

6. 药品零售企业销售药品时,应当开具药品名称、生产厂商、批号、数量、价格等内容的销售凭证。

7. 药品生产、经营企业采购药品时,应按规定索取、查验、留存供货企业有关证件、资料和销售凭证。

8. 药品零售企业应当按药品分类管理的要求,凭处方销售处方药。

经营处方药和甲类非处方药的药品零售企业,执业药师或其他依法资格认定的药学技术人员不在岗时,应当挂牌告知,并停止销售处方药和甲类非处方药。

9. 药品说明书要求低温、冷藏储存的药品,药品生产、经营企业应当按照有关规定,使用低温、冷藏设施设备运输和储存。

(二) 药品生产、经营企业购销药品时禁止性规定

1. 不得在药品监督管理部门核准的地址以外的场所储存或者现货销售药品。

2. 只能销售本企业生产的药品,不得销售本企业受委托生产的或者他人生产的药品。

3. 不得以展示会、博览会、交易会、订货会、产品宣传会等方式现货销售药品。

4. 未经药品监督管理部门审核同意,药品经营企业不得改变经营方式。

5. 知道或者应当知道他人从事无证生产、经营药品行为的,不得为其提供药品。

6. 不得为他人以本企业的名义经营药品提供场所,或者资质证明文件,或者票据等便利条件。

7. 不得购进和销售医疗机构配制的制剂。

8. 不得以搭售、买药品赠药品、买商品赠药品等方式向公众赠送处方药或者甲类非处方药。

9. 不得采用邮寄、互联网交易等方式向公众销售处方药。

10. 禁止非法收购药品。

三、医疗机构购进药品、储存药品的管理

(一) 医疗机构购进、储存药品应履行的职责

1. 应当具有与所使用药品相适应的场所、设备、仓储设施和卫生环境,配备相应

的药学技术人员,并设立药品质量管理机构或配备质量管理人员,建立药品保管制度。

2. 购进药品时,应索取、查验、保存供货企业有关证件、资料和票据。

3. 购进药品,必须建立并执行进货检查验收制度,并建立真实完整的药品购进记录。药品购进记录必须保存至超过药品有效期1年,但不得少于3年。

4. 储存药品,应当制订和执行有关药品保管、养护的制度,并采取必要的措施,保证药品质量。应当将药品与非药品分开存放;中药材、中药饮片、化学药品、中成药应分别储存、分类存放。

5. 以集中招标方式采购药品的,应当遵守药品管理法律、法规等有关规定。

（二）医疗机构购进、储存药品时禁止的行为规定

1. 医疗机构和计划生育技术服务机构不得未经诊疗直接向患者提供药品。

违反本条规定的,责令限期改正,情节严重的,给予通报。

2. 医疗机构不得采用邮寄、互联网交易等方式直接向公众销售处方药。

第五节　互联网药品交易服务的管理

当代科学技术发展突飞猛进,人类已经进入信息时代。随着电脑和互联网的广泛使用,越来越多的传统方式被改变,特别是利用互联网进行商业贸易活动越来越普遍。一般我们把通过互联网进行交易的商贸业务,称之为电子商务。

国务院《关于进一步完善药品生产流通使用政策若干意见》国办发〔2017〕13号文件,要求推进"互联网+药品流通"服务模式,以满足群众安全便捷用药需求为中心,积极发挥"互联网+药品流通"在减少交易成本、提高流通效率、促进信息公开、打破垄断等方面的优势和作用。引导"互联网+药品流通"规范发展,支持药品流通企业与互联网企业加强合作,推进线上线下融合发展,培育新兴业态。规范零售药店互联网零售服务,推广"网订店取""网订店送"等新型配送方式。鼓励有条件的地区依托现有信息系统,开展药师网上处方审核、合理用药指导等药事服务。食品药品监管、商务等部门要建立完善互联网药品交易管理制度,加强日常监管。

一、电子商务

电子商务是指在信息社会中利用电子工具和互联网络,按照一定规范从事商品的贸易活动。传统的商务活动,商品从厂商向最终消费者流动是以商流形式进行的,分别通过物流、信息流、资金流、所有权流来完成。电子商务通过加速信息流,可以大幅度地减少人流,提高交易速度,节约交易成本。

（一）电子商务的特点

电子商务与传统的商务活动相比,它的最大优点就是利用互联网进行信息传递,使商业贸易变得越来越容易。过去往往要通过纸质文件、电话等传递的信息,互联网可快速地通过电子文档完成。甚至商业洽谈也可在互联网上完成。电子商务一般具有如下特点:

1. 信息传递快、可以互动、易于更新。

2. 不受时间和空间的限制。

3. 具有系统性、社会性和层次性。

（二）电子商务的基本模式

电子商务可分为以下 4 种模式：

1. 企业与企业之间的电子商务　企业通过使用互联网或其他网络，来寻找最佳合作伙伴，完成从交易磋商、订购到结算的全部交易行为。

2. 企业与消费者之间的电子商务　是消费者利用互联网直接参与交易活动的形式，或者说是零售业的电子化。

3. 企业、消费者与政府之间的电子商务　这种模式覆盖了企业、个人与政府的各种商务、事务和政务。

4. 消费者与消费者或个人与个人之间的电子商务　是通过互联网之间进行信息交换，如发 E-mail 及文本传输、网上个人物品拍卖等，这是电子商务的最基本形式。

二、互联网药品交易服务审批暂行规定

互联网药品交易服务是指通过互联网提供药品（包括医疗器械、直接接触药品的包装材料和容器）交易服务的电子商务活动。为了加强药品监督管理，规范互联网药品交易，原国家食品药品监督管理局依据药品管理的法律、法规及其他相关的法律、法规，于 2005 年 9 月制定了《互联网药品交易服务审批暂行规定》，自 2005 年 12 月 1 日开始实施。

（一）互联网药品交易服务的形式

互联网药品交易服务包括为药品生产企业、药品经营企业和医疗机构之间的互联网药品交易提供的服务，药品生产企业、药品批发企业通过自身网站与本企业成员之外的其他企业进行的互联网药品交易以及向个人消费者提供的互联网药品交易服务。

（二）互联网药品交易服务企业应具备的条件

1. 为药品生产企业、药品经营企业和医疗机构之间的互联网药品交易提供服务的企业，应当具备以下条件：

（1）依法设立的企业法人。

（2）提供互联网药品交易服务的网站已获得从事互联网药品信息服务的资格。

（3）拥有与开展业务相适应的场所、设施、设备，并具备自我管理和维护的能力。

（4）具有健全的网络与交易安全保障措施以及完整的管理制度。

（5）具有完整保存交易记录的能力、设施和设备。

（6）具备网上查询、生成订单、电子合同、网上支付等交易服务功能。

（7）具有保证上网交易资料和信息的合法性、真实性的完善的管理制度、设备与技术措施。

（8）具有保证网络正常运营和日常维护的计算机专业技术人员，具有健全的企业内部管理机构和技术保障机构。

（9）具有药学或者相关专业本科学历，熟悉药品、医疗器械相关法规的专职专业人员组成的审核部门负责网上交易的审查工作。

2. 通过自身网站与本企业成员之外的其他企业进行互联网药品交易的药品生产企业和药品批发企业应当具备以下条件：

（1）提供互联网药品交易服务的网站已获得从事互联网药品信息服务的资格。

（2）具有与开展业务相适应的场所、设施、设备，并具备自我管理和维护的能力。

（3）具有健全的管理机构,具备网络与交易安全保障措施以及完整的管理制度。

（4）具有完整保存交易记录的设施、设备。

（5）具备网上查询、生成订单、电子合同等基本交易服务功能。

（6）具有保证网上交易的资料和信息的合法性、真实性的完善管理制度、设施、设备与技术措施。

3. 向个人消费者提供互联网药品交易服务的企业,应当具备以下条件:

（1）依法设立的药品连锁零售企业。

（2）提供互联网药品交易服务的网站已获得从事互联网药品信息服务的资格。

（3）具有健全的网络与交易安全保障措施以及完整的管理制度。

（4）具有完整保存交易记录的能力、设施和设备。

（5）具备网上咨询、网上查询、生成定单、电子合同等基本交易服务功能。

（6）对上网交易的品种有完整的管理制度与措施。

（7）具有与上网交易的品种相适应的药品配送系统。

（8）具有执业药师负责网上实时咨询,并有保存完整咨询内容的设施、设备及相关管理制度。

（9）从事医疗器械交易服务,应当配备拥有医疗器械相关专业学历、熟悉医疗器械相关法规的专职专业人员。

（三）互联网药品交易服务企业申报与审批

1. 从事互联网药品交易服务的企业必须经过审查验收并取得互联网药品交易服务机构资格证书。

互联网药品交易服务机构的验收标准由国家药品监督管理部门统一制定。互联网药品交易服务机构资格证书由国家药品监督管理部门统一印制,有效期 5 年。

2. 为药品生产企业、药品经营企业和医疗机构之间的互联网药品交易提供服务的企业,由国家药品监督管理部门审批。

3. 通过自身网站与本企业成员之外的其他企业进行互联网药品交易的药品生产企业、药品批发企业和向个人消费者提供互联网药品交易服务的企业,由省、自治区、直辖市药品监督管理部门审批。

（四）互联网药品交易服务管理规定

1. 为药品生产企业、药品经营企业和医疗机构之间的互联网药品交易提供服务的企业不得参与药品生产、经营;不得与行政机关、医疗机构和药品生产经营企业存在隶属关系、产权关系和其他经济利益关系。

2. 通过自身网站与本企业成员之外的其他企业进行互联网药品交易的药品生产企业和药品批发企业只能交易本企业生产或者本企业经营的药品,不得利用自身网站提供其他互联网药品交易服务。

3. 向个人消费者提供互联网药品交易服务的企业只能在网上销售本企业经营的非处方药,不得向其他企业或者医疗机构销售药品。

4. 在互联网上进行药品交易的药品生产企业、药品经营企业和医疗机构必须通过（食品）药品监督管理部门和电信业务主管部门审核同意的互联网药品交易服务企业进行交易。参与互联网药品交易的医疗机构只能购买药品,不得上网销售药品。

5. 交易达成后,产品的配送应符合有关法律法规的规定。零售药店网上销售药品,应有完整的配送记录;配送记录至少应包括如下内容:发货时对产品状态和时间的确认记录、交货时消费者对产品外观和包装以及时间等内容的确认记录;配送记录应保存至产品有效期满后 1 年,但不得少于 3 年。

6. 提供互联网药品交易服务的企业必须在其网站首页显著位置标明互联网药品交易服务机构资格证书号码。

7. 提供互联网药品交易服务的企业变更网站网址、企业名称、企业法定代表人、企业地址等事项的,应填写《互联网药品交易服务变更申请表》,并提前 30 个工作日向原审批部门申请办理变更手续,变更程序与原申请程序相同。变更服务范围的原有的资格证书收回,按本规定重新申请,重新审批。

8. 提供互联网药品交易服务的企业需要歇业、停业半年以上的,应在其停止服务前一个月向所在地省、自治区、直辖市药品监督管理部门提出书面备案申请。省、自治区、直辖市药品监督管理部门收到备案申请后,应当在 10 个工作日内通知电信管理部门。

在互联网药品交易服务机构资格证书有效期内,歇业、停业的企业需要恢复营业的,应当向其备案的省、自治区、直辖市药品监督管理部门申请重新验收,经验收合格,方可恢复营业。

（五）法律责任

1. 未取得互联网药品交易服务机构资格证书,擅自从事互联网药品交易服务或者互联网药品交易服务机构资格证书超出有效期的,药品监督管理部门责令限期改正,给予警告;情节严重的,移交信息产业主管部门等有关部门依照有关法律、法规规定予以处罚。

2. 提供互联网药品交易服务的企业有下列情形之一的,药品监督管理部门责令限期改正,给予警告;情节严重的,撤销其互联网药品交易服务机构资格,并注销其互联网药品交易服务机构资格证书。

（1）未在其网站主页显著位置标明互联网药品交易服务机构资格证书号码的。

（2）超出审核同意范围提供互联网药品交易服务的。

（3）为药品生产企业、药品经营企业和医疗机构之间的互联网药品交易提供服务的企业与行政机关、医疗机构和药品生产经营企业存在隶属关系、产权关系或者其他经济利益关系的。

（4）有关变更事项未经审批的。

3. 为药品生产企业、药品经营企业和医疗机构之间的互联网药品交易提供服务的企业直接参与药品经营的,药品监督管理部门依照《中华人民共和国药品管理法》第 73 条进行处罚,撤销其互联网药品交易服务机构资格,并注销其互联网药品交易服务机构资格证书,同时移交信息产业主管部门等有关部门依照有关法律、法规规定予以处罚。

4. 药品生产企业、药品经营企业和医疗机构通过未经审批同意或者超出审批同意范围的互联网药品交易服务企业进行互联网药品交易的,药品监督管理部门责令改正,给予警告。

5. 向个人消费者提供互联网药品交易服务的药品连锁零售企业在网上销售处方药或者向其他企业或者医疗机构销售药品的,药品监督管理部门依照药品管理法律法规给予处罚,撤销其互联网药品交易服务机构资格,并注销其互联网药品交易服务机构资格证书,同时移交信息产业主管部门等有关部门依照有关法律、法规的规定予以处罚。

复习思考题

扫一扫,
测一测

1. 什么是药品流通渠道?
2. 开办药品批发企业的条件有哪些?
3. 什么是 GSP? GSP 有哪些特点?
4. 药品生产、经营企业在购销药品时应履行哪些职责?
5. 电子商务具有哪些特点?

（周铁文）

第十三章

医疗机构药事管理

学习要点

药事管理与药物治疗学委员会、医疗机构药事管理规定；医疗机构制剂注册管理、制剂配制质量管理及制剂配制监督管理；调剂与处方管理；医疗机构药品临床应用及监督管理。

第一节 概　述

一、医疗机构药事管理的概念

医疗机构是以救死扶伤，防病治病，为公民的健康服务为宗旨，从事疾病诊断、治疗活动的社会组织。医疗机构，是指依据《医疗机构管理条例》和《医疗机构管理条例实施细则》的规定，经登记取得《医疗机构执业许可证》的机构。

我国医疗机构的类别分为：①综合医院、中医医院、中西医结合医院、民族医医院、专科医院、康复医院；②妇幼保健院；③中心卫生院、乡（镇）卫生院、社区卫生服务中心（站）；④疗养院；⑤综合门诊部、专科门诊部、中医门诊部、中西医结合门诊部、民族医门诊部；⑥诊所、中医诊所、民族医诊所、卫生所、医务室、卫生保健所、卫生站；⑦村卫生室（所）；⑧急救中心、急救站；⑨临床检验中心；⑩专科疾病防治院、专科疾病防治所、专科疾病防治站；以及护理院、护理站、其他诊疗机构。

开办医疗机构必须依照国务院 1994 年 9 月 1 日颁布施行的《医疗机构管理条例》规定，办理申请、审批、登记手续，领取《医疗机构执业许可证》，方能开展医疗诊疗活动。

为加强医疗机构药事管理，促进药物合理应用，保障公众身体健康，根据《中华人民共和国药品管理法》《医疗机构管理条例》和《麻醉药品和精神药品管理条例》等有关法律、法规。原卫生部、国家中医药管理局、总后勤部卫生部在总结各地对《医疗机构药事管理暂行规定》实施情况的基础上，结合当前国家药物政策以及医疗机构药事管理工作的新形势和新任务，共同对《暂行规定》进行了修订，于 2011 年 1 月 30 日联合发出通知，印发了《医疗机构药事管理规定》。

《医疗机构药事管理规定》所称的医疗机构药事管理，是指"医疗机构以患者为中心,以临床药学为基础,对临床用药全过程进行有效的组织实施与管理,促进临床科学、合理用药的药学技术服务和相关的药品管理工作"。

二、医疗机构药事管理部门及其职能

医疗机构药事管理是对医疗机构中一切与药品、药品临床应用和药学服务相关事务的综合管理。医疗机构的药事管理涉及多个部门的工作,需要由一专门机构进行协调、指导。

《医疗机构药事管理规定》要求二级以上医院应当设立药事管理与药物治疗学委员会;其他医疗机构应当成立药事管理与药物治疗学组。

药事管理委员会(组)与药物治疗学组是医院行政部门的咨询机构,主要任务是制定医院内部的药品目录和处方手册,审核药品采购计划,制定药品使用规范,组织药物疗效评价工作。

(一)药事管理与药物治疗学委员会的组成

成立医疗机构药事管理与药物治疗学组的医疗机构由药学、医务、护理、医院感染、临床科室等部门负责人和具有药师、医师以上专业技术职务任职资格人员组成。

医疗机构负责人任药事管理与药物治疗学委员会(组)主任委员,药学和医务部门负责人任药事管理与药物治疗学委员会(组)副主任委员。

药事管理与药物治疗学委员会(组)应当建立健全相应工作制度,日常工作由药学部门负责。

(二)药事管理与药物治疗学委员会(组)的职责

1. 贯彻执行医疗卫生及药事管理等有关法律、法规、规章。审核制定本机构药事管理和药学工作规章制度,并监督实施。

2. 制定本机构药品处方集和基本用药供应目录。

3. 推动药物治疗相关临床诊疗指南和药物临床应用指导原则的制定与实施,监测、评估本机构药物使用情况,提出干预和改进措施,指导临床合理用药。

4. 分析、评估用药风险和药品不良反应、药品损害事件,并提供咨询与指导。

5. 建立药品遴选制度,审核本机构临床科室申请的新购入药品、调整药品品种或者供应企业和申报医院制剂等事宜。

6. 监督、指导麻醉药品、精神药品、医疗用毒性药品及放射性药品的临床使用与规范化管理。

7. 对医务人员进行有关药事管理法律法规、规章制度和合理用药知识教育培训;向公众宣传安全用药知识。

第二节　医疗机构药事组织管理

一、医疗机构药学部门的任务

我国的医疗机构已基本实现分级管理,各级医疗机构药学部门的任务也有所不同。其基本任务可概括为:

(一)药物临床应用管理

药物临床应用管理是对医疗机构临床诊断、预防和治疗疾病用药全过程实施监督管理。医疗机构应当遵循安全、有效、经济的合理用药原则,尊重患者对药品使用的知情权和隐私权。

1. 医疗机构应当依据国家基本药物制度,抗菌药物临床应用指导原则和中成药临床应用指导原则,制定本机构基本药物临床应用管理办法,建立并落实抗菌药物临床应用分级管理制度。并且应当建立由医师、临床药师和护士组成的临床治疗团队,开展临床合理用药工作。

2. 医疗机构应当遵循有关药物临床应用指导原则、临床路径、临床诊疗指南和药品说明书等合理使用药物;对医师处方、用药医嘱的适宜性进行审核;应当配备临床药师,临床药师应当全职参与临床药物治疗工作,对患者进行用药教育,指导患者安全用药。

3. 医疗机构应当建立临床用药监测、评价和超常预警制度,对药物临床使用的安全性、有效性和经济性进行监测、分析、评估,实施处方和用药医嘱点评与干预。而且应当建立药品不良反应、用药错误和药品损害事件监测报告制度。临床科室发现药品不良反应、用药错误和药品损害事件后,应当积极救治患者,要立即向药学部门报告,并做好观察与记录。医疗机构应当按照国家有关规定向相关部门报告药品不良反应,有用药错误和药品损害事件应当立即向所在地县级卫生行政部门报告。

4. 医疗机构应当结合临床和药物治疗,开展临床药学和药学研究工作,并提供必要的工作条件,制订相应管理制度,加强领导与管理。

（二）药剂管理

1. 药品采购的规定

（1）医疗机构应当根据《国家基本药物目录》《处方管理办法》《国家处方集》《药品采购供应质量管理规范》等制订本机构《药品处方集》和《基本用药供应目录》,编制药品采购计划,按规定购入药品。

（2）医疗机构应当制订本机构药品采购工作流程;建立健全药品成本核算和账务管理制度;严格执行药品购入检查、验收制度;不得购入和使用不符合规定的药品。

（3）医疗机构临床使用的药品应当由药学部门统一采购供应。经药事管理与药物治疗学委员会(组)审核同意,核医学科可以购用、调剂本专业所需的放射性药品。其他科室或者部门不得从事药品的采购、调剂活动,不得在临床使用非药学部门采购供应的药品。

2. 药品保管、养护的规定　医疗机构应当制定和执行药品保管制度,定期对库存药品进行养护与质量检查。药品库的仓储条件和管理应当符合药品采购供应质量管理规范的有关规定。化学药品、生物制品、中成药和中药饮片应当分别储存,分类定位存放。易燃、易爆、强腐蚀性等危险性药品应当另设仓库单独储存,并设置必要的安全设施,制定相关的工作制度和应急预案。麻醉药品、精神药品、医疗用毒性药品、放射性药品等特殊管理的药品,应当按照有关法律、法规、规章的相关规定进行管理和监督使用。

3. 药品调剂管理的规定

（1）药学专业技术人员应当严格按照《药品管理法》《处方管理办法》药品调剂质量管理规范等法律、法规、规章制度和技术操作规程,认真审核处方或者用药医嘱,经适宜性审核后调剂配发药品。发出药品时应当告知患者用法用量和注意事项,指导患者合理用药。

（2）医疗机构门急诊药品调剂室应当实行大窗口或者柜台式发药。住院（病房）药品调剂室对注射剂按日剂量配发,对口服制剂药品实行单剂量调剂配发。肠外营养液、危害药品静脉用药应当实行集中调配供应。

4. 静脉用药集中调配、供应的规定　医疗机构根据临床需要建立静脉用药调配中心（室）,实行集中调配供应。静脉用药调配中心（室）应当符合静脉用药集中调配质量管理规范,由所在地设区的市级以上卫生行政部门组织技术审核、验收,合格后方可集中调配静脉用药。在静脉用药调配中心（室）以外调配静脉用药,参照静脉用药集中调配质量管理规范执行。医疗机构建立的静脉用药调配中心（室）应当报省级卫生行政部门备案。

（三）药学专业技术人员配置与管理

1. 医疗机构药学专业技术人员按照有关规定取得相应的药学专业技术职务任职资格。医疗机构直接接触药品的药学人员,应当每年进行健康检查。患有传染病或者其他可能污染药品的疾病的,不得从事直接接触药品的工作。

2. 医疗机构药学专业技术人员不得少于本机构卫生专业技术人员的8%。建立静脉用药调配中心（室）的,医疗机构应当根据实际需要另行增加药学专业技术人员数量。

3. 医疗机构应当根据本机构性质、任务、规模配备适当数量临床药师,三级医院临床药师不少于5名,二级医院临床药师不少于3名。临床药师应当具有高等学校临床药学专业或者药学专业本科毕业以上学历,并应当经过规范化培训。

4. 医疗机构应当加强对药学专业技术人员的培养、考核和管理,制订培训计划,组织药学专业技术人员参加毕业后规范化培训和继续医学教育,将完成培训及取得继续医学教育学分情况,作为药学专业技术人员考核、晋升专业技术职务任职资格和专业岗位聘任的条件之一。

5. 医疗机构药师工作职责:

（1）负责药品采购供应、处方或者用药医嘱审核、药品调剂、静脉用药集中调配和医院制剂配制,指导病房（区）护士请领、使用与管理药品。

（2）参与临床药物治疗,进行个体化药物治疗方案的设计与实施,开展药学查房,为患者提供药学专业技术服务。

（3）参加查房、会诊、病例讨论和疑难、危重患者的医疗救治,协同医师做好药物使用遴选,对临床药物治疗提出意见或调整建议,与医师共同对药物治疗负责。

（4）开展抗菌药物临床应用监测,实施处方点评与超常预警,促进药物合理使用。

（5）开展药品质量监测,药品严重不良反应和药品损害的收集、整理、报告等工作。

（6）掌握与临床用药相关的药物信息,提供用药信息与药学咨询服务,向公众宣传合理用药知识。

（7）结合临床药物治疗实践,进行药学临床应用研究;开展药物利用评价和药物临床应用研究;参与新药临床试验和新药上市后安全性与有效性监测。

（8）其他与医院药学相关的专业技术工作。

（四）监督管理

1. 医疗机构不得使用非药学专业技术人员从事药学专业技术工作或者聘其为药学部门主任。

2. 医疗机构如出现未建立药事管理组织机构，药事管理工作和药学专业技术工作混乱，造成医疗安全隐患和严重不良后果的；未按照规定配备药学专业技术人员、建立临床药师制，不合理用药问题严重，并造成不良影响的；未执行有关的药品质量管理规范和规章制度，导致药品质量问题或用药错误，造成医疗安全隐患和严重不良后果的；非药学部门从事药品购用、调剂或制剂活动的，将药品购销、使用情况作为个人或者部门、科室经济分配的依据，或者在药品购销、使用中牟取不正当利益的；违反《医疗机构药事管理规定》并造成严重后果的。由县级以上地方卫生、中医药行政部门责令改正、通报批评、给予警告；对于直接负责的主管人员和其他直接责任人员，依法给予降级、撤职、开除等处分。

3. 被检查的医疗机构应当予以配合，如实反映情况，提供必要的资料，不得拒绝、阻碍、隐瞒。

药品质量管理包括对医院购入药品和医院自制制剂的质量控制两方面。药剂科要设立直属药剂科负责人领导的质量监督部门，配备相应的药学专业人员及质量检测设备、设施，建立健全药品质量监督和检验制度，以保证临床用药安全有效。

4. 要加强药品采购全过程的综合监管。严肃查处药品生产经营企业弄虚作假、围标串标、哄抬价格等行为，严格执行诚信记录和市场清退制度。禁止各种形式的地方保护。严肃查处医院违反采购合同、违规网下采购等行为。对通过招标、谈判、定点生产等方式形成的采购价格，医院不得另行组织议价；对医院直接挂网采购药品的价格，要加强市场监测和跟踪，维护公平竞争的市场环境和秩序。规范和净化药品在医院内部的流通渠道，定期向社会公布在医院设立结算户头的药品经营企业名单，接受社会监督。坚决遏制药品购销领域腐败行为、抵制商业贿赂。加强省级药品采购机构廉政制度建设，增强廉洁自律意识，防范和杜绝各种廉政风险。

二、医疗机构药学部门基本组织机构

《医院药剂管理办法》规定：医院药剂科（部或处）根据医院规模设中、西药调剂、制剂，中、西药库，药品检验，药学研究，临床药学，情报资料等专业室（科），并设室（科）主任。

医院药剂科中部门的设置，应根据医院性质、就诊和住院人数、床位数、医院的建筑、药剂科的任务以及历史情况等多种因素综合考虑决定。一般来说，具有一定规模的综合性医院的药剂科，分为中药房和西药房两大部分。现根据卫生部《医院药剂管理办法》及综合医院、中医医院分级管理标准提出的有关要求，对医院药剂组织管理的规定和组织形式简述如下：

1. 二、三级医院必须设立药剂科（部、处），作为医院的职能科室。一级医院设立药事科，作为医技科室，应有专人负责药剂工作。

2. 综合性医院药剂科，根据医院规模、专业性质和工作职责范围，设立药事组织机构。

3. 一级中医医院必须开展中药加工、调剂、煎煮、贮存等业务并建立科室。二级中医医院应设置中、西药调剂室，中药加工炮制室，中、西药制剂室，煎药室，药品质量检验室及情报资料室。有条件的可设灭菌制剂、临床药学、制剂研究（药物研究）等科室。三级中医医院药剂科（部、处）必须设立上述所有科室。中药加工炮制室和煎药室可独立设置或根据需要附于调剂室或制剂室管理。

综合性医院一、二、三级医院，中药科室的设置可根据本院中医药或中西医结合业务工作开展的实际情况考虑，原则上可参考同级中医医院，与其相一致。

国家卫生部于1989年11月29日发布了《综合医院分级管理标准（试行草案）》，对各级各等医院的药剂科机构设置及各科室的工作内容做出了规定。经过近20年的实践，各医疗机构根据自身的条件及需要，对药剂科的机构设置做了必要的调整。目前我国的综合医院药剂科主要由调剂、制剂、药品检验、药品保管、临床药学等职能科室组成（图13-1）。

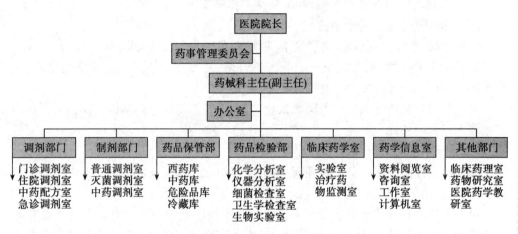

图13-1　我国综合性医院药剂科组织机构图

三、医疗机构药学部门各级人员的管理

医疗机构药学部门人员包括药学技术人员和其他辅助人员，如技术工人、财会人员、文秘人员等。医院药学技术人员是指取得药学类中等专业以上学历，经卫生主管部门考核合格，并经专家评审，取得药学技术职务，在医院从事药学专业技术工作的人员。医院药学部门具有科室设置多，工作门类多的特点。药学部门应根据各类工作岗位的特点配备具有不同技术专长的人员，各科室中还应按一定的比例配备各种专业技术职务等级人员，合理使用专业技术人才。

（一）医院药学技术人员的任职条件

医院药学部门药学技术人员必须取得相应的专业技术职务，才能从事药学专业技术工作。原卫生部、人事部2001年6月11日发布的《预防医学、全科医学、药学、护理、其他卫生技术等专业技术资格考试暂行规定》和《临床医学、预防医学、全科医学、药学、护理、其他卫生技术等专业技术资格考试实施办法》规定，医疗机构药学技术人员必须经全国药学专业技术资格考试合格，并经相应卫生管理部门审评获得任职资格，经所在医疗机构评聘，获得专业技术职称。药学专业技术资格考试实行全国统一组织、统一考试时间、统一考试大纲、统一考试命题、统一合格标准的考试制度，原则上每年进行一次。

药学技术专业资格分为初级资格(药士、药师)、中级资格(主管药师)、高级资格(副主任药师、主任药师)。

获得药学专业技术职务必须符合下列条件:

1. 取得初级资格,聘任药师时,须取得中专学历,担任药士职务满 5 年。取得大专学历,从事本专业工作满 3 年;取得本科学历,从事本专业工作满 1 年。不符合上述条件的人员只可聘任药士职务。

2. 参加药学专业中级资格考试的人员,必须具备下列条件之一:

(1) 取得药学专业中专学历,受聘担任药师职务满 7 年。

(2) 取得药学专业大专学历,从事药师工作满 6 年。

(3) 取得药学专业本科学历,从事药师工作满 4 年。

(4) 取得药学专业硕士学位,从事药师工作满 2 年。

(5) 取得药学专业博士学位。

考试合格,取得中级资格,并符合有关规定,可聘任主管药师职务。

3. 高级资格的取得,须经统一专业考试合格,并报送上级卫生主管部门,经专家组评审,符合有关条件的,可评为高级职务。

卫生部门鼓励药学人员报考国家执业药师,但暂不将执业药师资格作为取得药学专业技术职称的条件。

(二) 药学部门负责人的任职条件

医院药学部门负责人负责管理药学部门各项日常工作,还应是医院药学学科的带头人,具有较高的药学学术水平。《医疗机构药事管理暂行规定》要求,三级医院药学部门负责人应由具有药学专业或药学管理专业本科以上学历并具有本专业高级技术职务任职资格者担任;二级医院药学部门负责人应由具有药学专业或药学管理专业专科以上学历并具有本专业中级以上技术职务任职资格者担任;一级医院和其他医疗机构药学部门负责人应由具有药学专业中专以上学历并具有药师以上药学专业技术职务任职资格者担任。

(三) 医院药学人员的编制

目前我国各级医院药剂科的人员编制依据的是国家卫生部 1978 年颁布的《综合医院组织编制草案》,规定综合性医院的药学人员应占全院医药卫生技术人员总数的 8%,《综合医院分级管理标准(试行草案)》中也做出了同样的规定。

近年来由于各医疗机构的不断发展,医院药学工作内容较以往丰富,药剂科规模及工作人员数量均有不同程度的扩大。有关人士认为药学人员应占医院卫生技术人员总数的 10%,其中具有药师以上技术职称的专业技术人员应占药学人员的 30% 以上。

第三节 调剂与处方管理

调剂业务是医院药剂科的基础性工作,占药学工作任务的大部分。药学人员通过调剂工作直接向患者和临床医、护人员提供药学服务,调剂业务是药物治疗过程的重要环节之一。

处方反映了医、护、药三方在药物治疗活动中的权利与义务。医生根据临床诊断为患者开具处方,设计药物治疗方案;药学人员依据处方调配药品,指导患者用药;护理人员依据处方实施药物治疗。为规范处方管理,提高处方质量,促进合理用药,保障医疗安全,国家卫生部2007年2月14日发布,并于2007年5月1日起施行的《处方管理办法》对处方的格式、书写、调剂进行规范,规定了临床医生开具处方的权限,以及对处方进行管理的办法。

一、调剂业务管理

(一)概念

药品调剂是指配药、配方、发药,也称为调配处方。即由药学人员依据医师开具的处方或临床医嘱,将患者所需药品进行调配,并发送给患者或病区的操作。

(二)处方调剂

调剂处方的基本操作规程可分为6个步骤:

收方→检查处方→调配处方→包装、贴标签→复核处方→发药

(三)药品调剂质量管理

1. 对药学人员的要求　具有药师以上专业技术职务任职资格的人员负责处方审核、评估、核对、发药以及安全用药指导;药士从事处方调配工作。药师在执业的医疗机构取得处方调剂资格。药师签名或者专用签章式样应当在本机构留样备查。药师应当凭医师处方调剂处方药品,非经医师处方不得调剂。

2. 处方审核　收到处方后,药师首先应当认真逐项检查处方前记、正文和后记书写是否清晰、完整,对患者的诊断及其个人情况记录是否准确。并确认处方的合法性。其后要对处方用药适宜性内容进行审核,审核内容主要包括:

(1)规定必须做皮试的药品,处方医师是否注明过敏试验及结果的判定。

(2)处方用药与临床诊断的相符性。

(3)剂量、用法的正确性。

(4)选用剂型与给药途径的合理性。

(5)是否有重复给药现象。

(6)是否有潜在临床意义的药物相互作用和配伍禁忌。

(7)其他用药不适宜情况,如是否有患者禁忌证,特别应注意儿童、老人、妊娠期、哺乳期、肝肾功能不良者的用药是否有禁忌。

药师经处方审核后,认为存在用药不适宜时,应当告知处方医师,请其确认或者重新开具处方。

药师发现严重不合理用药或者用药错误,应当拒绝调剂,及时告知处方医师,并应当记录,按照有关规定报告。

3. 处方调配　药师调剂处方时必须做到"四查十对":查处方,对科别、姓名、年龄;查药品,对药名、剂型、规格、数量;查配伍禁忌,对药品性状、用法用量;查用药合理性,对临床诊断。

进行处方调配时还应注意相关规定:

(1)药师在完成处方调剂后,应当在处方上签名或者加盖专用签章。

(2)药师应当对麻醉药品和第一类精神药品处方,按年月日逐日编制顺序号。

（3）药师对于不规范处方或者不能判定其合法性的处方，不得调剂。

4. 发药　发药时要确认患者身份是否与处方相符。交付药品时，药师要向患者说明药物的用法、用量、注意事项等。

（四）调剂业务运行模式

医院调剂业务可分为门（急）诊调剂业务和住院药房调剂业务两个方面，两者服务对象有各自的特点。《医疗机构药事管理规定》，要求各级医院药剂科门诊药房实行大窗口或柜台式发药，住院药房实行单剂量配发药品。便于药学人员与患、医、护各方的沟通，提高处方调剂的效率。在此基础上各医院根据其规模及服务特点，采取多种调剂服务方式。

1. 门（急）诊调剂工作模式　门（急）诊调剂工作量大，患者取药时间相对集中，药师必须在短时间内完成处方调配工作。门（急）诊药师还要直接向患者提供用药咨询服务，指导患者正确使用药品。

门（急）诊调配处方形式有3种：

（1）独立配方法：1名药师独自完成从收方到发药的整个调剂过程。此方法节省人力，责任清楚。但1人独立配方出现差错时，不易及时纠正。独立配方发药一般适合小药房和急诊药房。

（2）流水作业配方法：收方发药由多个人协同完成。此法由1人收方和审核处方，另设数人调配处方，1人专门核对处方和发药，向患者提供用药指导和咨询服务。这种方法适用于日门诊量数千人次甚至上万人次的大型医院门诊药房。流水作业必须规范配方制度，药师严格按调剂规程操作，以确保调剂准确。

（3）结合法：以两名药师为1组，1人负责收方、审核处方并核对处方发药，另1人负责调配处方。这种方法效率高，差错率少，但要占用较多工作人员。

我国大多数医院已使用计算机信息管理系统进行医院日常诊疗管理和药品管理工作，医师开具处方后，由护理人员将处方输入计算机，或医师直接用计算机开具处方，通过计算机管理系统将处方传至门（急）诊药房和门诊收费室，完成处方划价、计价、收方工作。药师在完成审方、调配处方、核对处方、发药操作后，要将医师处方打印、签字、保存。因此各级医院门诊药房多采用流水作业配方法和结合配方法。

2. 住院部调剂工作模式　住院部处方调剂工作具有调剂药品数量庞大，时间集中的特点，住院部药房必须在规定时间内完成处方调配，及时将药品发送到临床。另外，住院部药房还要及时调配大量的临时治疗用处方。目前我国医院主要采用以下调配方式：

（1）凭方发药：医生给住院患者分别开出处方，护理人员凭处方到住院药房取药，药房依据处方配发。这种配发方式多用于麻醉药品、精神药品、毒性药品和临时治疗用药处方调配。

（2）病区小药柜制：病区使用药品请领单向住院药房领取协商规定数量和品种的药品，存放于病区专设的小药柜。护理人员按医嘱取药发给患者使用。这种调配方式便于临床及时用药，减轻护理人员的工作量。缺点是药师不易了解患者用药情况，不利于对药品实施管理。此法主要用于一些急救药品、消毒药品等的调配。

（3）集中摆药制：是我国医院住院部主要的药品调配方式。药学人员或护理人员根据病区治疗单或医生长期医嘱按患者一次使用剂量将药品摆入患者的服药杯

（盒）内,由病区护理人员核对后发给患者使用。集中摆药制便于药学部门对药品进行管理,避免药品变质和失效。这种方式也利于药学部门了解药品供应和使用情况,保证合理用药,减少差错,提高药疗水平。

住院药房单剂量配方制

住院药房单剂量配方制(Unit Dose Dispensing System)始于美国。20世纪60年代以前美国病区用药采用病区储药制。护士从住院药房领取所需药品,储存于病区。护士按医嘱将药品调配好分发给患者。这种药品调配方式存在差错率高、药品易失效和损失的问题。为了保证药品使用的安全、合理,减少药资源的浪费,美国从20世纪60年代后开始实施住院药房单剂量配方制。

住院药房单剂量配方制由住院药房实施。技术人员在药师的监控下,将患者一次服用剂量的药品包装在一个合适的容器中。单剂量包装存在两种形式,一种是单种药品包装,是对单个药品的一次剂量进行包装,另一种是多种药品包装,是将常见的联用药品包装在一起,但包装容器需经特别设计,使得各种药品之间不能接触。需要单剂量包装的药品大部分是固体口服制剂。

（五）中药调剂业务管理

中医中药是我国传统医药学中的瑰宝,具有独特的防病、治病效果。我国的综合医院、中医医院和部分专科医院均设有中药调剂部门,负责中药处方的调剂、临方炮制、汤剂代煎煮业务。为加强医院中药饮片管理,保障人体用药安全、有效,国家中医药管理局和原卫生部根据《中华人民共和国药品管理法》及其《实施条例》等法律、行政法规的有关规定,于2007年3月12日发布了《医院中药饮片管理规范》。

1. 中药处方特点　传统中药处方中包括汤剂处方、临方炮制方等内容,处方组成复杂。医生有许多习惯书写方式,易造成处方书写混乱。

（1）组成复杂:中药组方一般按"君、臣、佐、使"开列药材,每张处方多由几种甚至几十种药材组成。

（2）并开药物:以一种药名代表两种或两种以上药物,如青陈皮(青皮、陈皮)、天麦冬(天冬、麦冬)等。如果在并开药物的右上方注有"各"字,表示每味药均按处方量称取;如果未注有"各"字,或注有"合"字,则表示每味药取处方量的半量。

（3）药物别名:许多中药材有药典规定的通用名,但医生常在处方中使用中药别名,如金银花又称忍冬花、双花;大黄又称川军、锦纹等。

（4）常规用药:每种中药材有其习惯用法,如黄芪、党参、当归等,习惯用其生品入药,医生未注明炮制方法时,一般按生用配发。

（5）附有脚注:医生常在中药处方药名右上方或下角注明某味药材的使用方法或特殊炮制要求,如对煎药方法的要求,先煎、后下、烊化、包煎、另煎、冲服等。

2. 中药处方调剂管理

（1）审查处方:中药处方内容较复杂,药材用法用量因医生用药习惯有所不同,这要求药学人员有扎实的中医药理论基础和工作经验。进行中药处方审核时要注意:

1）审查医生处方书写格式是否规范,项目不全不予调配。

2）审查处方药名、剂量、剂数、先煎、后下等内容书写是否规范,如有疑问应与处方医生联系,更改之处需医生再次签名。

3）如有相反、相畏等中药配合禁忌时不予调配,确属治疗需要时,经医生再次签名后方可调配。

4）处方中药物用量超剂量,特别是毒性药品超过规定剂量时,应与处方医生联系纠正或重新签字后方可调配。

5）调配含有毒性中药饮片的处方,每次处方剂量不得超过二日极量。对处方未注明"生用"的,应给付炮制品。如在审方时对处方有疑问,必须经处方医生重新审定后方可调配。处方保存两年备查。

6）罂粟壳不得单方发药,必须凭有麻醉药处方权的执业医师签名的淡红色处方方可调配,每张处方不得超过三日用量,连续使用不得超过七日,成人一次的常用量为每天 3~6g。处方保存三年备查。

（2）调配处方:处方经审核、计价,确定无误后,即可进行调配。调配处方时注意:

1）一方多剂时用递减分戥法称量,每味药逐剂回戥,特别是毒性药品要准确称量。

2）坚硬或大块的矿物、果实、种子、动物骨及胶类药材,调配时应捣碎成小块或粗末入药。

3）不得将变质、发霉、虫蛀药材调配入药。

4）先煎、后下、包煎、烊化、另煎、冲服等特殊要求药材应单独包装,并附上详细标签,说明药材的用法。

5）处方调配完毕后,调剂人员应对药、方进行核对,确定无误后,根据处方内容填写好中药包装袋,并在处方上签名以示负责。

（3）检查复核:为保证处方调配准确,杜绝差错,应由药师以上职称中药药学人员对照处方,对已调配好的药品进行复核。二级以上医院应当由主管中药师以上专业技术人员负责调剂复核工作,复核率应当达到100%。

（4）发药:发药时药师应向患者说明药品的煎法、服用方法、饮食禁忌等,以保证患者用药安全、有效。

3. 代煎汤剂的管理

（1）医院开展中药饮片煎煮服务,应当有与之相适应的场地及设备,卫生状况良好,具有通风、调温、冷藏等设施。

（2）医院应当建立健全中药饮片煎煮的工作制度、操作规程和质量控制措施并严格执行。

（3）中药饮片煎煮液的包装材料和容器应当无毒、卫生、不易破损,并符合有关规定。

（六）静脉用药配置管理

传统静脉用药配置工作由临床护理人员实行。住院部药房调配处方后,由护理人员取回所需静脉用药品,在各自的病区治疗室完成配置工作。静脉用药配置必须考虑药物配伍时的物理、化学性质稳定性和生物、药理学方面的合理配伍问题,对配置环境和配置人员的专业能力有较高的要求。传统方法配置环境为非封闭环境,配置人员实行轮班制,各种操作均暴露于非净化空气中,使药液易受污染,所配输液质量不稳定。传统静脉用药配置方式成为潜在的药物使用不安全因素。

20世纪60年代,美、欧等国的部分医院开始实施静脉药物集中配置。我国于1999年始,部分医院药剂科开始尝试进行静脉用药配置业务。

静脉用药配置工作可视为药品调剂工作的延伸,也可看做是医疗机构制剂工作的一部分。这项业务要求在1万级层流净化背景下,局部100级洁净度的封闭环境中,由经培训的药学或护理人员,按照无菌操作程序配置输液。

《医疗机构药事管理规定》要求医疗机构根据临床需要建立静脉用药调配中心(室),实行集中调配供应。静脉用药调配中心(室)应当符合静脉用药集中调配质量管理规范,由所在地设区的市级以上卫生行政部门组织技术审核、验收,合格后方可集中调配静脉用药。在静脉用药调配中心(室)以外调配静脉用药,参照静脉用药集中调配质量管理规范执行。

肠外营养液、危害药品静脉用药应当实行集中调配供应。

医疗机构建立的静脉用药调配中心(室)应当报省级卫生行政部门备案。

1. 静脉用药配置药物的范围　静脉用药配置主要用于长期医嘱处方。静脉用药集中配置时,配置药物用时较长,不适合临时性、应急性用药。半衰期短、稳定性差的药物,急诊、重症监护病房用输液不适于在静脉用药配置中心配置。

2. 静脉用药配置中心设施与设备　静脉用药配置中心按功能及洁净级别可分为数个区域,分别为:

(1) 办公区:配备计算机网络系统。用于接收、审核病区处方,进行处方合理性查询,药品管理等。

(2) 药品库:用于贮备配置输液用药品,除去药品外包装。

(3) 调配区:药师在此区域调配处方,摆放清洁药品。要求洁净度30万级。

(4) 一更衣区:配置人员需洗净手、戴帽子、换鞋等,洁净度10万级。

(5) 二更衣区:配置人员换洁净工作服、手套、口罩等,洁净度1万级。

(6) 药物配置区:护理人员或药学人员配置静脉输液区域。配备有层流工作台、生物安全柜。洁净度1万级,局部100级。

3. 配置流程

(1) 临床医生查房后,根据病情需要,开出医嘱。

(2) 护理人员查对后,通过信息管理系统将处方传送到配置中心。

(3) 药师审核处方,监督检查输液各组分间的物理、化学配伍,生物学、药理学配伍的合理性。

(4) 打印治疗单和输液标签。

(5) 在调配区按每份输液所需药品进行处方调配。对药品内包装进行清洁、查对,送入配置区。

(6) 第2天早上配置人员在配置区按预定的加药顺序配置输液。

(7) 药师按病区对每份输液再次查对。

(8) 对配置好的输液进行封口、包装。

(9) 交临床科室护士核实后发出。

二、处方的管理

（一）处方的概念及格式

1. 处方的概念　《处方管理办法》规定：处方是指由注册的执业医师和执业助理医师（以下简称医师）在诊疗活动中为患者开具的、由取得药学专业技术职务任职资格的药学专业技术人员（以下简称药师）审核、调配、核对，并作为患者用药凭证的医疗文书。处方包括医疗机构病区用药医嘱单。

2. 处方的格式　处方标准由卫生部统一规定，处方格式由省、自治区、直辖市卫生行政部门统一制定，处方由医疗机构按照规定的标准和格式印制。

处方由前记、正文、后记三部分组成。

（1）前记：包括医疗机构名称、费别、患者姓名、性别、年龄、门诊或住院病历号、科别或病区和床位号、临床诊断、开具日期等。可添列特殊要求的项目。

麻醉药品和第一类精神药品处方还应当包括患者身份证明编号，代办人姓名、身份证明编号。

（2）正文：以 Rp 或 R（拉丁文 Recipe"请取"的缩写）标示，分列药品名称、剂型、规格、数量、用法用量。

（3）后记：医师签名或者加盖专用签章，药品金额以及审核、调配，核对、发药药师签名或者加盖专用签章。

3. 处方印制标准

（1）普通处方的印刷用纸为白色。

（2）急诊处方印刷用纸为淡黄色，右上角标注"急诊"。

（3）儿科处方印刷用纸为淡绿色，右上角标注"儿科"。

（4）麻醉药品和第一类精神药品处方印刷用纸为淡红色，右上角标注"麻、精一"。

（5）第二类精神药品处方印刷用纸为白色，右上角标注"精二"。

国内医院已普遍使用计算机信息管理系统进行药品管理，医师多通过计算机网络开具处方。医师利用计算机开具普通处方时，需同时打印纸质处方，其格式和手写处方一致，打印处方经签名后有效。药学人员在调配药品时，必须与打印处方核对无误方可发给药品，并将打印处方收存备查。

（二）医师处方权的获得

1. 经注册的执业医师在执业地点取得相应的处方权。经注册的执业助理医师在医疗机构开具的处方，应当经所在执业地点执业医师签名或加盖专用签章后方有效。

2. 经注册的执业助理医师在乡、民族乡、镇、村的医疗机构独立从事一般的执业活动，可以在注册的执业地点取得相应的处方权。

3. 医师应当在注册的医疗机构签名留样或者专用签章备案后，方可开具处方。

4. 医疗机构应当按照有关规定，对本机构执业医师和药师进行麻醉药品和精神药品使用知识和规范化管理的培训。执业医师经考核合格后取得麻醉药品和第一类精神药品的处方权，药师经考核合格后取得麻醉药品和第一类精神药品调剂资格。

医师取得麻醉药品和第一类精神药品处方权后，方可在本机构开具麻醉药品和第一类精神药品处方，但不得为自己开具该类药品处方。药师取得麻醉药品和第一类精神药品调剂资格后,方可在本机构调剂麻醉药品和第一类精神药品。

5. 试用期人员开具处方,应当经所在医疗机构有处方权的执业医师审核,并签名或加盖专用签章后方有效。

6. 进修医师由接收进修的医疗机构对其胜任本专业工作的实际情况进行认定后授予相应的处方权。

(三) 处方书写规范

医师应当根据医疗、预防、保健需要,按照诊疗规范、药品说明书中的药品适应证、药理作用、用法、用量、禁忌、不良反应和注意事项等开具处方。

开具医疗用毒性药品、放射性药品的处方应当严格遵守有关法律、法规和规章的规定。

医疗机构应当根据本机构性质、功能、任务,制定药品处方集。

医疗机构应当按照经药品监督管理部门批准并公布的药品通用名称购进药品。同一通用名称药品的品种,注射剂型和口服剂型各不得超过 2 种,处方组成类同的复方制剂 1~2 种。因特殊诊疗需要使用其他剂型和剂量规格药品的情况除外。

医师开具处方应当使用经药品监督管理部门批准并公布的药品通用名称、新活性化合物的专利药品名称和复方制剂药品名称。

医师开具院内制剂处方时应当使用经省级卫生行政部门审核、药品监督管理部门批准的名称。

医师可以使用由卫生部公布的药品习惯名称开具处方。

处方书写应当符合下列规则:

1. 患者一般情况、临床诊断填写清晰、完整,并与病历记载相一致。

2. 每张处方限于一名患者的用药。

3. 字迹清楚,不得涂改;如需修改,应当在修改处签名并注明修改日期。

4. 药品名称应当使用规范的中文名称书写,没有中文名称的可以使用规范的英文名称书写;医疗机构或者医师、药师不得自行编制药品缩写名称或者使用代号;书写药品名称、剂量、规格、用法、用量要准确规范,药品用法可用规范的中文、英文、拉丁文或者缩写体书写,但不得使用"遵医嘱""自用"等含糊不清字句。

5. 患者年龄应当填写实足年龄,新生儿、婴幼儿写日、月龄,必要时要注明体重。

6. 西药和中成药可以分别开具处方,也可以开具一张处方,中药饮片应当单独开具处方。

7. 开具西药、中成药处方,每一种药品应当另起一行,每张处方不得超过 5 种药品。

8. 中药饮片处方的书写,一般应当按照"君、臣、佐、使"的顺序排列;调剂、煎煮的特殊要求注明在药品右上方,并加括号,如布包、先煎、后下等;对饮片的产地、炮制有特殊要求的,应当在药品名称之前写明。

9. 药品用法用量应当按照药品说明书规定的常规用法用量使用,特殊情况需要超剂量使用时,应当注明原因并再次签名。

10. 除特殊情况外,应当注明临床诊断。

11. 开具处方后的空白处画一斜线以示处方完毕。

12. 处方医师的签名式样和专用签章应当与院内药学部门留样备查的式样相一

致,不得任意改动,否则应当重新登记留样备案。

13. 药品剂量与数量用阿拉伯数字书写。剂量应当使用法定剂量单位:重量以克(g)、毫克(mg)、微克(μg)、纳克(ng)为单位;容量以升(L)、毫升(ml)为单位;国际单位(IU)、单位(U);中药饮片以克(g)为单位。

片剂、丸剂、胶囊剂、颗粒剂分别以片、丸、粒、袋为单位;溶液剂以支、瓶为单位;软膏及乳膏剂以支、盒为单位;注射剂以支、瓶为单位,应当注明含量;中药饮片以剂为单位。

(四) 处方限制性规定

处方开具当日有效。特殊情况下需延长有效期的,由开具处方的医师注明有效期限,但有效期最长不得超过 3 天。

1. 处方一般不得超过 7 日用量;急诊处方一般不得超过 3 日用量;对于某些慢性病、老年病或特殊情况,处方用量可适当延长,但医师应当注明理由。

医疗用毒性药品、放射性药品的处方用量应当严格按照国家有关规定执行。

2. 为门(急)诊患者开具的麻醉药品注射剂,每张处方为一次常用量;控缓释制剂,每张处方不得超过 7 日常用量;其他剂型,每张处方不得超过 3 日常用量。

第一类精神药品注射剂,每张处方为一次常用量;控缓释制剂,每张处方不得超过 7 日常用量;其他剂型,每张处方不得超过 3 日常用量。哌醋甲酯用于治疗儿童多动症时,每张处方不得超过 15 日常用量。

第二类精神药品一般每张处方不得超过 7 日常用量;对于慢性病或某些特殊情况的患者,处方用量可以适当延长,医师应当注明理由。

3. 为门(急)诊癌症疼痛患者和中、重度慢性疼痛患者开具的麻醉药品、第一类精神药品注射剂,每张处方不得超过 3 日常用量;控缓释制剂,每张处方不得超过 15 日常用量;其他剂型,每张处方不得超过 7 日常用量。

4. 为住院患者开具的麻醉药品和第一类精神药品处方应当逐日开具,每张处方为 1 日常用量。

5. 对于需要特别加强管制的麻醉药品,盐酸二氢埃托啡处方为一次常用量,仅限于二级以上医院内使用;盐酸哌替啶处方为一次常用量,仅限于医疗机构内使用。

6. 医疗机构应当要求长期使用麻醉药品和第一类精神药品的门(急)诊癌症患者和中、重度慢性疼痛患者,每 3 个月复诊或者随诊一次。

(五) 处方管理

处方由调剂处方药品的医疗机构妥善保存。普通处方、急诊处方、儿科处方保存期限为 1 年,医疗用毒性药品、第二类精神药品处方保存期限为 2 年,麻醉药品和第一类精神药品处方保存期限为 3 年。

门(急)诊癌症疼痛患者和中、重度慢性疼痛患者需长期使用麻醉药品和第一类精神药品的,首诊医师应当亲自诊查患者,建立相应的病历,要求其签署《知情同意书》。

病历中应当留存下列材料复印件:

1. 二级以上医院开具的诊断证明。

2. 患者户籍簿、身份证或者其他相关有效身份证明文件。

3. 为患者代办人员身份证明文件。

处方保存期满后,经医疗机构主要负责人批准、登记备案,方可销毁。

（六）监督管理

1. 医疗机构应当加强对本机构处方开具、调剂和保管的管理。

2. 医疗机构应当建立处方点评制度,填写处方评价表,对处方实施动态监测及超常预警,登记并通报不合理处方,对不合理用药及时予以干预。

3. 医疗机构应当对出现超常处方3次以上且无正当理由的医师提出警告,限制其处方权;限制处方权后,仍连续2次以上出现超常处方且无正当理由的,取消其处方权。

4. 医师出现下列情形之一的,处方权由其所在医疗机构予以取消:

（1）被责令暂停执业。

（2）考核不合格离岗培训期间。

（3）被注销、吊销执业证书。

（4）不按照规定开具处方,造成严重后果的。

（5）不按照规定使用药品,造成严重后果的。

（6）因开具处方牟取私利。

5. 未取得处方权的人员及被取消处方权的医师不得开具处方。未取得麻醉药品和第一类精神药品处方资格的医师不得开具麻醉药品和第一类精神药品处方。

6. 除治疗需要外,医师不得开具麻醉药品、精神药品、医疗用毒性药品和放射性药品处方。

（七）法律责任

1. 医疗机构有下列情形之一的,由县级以上卫生行政部门按照《医疗机构管理条例》规定,责令限期改正,并可处以5000元以下的罚款;情节严重的,吊销其《医疗机构执业许可证》:

（1）使用未取得处方权的人员、被取消处方权的医师开具处方的。

（2）使用未取得麻醉药品和第一类精神药品处方资格的医师开具麻醉药品和第一类精神药品处方的。

（3）使用未取得药学专业技术职务任职资格的人员从事处方调剂工作的。

2. 医疗机构未按照规定保管麻醉药品和精神药品处方,或者未依照规定进行专册登记的,按照《麻醉药品和精神药品管理条例》规定,由设区的市级卫生行政部门责令限期改正,给予警告;逾期不改正的,处5000元以上1万元以下的罚款;情节严重的,吊销其印鉴卡;对直接负责的主管人员和其他直接责任人员,依法给予降级、撤职、开除的处分。

3. 医师和药师出现下列情形之一的,由县级以上卫生行政部门按照《麻醉药品和精神药品管理条例》规定予以处罚:

（1）未取得麻醉药品和第一类精神药品处方资格的医师擅自开具麻醉药品和第一类精神药品处方的。

（2）具有麻醉药品和第一类精神药品处方医师未按照规定开具麻醉药品和第一类精神药品处方,或者未按照卫生部制定的麻醉药品和精神药品临床应用指导原则使用麻醉药品和第一类精神药品的。

（3）药师未按照规定调剂麻醉药品、精神药品处方的。

4. 医师出现下列情形之一的,按照《执业医师法》规定,由县级以上卫生行政部门给予警告或者责令暂停六个月以上一年以下执业活动;情节严重的,吊销其执业证书:

(1)未取得处方权或者被取消处方权后开具药品处方的。

(2)未按照本办法规定开具药品处方的。

(3)违反本办法其他规定的。

5. 药师未按照规定调剂处方药品,情节严重的,由县级以上卫生行政部门责令改正、通报批评,给予警告;并由所在医疗机构或者其上级单位给予纪律处分。

6. 县级以上地方卫生行政部门未按照本办法规定履行监管职责的,由上级卫生行政部门责令改正。

第四节 医疗机构制剂管理

一、医疗机构制剂管理概述

(一)医疗机构制剂的概念及发展概况

医疗机构制剂,是指医疗机构根据本单位临床需要经批准而配制、自用的固定处方制剂。医疗机构配制的制剂,应当是市场上没有供应的品种。

与临时配制制剂不同,医疗机构制剂有固定的配制处方、生产工艺,必须在符合要求的环境和生产设施条件下进行生产,因此医疗机构制剂生产具有制药企业生产性质。医疗机构制剂多为稳定性差、效期短、用量少、利润率低,疗效确切的药品,制药企业一般不愿承担这类药品的生产。

为加强对医疗机构制剂的管理,国家药品监督管理局先后于 2001 年 3 月 13 日发布了《医疗机构制剂配制质量管理规范》,于 2005 年 4 月 14 日公布《医疗机构制剂监督管理办法(试行)》,于 2005 年 6 月 22 日公布了《医疗机构制剂注册管理办法(试行)》,对医疗机构制剂的研制、生产、质量控制等方面进行规范,促进了医疗机构制剂质量的提高。

由于国家对医疗机构生产制剂品种的限制,特别是对生产条件要求的提高,使医疗机构制剂品种数量逐渐下降,生产规模逐渐萎缩。但医疗机构制剂仍具有不可取代的地位,仍有一些制剂品种只能由医疗机构生产,特别是一些中药制剂品种。此外,医疗机构制剂研制仍是我国新药开发的一条重要途径。

(二)《药品管理法》及其《实施条例》对有关医疗机构制剂的规定

1.《药品管理法》规定医疗机构配制制剂,须经所在地省、自治区、直辖市人民政府卫生行政部门审核同意,由省、自治区、直辖市人民政府药品监督管理部门批准,发给《医疗机构制剂许可证》。无《医疗机构制剂许可证》的,不得配制制剂。

2.《医疗机构制剂许可证》有效期为 5 年。有效期届满,需要继续配制制剂的,医疗机构应当在许可证有效期届满前 6 个月,按照国务院药品监督管理部门的规定申请换发《医疗机构制剂许可证》。

3. 医疗机构新增配制剂型或者改变配制场所的,应当经所在地省、自治区、直辖市人民政府药品监督管理部门验收合格后,办理《医疗机构制剂许可证》变更登记。

4. 医疗机构配制制剂,必须按照国务院药品监督管理部门的规定报送有关资料和样品,经所在地省、自治区、直辖市人民政府药品监督管理部门批准,并发给制剂批准文号后,方可配制。

5. 医疗机构配制的制剂,应当是本单位临床需要而市场上没有供应的品种,并须经所在地省、自治区、直辖市人民政府药品监督管理部门批准后方可配制。配制的制剂必须按照规定进行质量检验;合格的,凭医师处方在本医疗机构使用。

6. 医疗机构配制的制剂不得在市场上销售或者变相销售,不得发布医疗机构制剂广告。

7. 发生灾情、疫情、突发事件或者临床急需而市场没有供应时,经国务院或者省、自治区、直辖市人民政府的药品监督管理部门批准,在规定期限内,医疗机构配制的制剂可以在指定的医疗机构之间调剂使用。

国务院药品监督管理部门规定的特殊制剂的调剂使用以及省、自治区、直辖市之间医疗机构制剂的调剂使用,必须经国务院药品监督管理部门批准。

二、医疗机构制剂的注册管理

原国家食品药品监督管理总局颁布的《医疗机构制剂注册管理办法(试行)》主要包括制剂申报与审批、调剂使用、补充申请与再注册、监督管理四部分。主要内容为:

(一) 申报与审批

1. 申请医疗机构制剂,应当进行相应的临床前研究,包括处方筛选、配制工艺、质量指标、药理、毒理学研究等。

2. 医疗机构制剂的说明书和包装标签应当按照原国家食品药品监督管理总局有关药品说明书和包装标签的管理规定印制,其文字、图案不得超出核准的内容,并需标注"本制剂仅限本医疗机构使用"字样。

3. 医疗机构制剂的临床研究,应当在本医疗机构按照临床研究方案进行,受试例数不得少于 60 例。

申请配制的化学制剂已有同品种获得制剂批准文号的,可以免于进行临床研究。

4. 省级药品监督管理部门对符合规定申报条件的医疗机构制剂,应准予许可,并向申请人核发《医疗机构制剂注册批件》及制剂批准文号。

医疗机构制剂批准文号的格式为:

X 药制字 H(Z)+4 位年号+4 位流水号。

X:省、自治区、直辖市简称,H:化学制剂,Z:中药制剂。

5. 有下列情形之一的,不得作为医疗机构制剂申报:

(1) 市场上已有供应的品种。

(2) 含有未经原国家食品药品监督管理总局批准的活性成分的品种。

(3) 除变态反应原外的生物制品。

(4) 中药注射剂。

(5) 中药、化学药组成的复方制剂。

(6) 麻醉药品、精神药品、医疗用毒性药品、放射性药品。

(7) 其他不符合国家有关规定的制剂。

(二) 有关再注册的规定

医疗机构制剂批准文号的有效期为 3 年。有效期届满需要继续配制的,申请人应当在有效期届满前 3 个月按照原申请配制程序提出再注册申请,报送有关资料。

有下列情形之一的,省级药品监督管理部门不予批准再注册,并注销制剂批准文号:

1. 市场上已有供应的品种。
2. 按照本办法应予撤销批准文号的。
3. 未在规定时间内提出再注册申请的。
4. 其他不符合规定的。

三、医疗机构制剂配制的质量管理

为对医疗机构制剂配制进行规范,提高医疗机构生产制剂质量,原国家食品药品监督管理总局根据《药品管理法》的规定,参照《药品生产质量管理规范》(GMP)的基本原则,制定了《医疗机构制剂配制质量管理规范》(简称《规范》),此《规范》的内容与 GMP 基本相同。《规范》共 11 章,68 条。以下为其中的主要内容:

(一) 机构与人员

1. 医疗机构制剂配制应在药剂部门设制剂室、药检室和质量管理组织。
2. 医疗机构负责人对本《规范》的实施及制剂质量负责。
3. 制剂室和药检室的负责人应具有大专以上药学或相关专业学历,具有相应管理的实践经验,有对工作中出现的问题作出正确判断和处理的能力。制剂室和药检室的负责人不得互相兼任。
4. 从事制剂配制操作及药检人员,应经专业技术培训,具有基础理论知识和实际操作技能。凡有特殊要求的制剂配制操作和药检人员还应经相应的专业技术培训。

(二) 房屋与设施

1. 各工作间应按制剂工序和空气洁净度级别要求合理布局。一般区和洁净区分开;配制、分装与贴签、包装分开;内服制剂与外用制剂分开;无菌制剂与其他制剂分开。
2. 各种制剂应根据剂型的需要,工序合理衔接,设置不同的操作间,按工序划分操作岗位。
3. 制剂室应具有与所配制剂相适应的物料、成品等库房,并有通风、防潮等设施。
4. 中药材的前处理、提取、浓缩等必须与其后续工序严格分开,并应有有效的除尘、排风设施。
5. 根据制剂工艺要求,划分空气洁净度级别。洁净室(区)内空气的微生物数和尘粒数应符合规定,应定期检测并记录。洁净室(区)应有足够照度,主要工作间的照度宜为 300lux。
6. 洁净室(区)应维持一定的正压,并送入一定比例的新风。洁净室(区)内安装的水池、地漏的位置应适宜,不得对制剂造成污染。100 级洁净区内不得设地漏。

(三) 设备

1. 纯化水、注射用水的制备、储存和分配应能防止微生物的滋生和污染。储罐和输送管道所用材料应无毒、耐腐蚀,管道的设计和安装应避免死角、盲管。
2. 用于制剂配制和检验的仪器、仪表、量具、衡器等其适用范围和精密度应符合制剂配制和检验的要求,应定期校验,并有合格标志。校验记录应至少保存 1 年。

（四）物料

1. 各种物料应按其性能与用途合理存放。对温度、湿度等有特殊要求的物料,应按规定条件储存。挥发性物料的存放,应注意避免污染其他物料。各种物料不得露天存放。

2. 制剂的标签、使用说明书必须与药品监督管理部门批准的内容、式样、文字相一致,不得随意更改;应专柜存放,专人保管,不得流失。

（五）卫生

1. 洁净室（区）应定期消毒。使用的消毒剂不得对设备、物料和成品产生污染。消毒剂品种应定期更换,防止产生耐药菌株。

2. 工作服的选材、式样及穿戴方式应与配制操作和洁净度级别要求相适应。

洁净室工作服的质地应光滑、不产生静电、不脱落纤维和颗粒性物质。无菌工作服必须包盖全部头发、胡须及脚部,并能阻留人体脱落物并不得混穿。

不同洁净度级别房间使用的工作服应分别定期清洗、整理,必要时应消毒或灭菌。洗涤时不应带入附加的颗粒物质。

3. 配制人员应有健康档案,并每年至少体检一次。传染病、皮肤病患者和体表有伤口者不得从事制剂配制工作。

（六）文件

1. 制剂室文件　应包括:

（1）《医疗机构制剂许可证》及申报文件、验收、整改记录。

（2）制剂品种申报及批准文件。

（3）制剂室年检、抽验及监督检查文件及记录。

2. 医疗机构制剂室应有配制管理、质量管理的各项制度和记录。

（1）制剂室操作间、设施和设备的使用、维护、保养等制度和记录。

（2）物料的验收、配制操作、检验、发放、成品分发和使用部门及患者的反馈、投诉等制度和记录。

（3）配制返工、不合格品管理、物料退库、报损、特殊情况处理等制度和记录。

（4）留样观察制度和记录。

（5）制剂室内外环境、设备、人员等卫生管理制度和记录。

3. 制剂配制管理文件　主要有:

（1）配制规程和标准操作规程,包括:制剂名称、剂型、处方、配制工艺的操作要求,原料、中间产品、成品的质量标准和技术参数及储存注意事项,成品容器、包装材料的要求等。

（2）标准操作规程:配制过程中涉及的单元操作(如加热、搅拌、振摇、混合等)具体规定和应达到的要求。

（3）配制记录,包括:编号、制剂名称、配制日期、制剂批号、有关设备名称与操作记录、原料用量、成品和半成品数量、配制过程的控制记录及特殊情况处理记录和各工序的操作者、复核者、清场者的签名等。

4. 配制制剂的质量管理文件　主要有:

（1）物料、半成品、成品的质量标准和检验操作规程。

（2）制剂质量稳定性考察记录。

（3）检验记录。

（七）配制及委托配制管理

1. 经省、自治区、直辖市（食品）药品监督管理部门批准，具有《医疗机构制剂许可证》且取得制剂批准文号，并属于"医院"类别的医疗机构的中药制剂，可以委托本省、自治区、直辖市内取得《医疗机构制剂许可证》的医疗机构或者取得《药品生产质量管理规范》认证证书的药品生产企业配制制剂。委托配制的制剂剂型应当与受托方持有的《医疗机构制剂许可证》或者《药品生产质量管理规范》认证证书所载明的范围一致。

未取得《医疗机构制剂许可证》的"医院"类别的医疗机构，在申请中药制剂批准文号时申请委托配制的，应当按照《医疗机构制剂注册管理办法》的相关规定办理。

2. 在同一配制周期中制备出来的一定数量常规配制的制剂为一批，一批制剂在规定限度内具有同一性质和质量。每批制剂均应编制制剂批号。

3. 每批制剂均应有一份能反映配制各个环节的完整记录。操作人员应及时填写记录，填写字迹清晰、内容真实、数据完整，并由操作人、复核人及清场人签字。记录应保持整洁，不得撕毁和任意涂改。需要更改时，更改人应在更改处签字，并需使被更改部分可以辨认。

（八）质量管理与自检

1. 质量管理组织负责制剂配制全过程的质量管理。其主要职责如下：

（1）制定质量管理组织任务、职责。

（2）决定物料和中间品能否使用。

（3）研究处理制剂重大质量问题。

（4）制剂经检验合格后，由质量管理组织负责人审查配制全过程记录并决定是否发放使用。

（5）审核不合格品的处理程序及监督实施。

2. 药检室负责制剂配制全过程的检验。其主要职责如下：

（1）制定和修订物料、中间品和成品的内控标准和检验操作规程，制定取样和留样制度。

（2）制定检验用设备、仪器、试剂、试液、标准品（或参考品）、滴定液与培养基及实验动物等管理办法。

（3）对物料、中间品和成品进行取样、检验、留样，并出具检验报告。

（4）监测洁净室（区）的微生物数和尘粒数。

（5）评价原料、中间品及成品的质量稳定性，为确定物料储存期和制剂有效期提供数据。

（6）制定药检室人员的职责。

3. 医疗机构制剂质量管理组织应定期组织自检。自检应按预定的程序，按规定内容进行检查，以证实与本规范的一致性。

自检应有记录并写出自检报告，包括评价及改进措施等。

（九）使用管理

1. 医疗机构制剂应按药品监督管理部门制定的原则并结合剂型特点、原料药的稳定性和制剂稳定性试验结果规定使用期限。

2. 制剂配发必须有完整的记录或凭据。内容包括:领用部门、制剂名称、批号、规格、数量等。制剂在使用过程中出现质量问题时,制剂质量管理组织应及时进行处理,出现质量问题的制剂应立即收回,并填写收回记录。收回记录应包括:制剂名称、批号、规格、数量、收回部门、收回原因、处理意见及日期等。

3. 制剂使用过程中发现的不良反应,应按《药品不良反应监测管理办法》的规定予以记录,填表上报。保留病历和有关检验、检查报告单等原始记录至1年备查。

第五节　医疗机构药品管理

一、概念及目标

医疗机构药品管理是指对医疗机构药学部门为保证临床诊疗、科研所需要的药品进行的药品采购、储存、分配、使用过程的管理。需要管理的药品包括一般药品、特殊管理药品、医疗机构制剂原料药、科研用药品、中药饮片等。

医疗机构药品管理事关医疗机构药品的及时供应、合理使用、社会效益与经济效益平衡等。药品管理应达到以下目标:

1. 依法采购药品,科学保管药品,保证供应的药品质量好,安全有效。

2. 制定良好的药品采购计划,规范药品出入库程序,保证医疗、科研所需的药品供应及时、准确无误。

3. 采取有效措施,在保证药品质量的前提下,合理降低药品价格。降低患者药物治疗费用支出,实现药物治疗的社会效益,同时保证医疗机构有适度的经济效益,以保障医疗机构的正常运转。使医疗机构能够持续向前发展,不断提高医疗技术水平。

二、药品的采购管理

(一) 药品采购的基本原则

药品采购管理是对医院所需药品的供应渠道、采购程序、采购计划、采购方式及采购文件的管理。药品采购管理是医疗机构药品管理的关键环节,有关药品采购品种、数量、价格及采购方式的决策是系统性的决策过程,必须由医疗机构的领导层、药事管理委员会、药学部、各使用部门共同参与,按程序进行。

药品是特殊商品,既有质量上的特殊要求,以保障患者的生命健康;又有一般商品的经济利益要求,要体现医疗机构的服务价值。因此药品采购管理要遵循以下原则:

1. 质量第一　所购药品质量必须符合国家药品标准,在此基础上还应对药品生产企业、经营企业进行选择,确保所购药品质量。由于药品生产企业生产条件存在差异,药品经营企业经营管理的差异,不同药品生产企业生产的同一品种药品存在质量差异,不同药品经营企业销售的同一品种药品存在质量差异。

2. 合法性　严格遵守国家药品、卫生管理部门颁布的有关药品管理的法律、法规的相关规定,从具有药品生产、经营资格的企业购进药品;购进具有国家法定质量标准并依法注册的药品;购进经过依法制定价格的药品。

3. 经济性　控制药品采购的中间环节,降低药品采购价格。

4. 保障性　医疗机构服务对象存在差异性、分布广、不确定性等特点,药品采购必须具有预见性,能及时保障药品的供应,并能控制药品库存在合理水平,加快资金流动速度。

（二）中药材和中药饮片的采购管理

国家对中药材和中药饮片暂不实行集中招标采购。各地应建立公开采购制度,规范中药材和中药饮片的采购行为。

（1）中药饮片是国家基本药物目录品种,质量优劣直接关系到中医医疗效果。严禁医疗机构从中药材市场或其他没有资质的单位和个人,违法采购中药饮片调剂使用。医疗机构如加工少量自用特殊规格饮片,应将品种、数量、加工理由和特殊性等情况向所在地市级以上药品监管部门备案。

（2）采购中药饮片,由仓库管理人员依据本单位临床用药情况提出计划,经本单位主管中药饮片工作的负责人审批签字后,依照药品监督管理部门有关规定从合法的供应单位购进中药饮片。

（3）医院应当坚持公开、公平、公正的原则,考察、选择合法中药饮片供应单位。严禁擅自提高饮片等级、以次充好,为个人或单位谋取不正当利益。

（4）医院采购中药饮片,应当验证生产经营企业的《药品生产许可证》或《药品经营许可证》《企业法人营业执照》和销售人员的授权委托书、资格证明、身份证,并将复印件存档备查。

（5）购进国家实行批准文号管理的中药饮片,还应当验证注册证书并将复印件存档备查。

（6）医院与中药饮片供应单位应当签订"质量保证协议书"。

医院应当定期对供应单位供应的中药饮片质量进行评估,并根据评估结果及时调整供应单位和供应方案。

（三）药品集中招标采购

1. 我国药品集中招标采购的发展过程　2000 年 7 月 7 日卫生部等 5 个部门联合发布《医疗机构药品集中招标采购试点工作若干规定的通知》（简称《通知》）,在全国开始药品集中招标采购的试点工作。确定了医疗机构药品集中招标采购的基本原则,招标采购的一般程序。

2000 年 7 月 11 日由国家药品监督管理局和卫生部联合发布了《药品招标代理机构资格认定及监督管理办法》,提出了对从事药品招标代理业务及相关服务的社会中介组织进行管理的原则、代理机构申报与认定的程序等。

2001 年 11 月 9 日由国家卫生部等 6 个部门联合发布的《医疗机构药品集中招标采购工作规范（试行）》,对药品集中招标采购的管理原则,当事人、采购目录和采购方式、采购程序、评标标准和方法提出了更有针对性、更加具体的规定和操作规范。

2004 年 9 月 23 日,针对药品集中招标采购实施过程中出现的问题,国家卫生部等 6 个部门联合发布《关于进一步规范医疗机构药品集中招标采购的若干规定》,进一步明确参加药品集中招标采购的医疗机构范围,招标采购活动的组织者,扩大了招标采购药品的范围,规范了购、销双方履行招标药品合同的职责。

2009 年 1 月 17 日国家卫生部、国务院纠风办、国家发改委、国家工商总局、国家食品药品监督管理局、国家中医药管理局等 6 个部门再次联合发布《关于进一步规范医疗机构药品集中采购工作的意见》。全面实行政府主导、以省（自治区、直辖市）为单位的网上药品集中采购工作。进一步扩大药品招标采购的品种范围。

2015 年 6 月 11 日，原国家卫生计生委发布《国务院办公厅关于完善公立医院药品集中采购工作的指导意见》，全面构建药品集中采购新机制，要求坚持药品集中采购方向，实行一个平台、上下联动、公开透明、分类采购。

2. 药品集中招标采购的概念及基本程序　药品集中招标采购是指多个医疗机构（招标人）通过合理机构或依法成立的招标领导小组事先提出药品的采购条件和要求，邀请药品生产或经营企业（投标人）参加，按照规定的程序，选择合乎要求的药品供应企业及相应的药品品种所进行的药品采购行为。

3. 药品集中招标采购的主要内容

（1）基本原则：医疗机构药品集中招标采购应当坚持质量优先、价格合理，遵循公开、公平、公正和诚实信用原则。

（2）行政部门不得包办代替或者直接从事药品集中招标采购的具体业务活动，不得为医疗机构指定药品招标代理机构和配送机构，不得以任何借口、任何方式利用集中招标采购牟取部门或者个人利益。任何地区或者部门不得限制、排斥本行政区外的投标人参与投标，不得要求对本行政区的投标人进行任何形式的照顾或者保护。

（3）招标人的职责：招标人原则上应联合进行药品集中招标采购。要求自主进行招标采购的单一招标人，市（地）以上卫生行政部门应对其编制招标文件、组织评标的能力进行资格认定。没有通过资格认定的招标人不得自主进行招标采购。

招标人参加集中招标采购活动，主要履行以下职责：

1）联合组建经办机构或者共同委托药品招标代理机构进行集中采购活动。

2）向经办机构提供真实的药品采购历史资料。

3）根据当地卫生行政部门确定的医疗机构集中招标采购药品目录，编制本单位采购计划。

4）确定招标文件、评标标准和方法，决定评标委员会的组成原则、方法和工作程序。

5）确认中标品种，直接或者委托招标代理机构与中标人签订药品购销合同。

6）依据药品购销合同验收药品，结算货款，保证购销合同在本单位的履行。

（4）投标人的条件：投标人参加药品集中采购招标活动应当具备以下条件：

1）依法取得《药品生产许可证》或者《药品经营许可证》。

2）商业信誉良好。

3）具有履行合同必须具备的药品供应保障能力。

4）有依法缴纳税金的良好记录。

5）参加集中招标采购活动前两年内，在经营活动中无严重违法记录。

6）法律法规规定的其他条件。

（5）药品招标代理机构是指依法经药品监督管理部门会同卫生行政部门认定、取得中介代理机构资格证书的社会中介组织，在招标人委托的范围内办理集中招标采购事宜。药品招标代理机构履行以下职责：

1）编制招标文件、评标标准和方法草案，提请招标人审定。

2）编制药品需求一览表，明确招标人已列入采购计划的药品采购数量并提请招标人确认。

3）提请招标人确认采购方式和评标方法。

4）发布招标公告,发售招标文件,以书面方式答复投标人提出的澄清要求。

5）对投标人提交的各种证明文件进行审核,保证资质证明文件真实、合法。

6）组织开标、评标,向招标人如实报告评标委员会决定的中标候选品种。

7）发布中标通知书,组织招标人或者依据招标人的委托同中标企业签订药品购销合同。

8）向卫生行政部门报送书面评标报告,将中标价报价格主管部门备案,向投标人公开集中招标采购评标、定标结果。

9）编制医疗机构集中招标采购中标药品采购手册。

10）法律法规赋予的其他职责和招标人委托的其他事项。

药品招标代理机构不得直接从事药品生产经营活动,不得与行政机关存在隶属关系或其他经济利益关系,不得以向采购人行贿的方式牟取招标代理权和其他非法利益,不得接受与其有产权关系的投标人的投标。

（6）集中招标采购药品范围:招标人对下列药品实行集中招标采购:

1）基本医疗保险药品目录中的药品。

2）临床普遍应用、采购批量较大的药品。

3）卫生行政部门或招标人确定实行集中招标采购的其他药品。

省、自治区、直辖市卫生行政部门负责编制本行政区医疗机构药品集中招标采购目录。纳入目录的药品均应使用通用名。以通用名纳入集中招标采购目录的药品,均应包括该通用名对应的所有不同商品名药品及剂型、规格,防止中标药品被其他同类品种替代。

对纳入集中招标采购目录的药品,招标人不得自行采购。对没有纳入集中招标采购目录的药品,招标人可以自行采购,也可以在自愿的基础上实行集中招标采购。

对国家实行特殊管理的麻醉药品、精神药品、医疗用毒性药品和放射性药品,不实行集中招标采购。对中药材和中药饮片暂不实行集中招标采购。各地应建立公开采购制度,规范中药材和中药饮片的采购行为。

评标由招标人依法组建的评标委员会负责。评标委员会由药学、临床医学等方面的专家组成。参与评标的专家人数应为 9~25 人单数,其中药学专家占专家人数的比例不应低于 1/2。

2004 年 9 月 23 日发布的《关于进一步规范医疗机构药品集中招标采购的若干规定》以及 2009 年 1 月 17 日发布的《关于进一步规范医疗机构药品集中采购工作的意见》、2015 年 6 月 11 日发布的《国务院办公厅关于完善公立医院药品集中采购工作的指导意见》作出补充规定,其主要内容如下:

1. 全面实行政府主导、以省(自治区、直辖市)为单位的网上药品集中采购工作所谓政府主导是指:

（1）政府加强组织领导。各省(区、市)人民政府应当组织和健全由相关部门组成的药品集中采购工作领导机构、管理机构和工作机构,并给予人、财、物等方面的保障。

（2）药品集中采购平台要坚持政府主导,维护非营利性的公益性质。要保障平台规范化建设所需的人力、财力、物力。

（3）政府要对采购交易全过程加强监督管理。地方各级政府应当结合本地实际情况,制定完善辖区内药品集中采购实施细则,规范医疗机构和医药企业在医药购销活动中的行为,保证药品集中采购活动公开、公平、公正。

2. 医疗机构药品集中采购工作,要以省(区、市)为单位组织开展县及县以上人民政府、国有企业(含国有控股企业)等所属的非营利性医疗机构,必须全部参加药品集中采购。鼓励其他医疗机构参加药品集中采购活动。

实行以省(区、市)为单位集中采购所形成的价格,是医药企业向省(区、市)内所有参加药品集中采购医疗机构的供应价格。

3. 扩大招标药品范围,合理确定药品采购范围　除国家规定的特殊管理药品及中药饮片外,医疗机构使用的其他药品原则上必须全部纳入集中采购目录。

各医疗机构必须按照至少不低于上年度实际使用量的80%,向省(区、市)药品集中采购领导小组管理部门申报当年采购数量,并只能购买中标药品;遇有特殊情况需要购买中标以外药品时,需报经省(区、市)药品集中采购领导小组管理部门审批同意。

4. 细化药品分类采购措施　要以省(区、市)为单位,结合确定的药品采购范围,进一步细化各类采购药品。

（1）招标采购药品:医院使用的所有药品(不含中药饮片)都应在网上采购。

（2）谈判采购药品:要坚持政府主导、多方参与、公开透明、试点起步,实行国家和省级谈判联动。

（3）直接挂网采购药品:包括妇儿专科非专利药品、急(抢)救药品、基础输液、常用低价药品以及暂不列入招标采购的药品。

（4）国家定点生产药品:要按照全国统一采购价格直接网上采购,不再议价。

（5）麻醉药品和第一类精神药品:仍暂时实行最高出厂价格和最高零售价格管理。

5. 坚持双信封招标制度　药品招标采购必须面向生产企业,由药品生产企业直接投标,同时提交经济技术标书和商务标书。

6. 改进医院药款结算管理　医院从药品交货验收合格到付款的时间不得超过30天。

7. 规范医院药品使用管理　各省(区、市)药政管理部门要落实责任,继续推动公立医院优先配备使用基本药物,并达到一定使用比例。

8. 加强公立医院改革试点城市药品采购指导　要坚持三医联动,突出综合改革,结合地方实际研究制订公立医院改革试点城市以市为单位自行采购的具体办法,与综合改革相配套,互相促进,并将具体办法及时上报国务院医改办备案。

9. 加大宣传培训　完善公立医院药品集中采购工作,必须有利于破除以药补医机制,加快公立医院特别是县级公立医院改革;有利于降低药品虚高价格,减轻人民群众用药负担;有利于预防和遏制药品购销领域腐败行为,抵制商业贿赂;有利于推动药品生产流通企业整合重组、公平竞争,促进医药产业健康发展。

10. 认真履行药品购销合同　医疗机构要与中标(入围)药品生产企业或其委托的批发企业签订药品购销合同,明确品种、规格、数量、价格、回款时间、履约方式、违约责任等内容。

三、药品储存与养护管理

为应对药品供应商药品配送能力不足或临床药品供应需要,医疗机构药学部门必须贮备一定数量的药品,并对储备的药品进行科学的管理与养护,保证药品的质量稳定。

医疗机构应当有专用的场所和设施、设备储存药品。药品的存放应当符合药品说明书标明的条件。

1. 医疗机构需要在急诊室、病区护士站等场所临时存放药品的,应当配备符合药品存放条件的专柜。有特殊存放要求的,应当配备相应设备。

2. 医疗机构储存药品,应当按照药品属性和类别分库、分区、分垛存放,并实行色标管理。药品与非药品分开存放;中药饮片、中成药、化学药品分别储存、分类存放;过期、变质、被污染等药品应当放置在不合格库(区)。

3. 医疗机构应当制定和执行药品保管、养护管理制度,并采取必要的控温、防潮、避光、通风、防火、防虫、防鼠、防污染等措施,保证药品质量。

4. 医疗机构应当配备药品养护人员,定期对储存药品进行检查和养护,监测和记录储存区域的温湿度,维护储存设施设备,并建立相应的养护档案。

5. 医疗机构应当建立药品效期管理制度。药品发放应当遵循“近效期先出”的原则。

6. 麻醉药品、精神药品、医疗用毒性药品、放射性药品应当严格按照相关行政法规的规定存放,并具有相应的安全保障措施。

医疗机构对所购药品进行储存管理、养护管理及质量验收管理时均应按我国的GSP管理及其实施细则的有关规定执行。

四、药品的经济管理

(一)实行医药分开核算、分别管理

2000年2月,国务院办公厅转发国务院体改办等部门《关于城镇医药卫生体制改革指导意见》提出“实行医药分开核算、分别管理”及对“医院药品收入实行收支两条线管理”的意见。2000年7月卫生部、财政部下发《医院药品收支两条线管理暂行办法》,规定“医院药品收入扣除药品支出后的纯收入即药品收支结余,实行收支两条线管理。医院药品收支结余上交卫生行政部门,统一缴存财政社会保障基金专户,经考核后,统筹安排,合理返还”。

(二)医疗机构药学部门现行药品经济管理模式

目前,我国大多数医疗机构药学部门实行的药品经济管理模式为“金额管理、重点统计、实耗实销”。“金额管理”是按购进价或零售价,对药品入库、出库、销售、消耗等过程进行金额核算,控制药品在医院流通的全过程。“重点统计”是指药房对各种毒、麻、剧、限及价格较高药品的领退、销售、消耗、结存按数量进行统计。“实耗实销”是指药房必须根据实际销售、消耗的药品按金额列报支出。根据处方统计编报“药品销售日报表”,与收费室收款日报核对无误后结算。这种管理方式对部分需特殊管理的药品及价值高的药品建立明细账,对其他价值低的药品只实行总金额管理。

一些医疗机构在实现药品信息管理计算机网络化后,可对所有库存药品进行明细账管理,进而实施药品的三级经济管理模式。在"金额管理、重点统计、实耗实销"管理模式基础上,首先将药房人员及药柜分成相对独立的核算小组,每个小组分设账户,小组凭领药单到二级库领药,领药品种、数量、金额等信息自动记入二级库出库消耗账和三级库入库账,各小组配发药品时根据处方药品数量、价格记入该小组的消耗账。这种模式对每一种药品的购入金额、库存数量、销售金额、销售组别等信息都可详细记录核查。

在三级管理模式中,一级库的主要功能是贮备药品;二级库主要功能是分配药品;三级库主要功能是分发药品。随着我国市场经济的发展,药品供货单位的服务水平和服务质量不断提高,已基本能做到及时供货,及时配送药品,医院药剂科一级库的主要功能可由医药公司代替。国内已有部分医院药剂科试行药品零库存经济管理模式。

第六节 临床药学管理

一、临床药学概述

《医疗机构药事管理规定》所称临床药学是指"药学与临床相结合,直接面向患者,以患者为中心,研究与实践临床药物治疗,提高药物治疗水平的综合性应用学科"。

临床药学和药学保健是对传统医院药学服务模式和服务内容的变革。传统医院药学服务是以保障药品供应为最终服务目标,而临床药学和药学保健则是"以患者为中心",以保证患者用药安全、有效、经济为目的。临床药学可视为药学学科的二级学科,它通过药师参与临床药物治疗过程,对患者进行治疗药物监测、药品不良反应监测、药品信息咨询服务、药物利用与评价等工作与服务,保证患者在临床药物治疗过程中能够合理使用药物。药学保健是在临床药学的基础上进一步发展而来的新的药学服务模式,药师直接向患者提供药物治疗方面的服务,其工作范围拓展至医院以外,工作的最终目的是改善患者的药物治疗预后,提高患者的生活质量。

临床药学是随着生物药剂学、临床药理学和药物治疗学等新理论、新技术的发展形成的一门医药结合型的药学分支学科,它以生物药剂学和药物动力学为理论基础,以合理用药为核心内容,通过药师全程参与临床药物治疗过程,提供合理用药服务,使患者的药物治疗达到安全、有效、经济的目的。

(一) 临床药学的发展概况

随着医药工业的迅猛发展,大量化学合成药物和生物技术药物上市应用,新制剂、新剂型层出不穷,使许多过去无法治疗的疾病得以治愈或得到缓解。同时临床医生也面临选择合适药物进行药物治疗的困惑,因不合理用药造成药疗伤害的事件时有发生,药品不良反应成为导致患者治疗费用增加、身心受到伤害的重要原因之一。由于临床医生必须承担繁重的临床诊断与治疗工作,不可能全面掌握药物知识,需要具有丰富药学知识的专业人员为其提供合理用药的帮助与服务。

20 世纪 50 年代,美国的一些药学专家依据自身药学专业知识的优势及现实对医院药学学科发展的需要,提出"临床药学"的概念,并对药学院校的药学课程设置与教育模式进行改革,培养具有临床和药学多方面知识与实践能力的临床药师;在医院推行新的药学服务方式,确立临床药学的实践方向。鉴于美国临床药学的成功实践,世界上越来越多的国家开展临床药学工作,临床药学已成为医院药学发展的方向。

1. 美国临床药学的发展

(1) 美国的临床药学实践:美国的临床药学发展经历了三个阶段。20 世纪 50 ~ 80 年代,是临床药学的奠基与发展期。1962 年肯塔基大学医疗中心创建了药物情报中心,获得专业人员的共识,认为药师是解释、应用药学文献,解决患者特殊问题的专家,这是临床药学发展史的里程碑。1964 年美国医院药师协会(ASHP)发起,在肯塔基大学医学中心举行药物情报研讨会,将药物情报工作列为临床药学实践范围。规定药学部门建立情报服务中心,ASHP 计划建立情报中心网络,并开展药物情报培训工作。这一阶段,临床药师主要在医院内开展工作,向医生提供药物治疗的有关信息,依据治疗药物检测数据为患者的药物治疗提供个体化的治疗方案;对临床药物治疗效果进行评价;开展药品不良反应监察工作等,确保患者合理用药。这些工作确立了药师在医疗服务体系中的地位,改变了以往医生凭经验、习惯用药的治疗方式,降低了临床药物治疗的费用。20 世纪 80 ~ 90 年代,临床药学的实践范围逐渐扩大,药师开始直接对患者提供服务,参与患者的具体药物治疗,部分临床药师具有处方权。临床药师的工作扩展到医院以外,如可在健康中心对正常人和病患者进行药物治疗指导,开展合理用药工作。20 世纪 90 年代后,临床药师的工作进入"药学保健"阶段。临床药师的职业观念发生了根本性的变革,其工作中心由药物转变为患者,临床药师直接向医院内的患者和社区居民提供药学服务,关心全体用药者的身心健康和药物治疗效果。

(2) 美国临床药师的培养体制:早在 1957 年就有学者提出,医院药师需要完成 6 年制药学博士(Pharm. D.)课程,并强调了生物科学教学内容在课程中应占主要地位。1950 年加利福尼亚大学首先建立了药学博士学位课程,经过 50 多年的发展,已经形成了比较成熟的临床药学人才培养体系。药学博士学位是一种专业学位,只有完成这一课程学习的药师才能从事临床药学工作。

(3) 药学博士学位课程设置:前期课程,一般包括人文学、社会科学(如文学、哲学、社会学、经济学等)以及一般自然科学(包括数学、生化、化学、生理、解剖、微生物学、植物学、动物学、实验科学、统计学等),目的在于使学生在专业教育前,了解社会和为专业学习奠定一般科学基础。

专业课程包括三个方面:①生物(生理、病理、生物化学、分子生物学、生物统计学等);②药学(药物化学、药理、药效学、药物咨询、药物制剂、剂型等);③临床(成人医学即内科学、传染病学、药物治疗学、临床药理学、临床药动学等)。此外还有药学管理、药学文献评估等。

最后一年为专业实习,大部分时间在临床实习轮转,实习内容包括对非卧床患者的用药服务,内科学、心脏病学、肿瘤学、精神病学、儿科药学、临床药物动力学、输液及营养治疗,药物信息、管理等的实践应用。

(4) 美国临床药学工作的主要内容

1) 审查处方用药,与医师协商选择疗效可靠、价格合理的药品,制定用药方案。

2) 参与医疗实践,与医师一起进行医疗查房,协商和研究合理用药。

3) 与临床实验科室合作,利用检测的参数,制定个体化给药方案。

4）为医护人员和患者提供用药咨询服务。

5）参加危重患者抢救,由临床药师现场提供急救药品选择和指导用药。

6）利用各种专业期刊和数据库,收集药学信息,向医、护、患提供药学信息服务。

7）协助临床专家申报有关药物的课题。

8）承担临床药学的实习教学工作。

2. 我国临床药学的发展与现状　新中国成立以来至改革开放前,由于医药工业长期处于较低发展水平,无法满足广大患者对药物的需求。医疗机构药学部门的主要任务是保障临床治疗所需药品的供应,药师的工作重点是调配处方、采购药品和从事制剂生产。直到20世纪80年代初期,我国的一些药学专家才逐步开始引入"临床药学"概念。一些大型医院根据自身条件,不同程度地开展临床药学工作,这一阶段的临床药学工作主要是治疗药物监测工作和药学信息服务工作。1982年国家卫生部在《全国医院工作条例及医院药剂工作条例》中列入了临床药学内容。1987年批准12家重点医院作为全国临床药学工作的试点单位。1989年始,原华西医科大学药学院试办5年制临床药学专业课程,此后我国的上海、北京、河北、湖北等省、市的药学院校陆续开办临床药学专业课程。国家卫生部在1991年发布的全国"三级"医院分级管理评审标准中,将开展临床药学工作(主要指标为治疗药物监测工作)列为三级医院必须开展的工作项目。为加快临床药学人才的培养,卫生部在原上海医科大学等院校建立临床药学培训中心,面向全国培养在职临床药师。

经过三十年的探索,我国医院药学界在临床药学理论和实践内容方面都取得了可喜的成绩。我国许多大、中型医院已从开展治疗药物监测和药学信息服务开始,逐步建立临床药学工作体系。部分医院的临床药师已开始逐步参与临床的药物治疗,并结合临床进行药物动力学研究、药物相互作用研究、新制剂和新剂型研究等。

我国临床药学目前的工作内容主要包括以下几个方面:

（1）药师深入临床,参与合理用药。

（2）开展治疗药物监测,提供个体化给药方案。

（3）药品不良反应监测。

（4）开展药动学、药效学、群体动力学、药效—药动学结合的研究。

（5）生物利用度和药物相互作用等的研究。

（6）药物信息工作,编写药品处方集、内部药学期刊和提供药学咨询服务。

（7）结合临床研制新剂型,特别是对中药验方、古方进行剂型改变等。

（8）临床药学培训。

（二）临床药学服务内容简介

1. 药师参与临床药物治疗　《医疗机构药事管理规定》规定临床药师是指以系统药学专业知识为基础,并具有一定医学和相关专业基础知识与技能,直接参与临床用药,促进药物合理应用和保护患者用药安全的药学专业技术人员。

临床药师与医师一起对患者进行查房,了解患者病情,对医生的临时处方和长期医嘱进行讨论,调整用药方案,对可能存在的药品不良反应和药物相互作用进行讨论,制定相应的处理对策。临床药师要书写药历,对患者进行用药指导,对其药物治疗效果进行评估,为调整药物治疗方案提供意见。

2. 治疗药物监测　治疗药物监测是以药物动力学原理为基础,使用仪器分析方法测定患者使用的治疗范围窄、安全性低的药物在患者体液中的浓度,临床药师对所测定的结果进行合理的解释,并依据这些测定数据,为患者制定个体化的用药方案。治疗药物监测包括以下内容:

(1) 确定合适的监测药物:需要进行治疗药物监测的药物品种较少,目前有地高辛、苯妥英钠、环孢素等十几种药物有必要进行治疗药物监测。只有治疗范围窄、安全性小的药物才有必要进行治疗药物监测。

(2) 建立实验室:实施治疗药物监测需要有专门的实验室,配备高效液相色谱仪、免疫测定仪等仪器,能够对患者的生物样品进行快速、准确的微量,甚至超微量药物分析。实验室可建在药剂科,也可建在临床检验中心,国内以建在药剂科为多见。

(3) 结果解释:临床药师必须根据被测患者的临床诊断、生理病理状态、合并用药等资料,结合治疗药物监测结果,对检测数据进行解释,依据上述资料与数据制定患者的个体化给药方案,预测药物治疗可能出现的结果。

3. 药学信息服务　药学信息服务的信息可来源于三个方面,即公认的或来源于教科书的药学知识;医药研究机构及企业的最新信息,可通过检索专业期刊数据库获得;临床的药物治疗信息。临床药师有责任对这些信息进行真实性、可信性的评估,向临床医护工作者及患者等提供咨询服务。药学信息服务包括以下内容:

(1) 向患者、家属、健康工作者和其他人员提供药学信息服务。

(2) 对医师、药师、药学专业学生和其他健康工作者进行教育和培训。

(3) 以疗效、案例治疗费用和患者因素为科学依据,建立和维护处方集。

(4) 参与药品不良事件的报告和分析。

(5) 出版《药讯》等医院内部刊物,通报有关药物治疗的药学信息。

(6) 对药品的使用进行评价并汇总,用作维护医院内处方集的依据。

4. 药品不良反应监测　医疗机构是开展药品不良反应监测工作的重要场所。临床药师在药品不良反应监测工作中主要负责收集、评价和向主管部门报告药品不良反应病例工作,并应协助医生对不良反应事件进行及时处理。我国医院药品不良反应工作模式如下:

(1) 建立不良反应报告制度及实施方法,明确参与药品不良反应报告工作的人员及其职责,工作程序等。

(2) 建立药品不良反应监测领导小组:药品不良反应监测工作涉及医、药、护及医院管理部门等多部门,需要有专门工作组织进行工作协调。领导小组通常由一名院级领导、医务科、药剂科、护理部的领导分别担任组长、副组长,其他工作人员由医师、护士、临床药师组成。领导小组的任务是组织开展药品不良反应监测工作,对药品不良反应病例进行讨论、评估,对药品不良反应进行认定。负责依法向所在地药品不良反应监测中心报告药品不良反应事件。

(3) 建立医院内部药品不良反应监测网:监测网由各临床科室负责人、医师骨干人员、护士长、责任护士等组成,负责所在临床科室的药品不良反应日常监测工作,发现不良反应及时报告。

(4) 医护人员填写药品不良反应报告表并进行初步评价。

5. 药物利用与评价　药物利用研究是对上市药品的疗效和安全性进行评价,为临床合理用药提供指导和建议。世界卫生组织(WHO)于1964年将药物利用研究定义为"药物利用研究是对全社会的药物市场、供给、处方及其使用的研究,其研究的重点是药物利用所引起的医疗的、社会的和经济的后果,以及各种药物和非药物因素对药物利用的影响。"药物利用研究涉及药剂学、药理学、药事管理学、社会人类学、行为学和经济学等诸多学科领域。

药物利用研究可发挥以下作用:

(1) 可提示药物消费的基本情况,了解药物临床应用的实际消费,对促进形成适合我国国情的药物消费结构有重要价值。

(2) 提示药物应用的模式,通过对给药方式、药物剂量、使用频率、使用成本、治疗进展的研究,确定药物治疗的安全性、有效性和经济性。

(3) 提示药物消费分布与疾病谱的关系,预测药品的需求量和需求结构,为制定药物的生产、引进、销售计划提供依据。

(4) 可反映国家人口素质和健康状况,从一个侧面反映国家的社会、经济、文化等方面的情况。

(5) 可以监测某些药物的不合理使用。

(6) 可以为政府制定和调整卫生保健政策、法规提供客观资料。

目前我国的药物利用研究多是个人研究,尚缺乏由政府或学术组织推行的系统研究。

6. 药物经济学应用　药物经济学是应用经济学的研究手段,结合社会学、心理测量学、生物统计学、流行病学等相关学科的知识,研究医药领域有关药物资源利用的经济问题和经济规律,研究如何提高药物资源的配置和利用效率,以有限的药物资源实现健康状况的最大改善的科学。

药物经济学可应用于以下几方面:

(1) 控制药品费用:通过研究药物治疗成本与药物治疗效果的比较分析,提出以较小的治疗成本获得最大的治疗效果的方案。药物经济学的研究成果可为国家制定基本药物目录和医院制定院内药品处方集提供依据。

(2) 药品定价:提供临床优先药品及可接受的药品价格信息,为药品生产企业和国家药品管理部门提供参考意见。

(3) 控制药费:为国家制定药品消费报销与补偿政策提供依据。

(4) 促进合理用药:使患者以较低的治疗成本,获得所需治疗用药品,使用合理的剂量与疗程,达到治疗疾病的目的。

7. 结合临床开展相关科学研究　开展临床药动学和药效学研究,探讨药物在患者体内的处置规律,探讨药物效应与体内浓度间的关系;开展生物利用度研究,对临床使用的各种剂型进行生物等效性评价,为合理用药提供科学依据;合并用药的情况,开展药物相互作用研究,对各种联合用药方案和静脉输液配制方法作出科学评价;开展药品不良反应的机制研究,防止严重不良事件重复发生。开展新制剂、新剂型的研制,满足临床需要。

二、临床药物应用管理

(一) 合理用药概念

1985 年,世界卫生组织(WHO)首次将合理用药定义为:"合理用药要求患者接受的药物适合其临床需要,药物剂量应符合患者的个体化要求,疗程适当,药价对患者及其社区内最为低廉"。

WHO 为促进世界范围的合理用药,推出了一系列措施:制定药物示范目录、示范处方集和标准治疗指南等。1987 年 WHO 对合理用药提出了 5 条标准:①开具处方的药物应适宜;②在适宜的时间,以公众能支付的价格保证药物供应;③正确地调剂处方;④以准确的剂量、正确的用法和用药时间服用药物;⑤确保药物质量安全有效。

(二) 影响合理用药的因素

目前临床药物治疗过程中仍存在诸多不合理用药的现象,主要表现为无明确指征用药、不恰当选药、超适应证用药、多药合并使用、剂量过大或不足、疗程过长或过短、剂型不适当等。不合理用药导致患者痛苦增加、治疗费用增长、细菌耐药性增多、药源性疾病时有发生、医疗效率降低、医疗资源浪费巨大。导致不合理用药的原因是多方面的,医药学知识的积累、政府的药品管理政策、医疗机构的药事管理、专业技术人员的知识水平、患者自身和社会环境等均对合理用药造成影响。

1. 医、药学研究的局限   人类对疾病、人体、药物的认识仍未达到足够的深度和广度。医、药学的研究尚未完全、清楚地揭示药物在人体外和人体内相互间影响的规律;有关人体生物节律、人体遗传特质、人体因疾病而发生的生理病理改变等如何影响药物在人体内的处置过程,如何影响药物的治疗效果等问题还需更深入地研究。因此,临床药物治疗中难免发生不合理用药现象。

2. 人员因素   医疗机构专业技术人员的专业知识不足或道德操守缺陷可能造成不合理用药。医师在开具处方时对药物不熟悉,以自己的习惯用药,与患者沟通交流不够,受个人利益驱使是造成不合理用药的主要原因;药师未深入临床参与药物治疗过程,在审核处方、指导患者用药时存在疏失也是产生不合理用药的重要原因。

患者的自身行为也是造成不合理用药的重要原因。患者常因自身知识结构、文化背景、生活环境的影响,不依从医师的治疗方案,依据自己的喜好和从宣传媒体获得的信息自行使用药品,过分依赖某些药品或剂型如抗菌药物,输液给药等。

3. 政府药品管理政策   政府对药品进行宏观管理。通过对药品研究、生产、流通、使用、价格等进行立法,依法进行管理,保证上市供应的药品质量可靠,使用安全。卫生行政部门还应在人力资源开发与人事制度改革方面进行努力,多渠道培养临床药师,在医疗机构中设立临床药师技术职务,大力推行临床药学和药学保健工作。2009年 8 月 18 日国家卫生部发布《关于建立国家基本药物制度的实施意见》的通知,规划在 2009 年,每个省(区、市)在 30% 的政府办城市社区卫生服务机构和县(基层医疗卫生机构)实施基本药物制度,包括实行省级集中网上公开招标采购、统一配送,全部配备使用基本药物并实现零差率销售;到 2011 年,初步建立国家基本药物制度;到 2020年,全面实施规范的、覆盖城乡的国家基本药物制度。同时卫生部还发布了《国家基本药物目录管理办法(暂行)》的通知和《国家基本药物目录》(2012 版)。

4. 社会因素   由于药品销售存在竞争,药品生产企业和经营企业的销售行为不当,会造成医师因利益需要而使用药品,患者因不实药品信息而不合理选择药品。此外,我国药品经营企业中执业药师数量不足,社会人群还不能得到良好的药学服务,也是造成不合理用药的重要社会因素。

（三）合理用药的管理

1. 国家宏观政策管理　国家应进一步加强药品信息管理,保证其内容的科学性;面向大众进行合理用药宣传,提高全民合理用药意识;各级医疗机构必须使用基本药物诊疗疾病;实施药物临床应用指南,提倡规范化用药。

2. 加强医疗机构内部药事管理

（1）发挥药事管理与药物治疗学委员会（组）的职能:药事管理委员会与药物治疗学委员会（组）应成为合理用药的推动者和监督管理者,应逐步组织开展临床用药研究、医院处方集制定与修订、药物治疗学培训等,促进合理用药。

（2）合理用药制度、标准建设:制定处方管理制度,规范医师处方,制止医师因个人利益、开具不合理的处方;制定适合医疗机构自身治疗特点的药物临床使用标准,规定药物使用的适应证、用法、用量、联合用药的原则及药物治疗效果判断标准等,对医院的合理用药发挥指导作用。

（3）开展处方和病历用药调查:通过调查处方和病历,及时了解临床用药规律和发展趋势,发现不合理用药现象,针对问题及其产生的原因,制定相应措施予以纠正。

（4）建设药品信息管理系统,为医、护、患提供及时、便利的用药咨询服务。

（5）开展临床药学工作,培养临床药学人才,临床药师积极参与临床药物治疗工作,为合理用药提供药学服务。

三、药学保健

（一）药学保健的概念及内涵

1. 药学保健的概念　1993 年美国医院药师协会（ASHP）对药学保健作了统一的定义:药学保健是直接地、负责地提供与药物治疗相关的监护,其目的是让患者达到明确的治疗目标,进一步提高患者的生活质量。

2. 药学保健的内涵　药学保健是指医疗服务团队在整个医疗卫生保健过程中,在预防保健、在药物治疗前和治疗过程中以及愈后恢复等任何时期,围绕提高人类生活质量这一既定目标,直接为公众提供负责任的、与药物相关的服务。因此,药学保健工作可在医疗机构、社区、家庭等场所为患者治疗的各个环节提供服务。

（1）药学保健是一种工作模式,它不同于临床药学。临床药学是药学专业的一个分支学科,主要由临床药师以药物为中心,通过医师实施合理用药服务。药学保健是各类药师与患者、医师、护士共同合作,对药物治疗进行治疗方案制订、执行和监测的过程,这是一个以"患者为中心"的服务模式。药学保健应能:①发现潜在的或已经发生的与药物治疗相关的问题;②解决已经发生的与药物治疗相关的问题;③预防潜在的与药物治疗相关的问题。

（2）药学保健的目的是保证实现预期的药物治疗结果,提高患者生活质量。药学保健工作包括三方面的内容:①评估患者的药物治疗需要及其有效性;②为实现治疗目标制定和执行监测计划;③对治疗结果进行记录和评价。

为保证药学保健实现预定目标,必须建立治疗效果评价指标与评价方法。可通过健康问卷调查和健康效用测量方法从主观和客观两方面进行评价。

（3）药师在药学保健的过程中直接面向患者,以一对一的方式向其提供药学服务。

（4）药师对药物治疗结果承担应负的直接责任：患者将自己的用药事务托付给药师，药师要为患者药物治疗的安全和利益承担责任。

（二）药学保健实施的方法

ASHP 于 1996 年推出了"药学保健标准化方法指导原则"，作为实施药学保健的方法标准。

1. 收集整理患者的相关资料　在药物治疗前，药师应与患者进行直接交流，获取患者相关信息。包括：①患者的基本信息，如姓名、年龄、性别、民族等；②患者的临床管理信息，如就诊号、病区、病床号、主治医师等；③患者的疾病及健康资料，如患者的身高、体重、健康状况、过敏史、不良反应史、现病史、既往史、医生诊断、实验室检查结果等；④药物治疗信息，如患者入院或就诊前用药史，包括处方药、非处方药及保健品，药物过敏史，治疗的依从性、对药物治疗的关心或疑问、对治疗方案理解程度的评估等；⑤患者个性特征和生活方式，如饮食习惯、是否吸烟、饮酒、喝咖啡等；⑥患者社会及经济状况。

2. 发现和评估药物治疗中存在的问题　包括已经发生的和潜在的问题，将发现的问题汇总，进行评估。对不同患者应按统一的标准和方法进行评估。评估问题包括：①药物治疗无医学指征；②有指征而未给药；③药物选择不合理，包括给药不对症、特殊疾病情况下药物选择不适当；④给药剂型、剂量、给药途径或给药方法、疗程不合理；⑤重复给药；⑥给予患者可致过敏反应的药物，或使用了已经发生了不良反应的药物和有潜在的不良反应的药物；⑦有重要临床意义的已发生的和潜在的药物相互作用、药物与食物的相互作用、药物对实验室检测指标的影响、社交或娱乐用物质对药物治疗的干扰；⑧患者的依从性；⑨经济因素对患者药物治疗产生的影响；⑩未能达到预期的药物治疗效果。

3. 评估患者的药物治疗需要　考虑患者的药物治疗总体需求和期望结果。对患者的健康状况进行评估，考虑是否需要药物治疗，药物治疗的利弊大小。还要考虑患者的心理、社交、经济因素与药物治疗的影响。

4. 确定药物治疗的目标　药物治疗目标应全面反映药物、疾病、实验室检查以及患者的特定信息，同时还要考虑伦理和生活质量等因素。药物治疗目标应切实可行，能得到肯定的药物治疗结果，并能提高患者的生活质量。

5. 设计药物治疗方案　治疗方案应能实现已制定的药物治疗目标，体现药物经济学原则，还遵守国家有关药品管理的政策法规，保证药物治疗安全、有效、经济、适当。

6. 制定药物治疗方案的监测计划　监测计划应有可测量和观察的参数来有效评价药物治疗目标完成情况，应建立评估目标是否已达到终点指标，能够发现、解决实际存在和潜在的药物治疗问题。如通过治疗药物监测手段对治疗指数低、毒性大的药物进行监测。

7. 完善治疗方案和相应的监测计划　药物治疗方案与监测计划应与患者及其他保健人员协作完成，具有系统性、逻辑性、患者、医师及药师的一致意见，并全面记录于病历档案中，以便有关医务人员能随时了解。

8. 实施药物治疗方案　根据已制定的治疗方案、监测计划，药师执行全部或部分药物治疗方案。有关药物治疗、实验室检查及医嘱均应清楚、准确。与药物治疗有关的所有活动均应记录在患者的病历档案中。

9. 监测药物治疗方案的临床效果　按监测计划对用药过程和临床疗效、反应进行监测、记录和评价。所收集的数据应充分、可靠。药师应根据监测计划中的每项参数评估预期治疗终点的实现情况,判断是否实现药物治疗目标,在监测计划建立后,还应考虑患者的病情、身体状况、药物或非药物治疗措施可能发生的变化。

10. 修订药物治疗方案及监测计划　药师应根据患者治疗结果调整治疗方案和监测计划。在调整治疗方案前应明确未达到药物治疗目标的原因。修改应按原先的格式记载于病历中。

 复习思考题

扫一扫,
测一测

1. 什么是医院药事管理与药物治疗学委员会委员? 它的主要职责是什么?

2. 医疗机构制剂批准文号的有效期和格式是什么? 制剂配发记录及收回记录的内容是什么?

3. 处方由哪几部分组成?《处方管理办法》对特殊药品处方有哪些限制性规定?

4. 药师进行处方调剂时应如何审查处方?

5. 医疗机构药品采购、保管、养护、调剂管理及静脉用药集中调配、供应的规定是什么?

（梅　芳）

附录一　麻醉药品品种目录

A

Acetorphine	醋托啡
Acetylalpham-ethylfentanyl	乙酰阿法甲基芬太尼
Acetylmethadol	醋美沙朵
Alfentanil	阿芬太尼
Allylprodine	烯丙罗定
Alphacetylmethadol	阿醋美沙朵
Alphameprodine	阿法美罗定
Alphamethadol	阿法美沙朵
Alphamethylfentanyl	阿法甲基芬太尼
Alphamethylthiofentanyl	阿法甲基硫代芬太尼
Alphaprodine	阿法罗定
Anileridine	阿尼利定
Acetyldihydrocodeine	醋氢可待因

B

Benzethidine	苄替啶
Benzylmorphine	苄吗啡
Betacetylmethadol	倍醋美沙朵
Betahydroxyfentanyl	倍他羟基芬太尼
Betahydroxy-3-methylfentanyl	倍他羟基-3-甲基芬太尼
Betameprodine	倍他美罗定
Betamethadol	倍他美沙朵
Betaprodine	倍他罗定
Bezitramide	贝齐米特
Bucinnazine	布桂嗪*

C

Cannabis and Cannabis Resin	大麻与大麻树脂
Clonitazene	氯尼他秦
Coca Leaf	古柯叶
Cocaine	可卡因*
Codoxime	可多克辛
Concentrate of Poppy Straw	罂粟秆浓缩物*
Compound Platycodon Tablets	阿桔片*
Compound Camphor Tincture	复方樟脑酊*
Codeine	可待因*

D

Dextromoramide	右吗拉胺
Diampromide	地恩丙胺
Diethylthiambutene	二乙噻丁
Difenoxin	地芬诺辛
Dihydroetorphine	二氢埃托啡*
Dihydromorphine	双氢吗啡
Dimenoxadol	地美沙朵
Dimepheptanol	地美庚醇
Dimethylthiambutene	二甲噻丁
Dioxaphetyl Butyrate	吗苯丁酯
Diphenoxylate	地芬诺酯*
Dipipanone	地匹哌酮
Drotebanol	羟蒂巴酚
Dextropropoxyphene	右丙氧芬*
Dihydrocodeine	双氢可待因*
Desomorphine	地索吗啡

E

Ecgonine	芽子碱
Ethylmethylthiambutene	乙甲噻丁
Etonitazene	依托尼秦
Etorphine	埃托啡*
Etoxeridine	依托利定
Ethylmorphine	乙基吗啡*

F

Fentanyl	芬太尼*

Furethidine	呋替啶

H

Heroin	海洛因
Hydrocodone	氢可酮*
Hydromorphinol	氢吗啡醇
Hydromorphone	氢吗啡酮
Hydroxypethidine	羟哌替啶

I

Isomethadone	异美沙酮

K

Ketobemidone	凯托米酮

L

Levomethorphan	左美沙芬
Levomoramide	左吗拉胺
Levophenacylmorphan	左芬啡烷
Levorphanol	左啡诺

M

Metazocine	美他佐辛
Methadone	美沙酮*
Methadone Intermediate	美沙酮中间体
Methyldesorphine	甲地索啡
Methyldihydromorphine	甲二氢吗啡
3-methylfentanyl	3-甲基芬太尼
3-methylthiofentanyl	3-甲基硫代芬太尼
Metopon	美托酮
Moramide Intermediate	吗拉胺中间体
Morpheridine	吗哌利定
Morphine	吗啡*
Morphine Methobromide and Other Pentavalent Nitrogen Morphine Derivatives	吗啡甲溴化物及其他五价氮吗啡衍生物
Morphine-N-oxide	吗啡-N-氧化物
MPPP	1-甲基-4-苯基-4-哌啶丙酸酯
Myrophine	麦罗啡
Morphine and Atropine Sulfate Injection	吗啡阿托品注射液*

N

Nicomorphine	尼可吗啡
Noracymethadol	诺美沙朵
Norlevorphanol	去甲左啡诺
Normethadone	去甲美沙酮
Normorphine	去甲吗啡
Norpipanone	诺匹哌酮
Nicocodine	尼可待因
Nicodicodine	尼二氢可待因
Norcodeine	去甲可待因

O

Opium	阿片*
Oxycodone	羟考酮*
Oxymorphone	羟吗啡酮

P

Parafluorofentanyl	对氟芬太尼
PE-PAP	1-苯乙基-4-苯基-4-哌啶乙酸酯
Pethidine	哌替啶*
Pethidine Intermediate A	哌替啶中间体 A
Pethidine Intermediate B	哌替啶中间体 B
Pethidine Intermediate C	哌替啶中间体 C
Phenadoxone	苯吗庚酮
Phenampromide	非那丙胺
Phenazocine	非那佐辛
Phenomorphan	非诺啡烷
Phenoperidine	苯哌利定
Piminodine	匹米诺定
Piritramide	哌腈米特
Poppy Shell	罂粟壳*
Proheptazine	普罗庚嗪
Properidine	丙哌利定
Pholcodine	福尔可定*
Propiram	丙吡兰

R

Racemethorphan	消旋甲啡烷
Racemoramide	消旋吗拉胺

Racemorphan   消旋啡烷
Remifentanil   瑞芬太尼*

S

Sufentanil   舒芬太尼*

T

Thebacon   醋氢可酮
Thebaine   蒂巴因*
Thiofentanyl   硫代芬太尼
Tilidine   替利定
Trimeperidine   三甲利定

注:1. 上述品种包括其可能存在的盐和单方制剂。

2. 上述品种包括其可能存在的化学异构体及酯、醚。

3. 品种目录有*的麻醉药品为我国生产及使用的品种。

附录二　精神药品品种目录

【第一类】

A

Amfetamine	苯丙胺
Amfepramone	安非拉酮
Amineptine	安咪奈丁

B

Brolamfetamine	布苯丙胺
Buprenorphine	丁丙诺啡*

C

Cathinone	卡西酮
4-bromo-2,5-dimethoxyphen-ethylamine,2-(CB)	2,5-二甲氧基-4-溴苯己胺

D

DET	二乙基色胺
2,5-dimethoxyamfetamine，DMA	二甲氧基安非他明
DMHP	羟基四氢甲基二苯吡喃
DMT	二甲基色胺
DOET	二甲氧基乙基安非他明
Dexamfetamine	右苯丙胺
Dimethylamfetamine	二甲基安非他明
Delta-9-tetrahydrocannabinol and Its Stereochemical Variants	δ-9-四氢大麻酚及其立体化学变体

E

Eticyclidine	乙环利定

Etryptamine   乙色胺

F

Fenetylline   芬乙茶碱

G

γ-hydroxybutyrate,GHB   γ-羟丁酸*

K

Ketamine   氯胺酮*

L

(+)-Lysergide   麦角二乙胺
Levamfetamine   左苯丙胺
Levomethamfetamine   左甲苯丙胺

M

MDMA   二亚甲基双氧安非他明
Mescaline   麦司卡林
Methcathinone   甲卡西酮
4-methylaminorex   甲米雷司
MMDA   甲羟芬胺
Mazindol   马吲哚*
Mecloqualone   甲氯喹酮
Metamfetamine   去氧麻黄碱
Metamfetamine Racemate   去氧麻黄碱外消旋体
Methaqualone   甲喹酮
Methylphenidate   哌醋甲酯*
Modafinil   莫达非尼
4-methylthioam-fetamine   4-甲基硫基安非他明

N

N-ethyl,MDA   乙芬胺
N-hydroxy, MDA   羟芬胺

P

Parahexyl   六氢大麻酚
Paramethoxyamfetamine,PMA   副甲氧基安非他明
Psilocine   赛洛新
Psilocybine   赛洛西宾

Phencyclidine   苯环利定
Phenmetrazine   芬美曲秦

R

Rolicyclidine   咯环利定

S

STP，DOM   二甲氧基甲苯异丙胺
Secobarbital   司可巴比妥*

T

Tenamfetamine，MDA   替苯丙胺
Tenocyclidine   替诺环定
Tetrahydrocannabinol   四氢大麻酚（包括其同分异构物及其立体
                                             化学变体）
TMA   三甲氧基安非他明
Triazolam   三唑仑*

Z

Zipeprol   齐培丙醇

　　【第二类】

A

Amobarbital   异戊巴比妥*
Allobarbital   阿洛巴比妥
Alprazolam   阿普唑仑*
Aminorex   阿米雷司

B

Butalbital   布他比妥
Butorphanol and Its Injection   布托啡诺及其注射剂*
Barbital   巴比妥*
Benzfetamine   苄非他明
Bromazepam   溴西泮*
Brotizolam   溴替唑仑
Butobarbital   丁巴比妥

C

Caffeine   咖啡因*

CNB	安钠咖 *
Cathine	去甲伪麻黄碱 *
Cyclobarbital	环己巴比妥
Camazepam	卡马西泮
Chlordiazepoxide	氯氮䓬*
Clobazam	氯巴占
Clonazepam	氯硝西泮 *
Clorazepate	氯拉䓬酸
Clotiazepam	氯噻西泮
Cloxazolam	氯噁唑仑

D

Dezocine and Its Injection	地佐辛及其注射剂 *
Dexfenfluramine	右旋芬氟拉明
Delorazepam	地洛西泮
Diazepam	地西泮 *

E

Estazolam	艾司唑仑 *
Ethchlorvynol	乙氯维诺
Ethinamate	炔己蚁胺
Ethyl Loflazepate	氯氟䓬乙酯*
Etilamfetamine	乙非他明
Ergotamine and Caffeine Tablets	麦角胺咖啡因片 *

F

Fenfluramine	芬氟拉明 *
Flunitrazepam	氟硝西泮
Furfenorex	呋芬雷司
Fencamfamin	芬坎法明
Fenproporex	芬普雷司
Fludiazepam	氟地西泮
Flurazepam	氟西泮 *

G

Glutethimide	格鲁米特*

H

Halazepam	哈拉西泮
Haloxazolam	卤沙唑仑

K

Ketazolam   凯他唑仑

L

Lefetamine   利非他明
Loprazolam   氯普唑仑
Lorazepam   劳拉西泮 *
Lormetazepam   氯甲西泮

M

Medazepam   美达西泮
Mefenorex   美芬雷司
Meprobamate   甲丙氨酯 *
Mesocarb   美索卡
Methylphenobarbital   甲苯巴比妥
Methyprylon   甲乙哌酮
Midazolam   咪达唑仑 *

N

Nalbuphine and Its Injection   纳布啡及其注射剂 *
Nimetazepam   尼美西泮
Nitrazepam   硝西泮 *
Nordazepam   去甲西泮

O

Oxazepam   奥沙西泮 *
Oxazolam   奥沙唑仑

P

Pentazocine   喷他佐辛 *
Pentobarbital   戊巴比妥 *
Propylhexedrine   丙己君
Paracetamol and Hydrocodone Bitartrate Tablets   氨酚氢可酮片 *
Pemoline   匹莫林 *
Phendimetrazine   苯甲曲秦
Phenobarbital   苯巴比妥 *
Phentermine   芬特明
Pinazepam   匹那西泮
Pipradrol   哌苯甲醇

| Prazepam | 普拉西泮 |
| Pyrovalerone | 吡咯戊酮 |

S

| Secbutabarbital | 仲丁比妥 |

T

Temazepam	替马西泮*
Tetrazepam	四氢西泮
Tramadol	曲马多*

V

| Vinylbital | 乙烯比妥 |

Z

| Zolpidem | 唑吡坦* |
| Zaleplon | 扎来普隆* |

注:1. 上述品种包括其可能存在的盐和单方制剂(除非另有规定)。
　　2. 上述品种包括其可能存在的化学异构体及酯、醚(除非另有规定)。
　　3. 品种目录有*的精神药品为我国生产及使用的品种。

附录三　放射性药品品种目录

《中华人民共和国药典》2015 年版收载的放射性药品有 30 种：

1. 来昔决南钐[^{153}Sm]注射液(^{153}Sm-EDTMP)

2. 氙[^{133}Xe]注射液

3. 邻碘[^{131}I]马尿酸钠注射液

4. 注射用亚锡亚甲基二膦酸盐

5. 注射用亚锡依替菲宁

6. 注射用亚锡喷替酸

7. 注射用亚锡植酸钠

8. 注射用亚锡焦磷酸钠

9. 注射用亚锡聚合白蛋白

10. 枸橼酸镓[^{67}Ga]注射液

11. 氟[^{18}F]脱氧葡萄糖注射液[^{18}F-FDG]

12. 胶体磷[^{32}P]酸铬注射液

13. 高锝[^{99}mTc]酸钠注射液

14. 铬[^{51}Cr]酸钠注射液

15. 氯化亚铊[^{201}Tl]注射液

16. 氯化锶[^{89}Sr]注射液

17. 碘[^{125}I]密封籽源

18. 碘[^{131}I]化钠口服溶液

19. 碘[^{131}I]化钠胶囊

20. 锝[^{99}mTc]双半胱乙酯注射液(^{99}mTc-ECD)

21. 锝[^{99}mTc]双半胱氨酸注射液(^{99}mTc-EC)

22. 锝[^{99}mTc]甲氧异腈注射液(^{99}mTc-MIBI)

23. 锝[^{99}mTc]亚甲基二膦酸盐注射液(^{99}mTc-MDP)

24. 锝[^{99}mTc]依替菲宁注射液(^{99}mTc-EHIDA)

25. 锝[^{99}mTc]植酸盐注射液(^{99}mTc-Phy)

26. 锝[^{99}mTc]喷替酸盐注射液(^{99}mTc-DTPA)

27. 锝[^{99}mTc]焦磷酸盐注射液(^{99}mTc-PYP)

28. 锝[^{99}mTc]聚合白蛋白注射液(^{99}mTc-MAA)

29. 磷[^{32}P]酸钠盐口服溶液

30. 磷[^{32}P]酸钠盐注射液

主要参考书目

- - - - - - - - - - - - -

1. 杨世民. 药事管理学. 第 6 版. 北京:人民卫生出版社,2016.

2. 杨世民,丁勇. 药事管理与法规. 北京:人民卫生出版社,2009.

3. 周铁文. 药事管理与法规. 第 2 版. 北京:人民卫生出版社,2014.

4. 杨世民. 国家执业药师资格考试应试指南药事管理与法规. 北京:中国医药科技出版社,2011.

5. 徐景和. 国家执业药师考试指南药事管理与法规. 第 7 版. 北京:中国医药科技出版社,2015.

6. 万仁甫. 药事管理与法规. 北京:中国中医药出版社,2015.

7. 邵瑞琪. 药事管理学. 北京:人民卫生出版社,2008.

8. 杨世民. 药事管理学. 第 5 版. 北京:人民卫生出版社,2013.

9. 谢明,田侃. 药事管理与法规[M]. 第 2 版. 北京:人民卫生出版社,2016.

10. 孟锐. 药事管理学. 第 4 版. 北京:科学出版社,2016.

11. 曾渝. 药事管理学. 北京:中国医药科技出版社,2014.

12. 吴蓬,杨世民. 药事管理学. 第 4 版. 北京:人民卫生出版社,2007.

13. 吴长忠,查道成. 药事管理学. 北京:军事医学科学出版社,2013.

14. 魏双顶,张蓓蓓. 医药经济法规实务. 北京:化学工业出版社,2010.

复习思考题答案要点与模拟试卷

《药事管理与法规》教学大纲